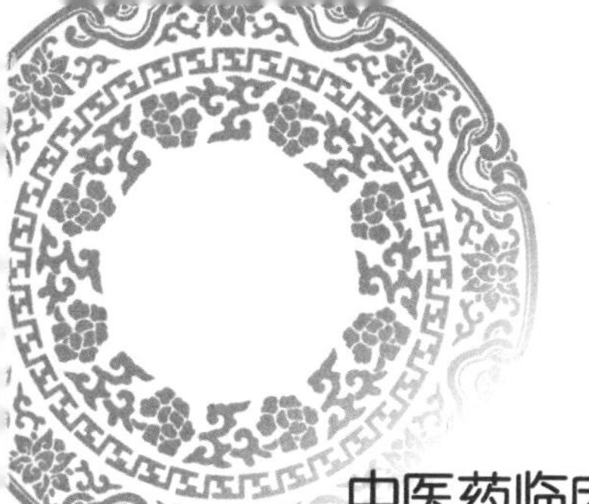

中医药临床循证丛书（第一辑）

带状疱疹及后遗神经痛

主编

李红毅（广东省中医院）

薛长利（Charlie Changli Xue，澳大利亚皇家墨尔本理工大学）

副主编

梁海莹（广东省中医院）

Meaghan Coyle（澳大利亚皇家墨尔本理工大学）

编委

广东省中医院（按姓氏笔画排序）

陈婧

郭新峰

澳大利亚皇家墨尔本理工大学

王恺屹（Kevin Kaiyi Wang）

张林（Anthony Lin Zhang）

临床专家指导小组

刘爱民（河南省中医院）

Johannes Fleckenstein（瑞士伯尔尼大学）

人民卫生出版社

·北 京·

图书在版编目（CIP）数据

带状疱疹及后遗神经痛 / 李红毅，（澳）薛长利主编．北京 ：人民卫生出版社，2024. 8. --（中医药临床循证丛书）. -- ISBN 978-7-117-36702-8

I. R275.921

中国国家版本馆 CIP 数据核字第 20245229C8 号

中医药临床循证丛书

带状疱疹及后遗神经痛

Zhongyiyao Linchuang Xunzheng Congshu

Daizhuangpaozhen ji Houyishenjingtong

主　　编：李红毅　薛长利
出版发行：人民卫生出版社（中继线 010-59780011）
地　　址：北京市朝阳区潘家园南里 19 号
邮　　编：100021
E - mail：pmph @ pmph.com
购书热线：010-59787592　010-59787584　010-65264830
印　　刷：天津善印科技有限公司
经　　销：新华书店
开　　本：710 × 1000　1/16　　印张：18
字　　数：276 千字
版　　次：2024 年 8 月第 1 版
印　　次：2024 年 9 月第 1 次印刷
标准书号：ISBN 978-7-117-36702-8
定　　价：59.00 元

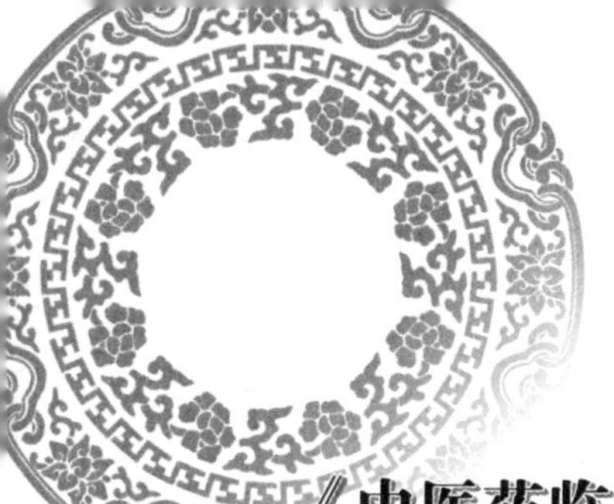

《中医药临床循证丛书》编委会

方法学专家组

卞兆祥（香港浸会大学）

George Lewith（英国南安普顿大学）

刘建平（北京中医药大学）

Frank Thien（澳大利亚莫纳什大学）

王家良（四川大学）

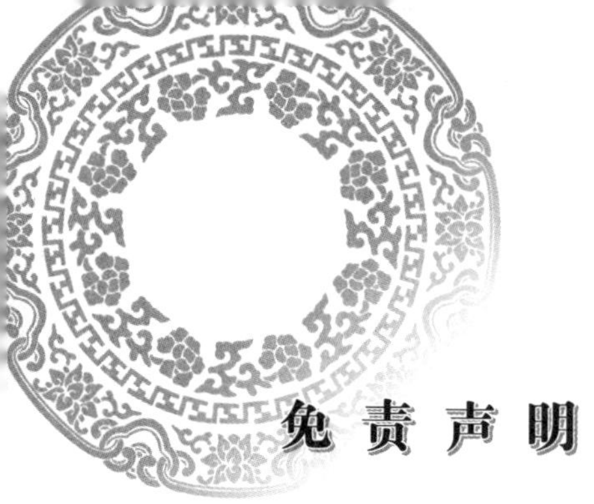

免责声明

本专著致力于对古今最佳中医证据进行系统评价。我们将尽最大努力以确保本书数据的准确性和完整性。该书主要针对临床医生、研究人员和教育工作者。循证医学主要包括现有的最佳证据,医生的临床经验和判断以及病人的愿望这三方面。需要注意的是,本书提及的所有中医疗法并非被所有国家接受。同时,本书谈到的一些中药可能因为其存在毒性,或是濒危野生动植物种国际贸易公约严禁捕猎和采摘的动植物,现已不再使用,临床医生、研究者和教育工作者应遵循相关规定。患者参考本专著可向已获得中医执业资格证书的医生寻求更专业的意见和建议。

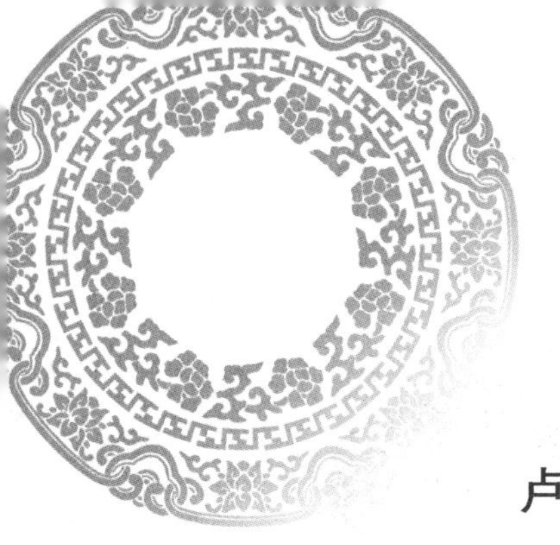

总主编简介

卢传坚教授,博士

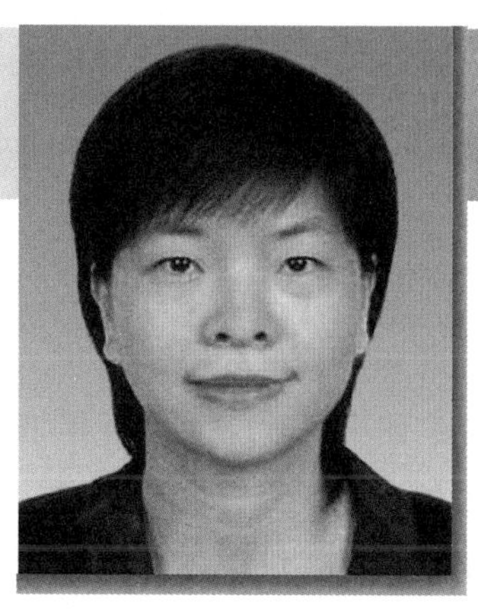

卢传坚,女,广东省潮州市人,医学博士,广州中医药大学教授、博士生导师,澳大利亚皇家墨尔本理工大学荣誉教授和博士生导师。首批全国老中医药专家学术经验继承人,广东省“千百十工程”国家级人才培养对象。现任广东省中医院、广东省中医药科学院、广州中医药大学第二临床医学院副院长。兼任中华中医药学会免疫学分会主任委员,世界中医药学会联合会中医药免疫专业委员会副会长,中国医药生物技术协会生物样本库分会中医药学组组长,广东省中医标准化技术委员会、广东省中医药学会中医药标准化专业委员会、广东省中西医结合学会中西医结合标准化专业委员会主任委员等职务。

主持并完成国家中医药行业重大专项、国家“十一五”科技支撑计划等国家级和省部级课题近 20 项。目前主持国家“十二五”科技支撑计划、国家自然科学基金、广东省自然科学基金团队项目等;主编出版《常见皮肤病性病现代治疗学》《皮肤病治疗调养全书》《中西医结合老年皮肤病学》、*The Clinical Practice of Chinese Medicine:Urticaria*、*The Clinical Practice of Chinese Medicine:Eczema & Atopic*、*The Clinical Practice of Chinese Medicine:Psoriasis & Cutaneous Pruritus*、*Evidence-based Clinical Chinese Medicine:Psoriasis vulgaris*、《当代名老中医养生宝鉴》《慢性病养生指导》《中医药标准化概论》等专著 16 部;以第一作者及通信作者发表相关学术论文 120 余篇,其中 SCI 收录 40 多篇;获得国家发明专利授权和软件著作权共 4 项,获省部级教学、科研成果奖共 11 项;曾荣获“全国优秀科技工作者”“全国首届杰出女中医师”“第二届全国百名杰出青年中医”“中国女医师协会五洲女子科技奖临床医学科研创新奖”“南粤巾帼创新十杰”“广东省‘三八’红旗手标兵”等称号。

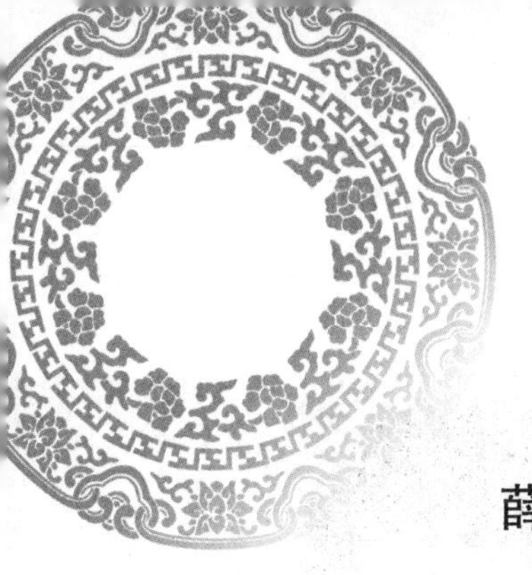

总主编简介

薛长利教授,博士

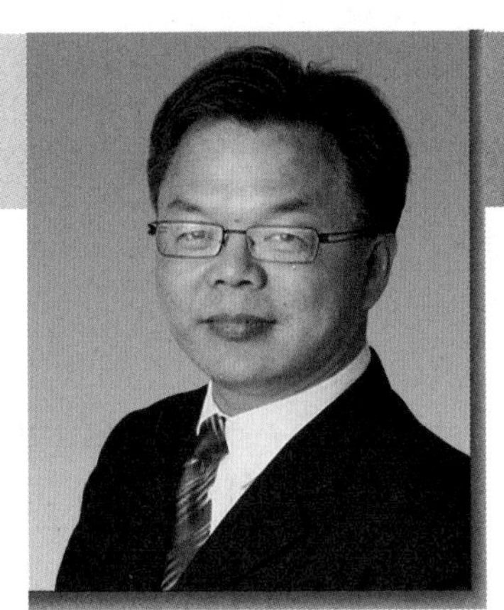

薛长利,澳大利亚籍华人,1987 年毕业于广州中医学院。2000 年于澳大利亚皇家墨尔本理工大学(RMIT)获得博士学位。作为学者、研究员、政策管理者及执业中医师,薛教授有将近 30 年的工作经验。薛教授在中医药循证医学教育、中医药发展、临床研究、管理体系、政策制定及为社区提供高质量的临床服务中,起到了十分重要的作用。薛教授是国际公认的中医药循证医学和中西医结合医学的专家。

2011 年,薛教授被澳大利亚卫生部长委员会任命为澳大利亚中医管理局首任局长(2014 年连任)。2007 年,薛教授开始担任位于日内瓦的世界卫生组织总部传统医学顾问委员会委员。此外,2010 年 8 月至今薛教授还被聘为广东省中医药科学院(广东省中医院)的名誉高级首席研究员。

薛教授现任澳大利亚皇家墨尔本理工大学教授,健康及生物医学院执行院长。他同时也是中澳国际中医药研究中心联合主任及世界卫生组织传统医学合作中心主任。1995 年至 2010 年,薛长利担任皇家墨尔本理工大学中医系主任,开设了 5 年制中医和健康科学双本科和 3 年制硕士学位课程。现在该中医系的中医教学及科研发展已经处于全球领先地位。

薛教授的科研经费已超过 2 300 万澳大利亚元。这包括 6 项澳大利亚国家健康与医学研究委员会项目(NHMRC)和 2 项澳大利亚研究理事会项目(ARC)。薛教授发表高质量的科研文章 200 多篇,并经常应邀到众多国内外会议做主题演讲。薛教授在辅助医学的教育、科研、管理和实践方面已接受超过 300 家媒体的采访。

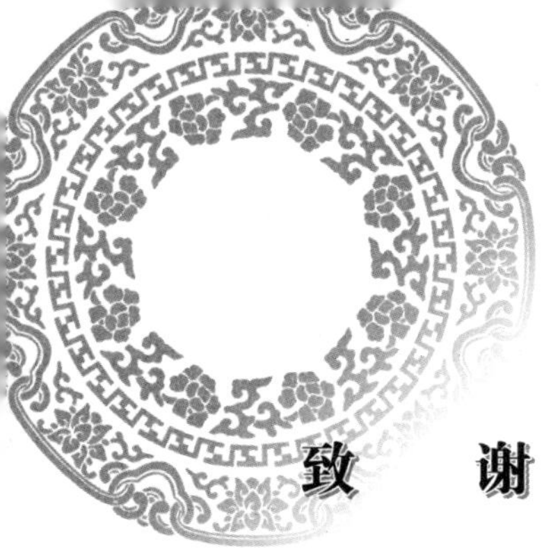

致　谢

非常感谢协助古籍和现代文献电子数据库检索、筛选和数据录入的张靓、崔伟霞、熊述清、平瑞月！感谢全体工作人员的辛勤付出！

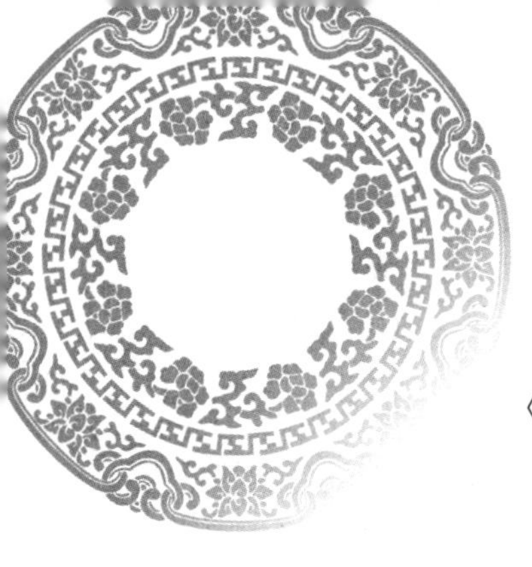

《中医药临床循证丛书》总序

中医药学是个伟大的宝库，也是打开中华文明宝库的钥匙。在现代医学日新月异发展的进程中，中医药学仍然充满活力，造福人类健康。根源于朴素唯物辩证论等中国古代哲学思想形成的中医药理论体系，本着“有诸内者，必形诸外”的原则，历经几千年诊疗实践的积累和总结，中医药学理论日臻完善，为中华民族几千年的繁衍生息做出了卓越贡献。在科学技术发展日新月异的今天，中医药国际化热潮方兴未艾，其疗效和价值正为世界越来越多的人所认识，中医药的国际化、现代化面临前所未有的机遇和挑战。

循证医学植根于现代临床流行病学，并借助近代信息科学的春风“一夜绿江南”。循证医学理念的提出已经在欧美等发达国家引起医学实践模式及观念的巨大变革：它使人们认识到，一些理论上应当有效，但实际上无效或弊大于利的治疗措施可能被长期、广泛地应用于临床，而一些似乎无效的治疗方法经大样本多中心随机对照试验（RCT）或 RCT 的系统评价后被证实为真正有效或利大于弊；这对医疗实践、卫生政策、健康普及宣教以及医学科研教育等产生了越来越大的影响。中医药理论体系的确立是立足于临床实践经验积累的基础上，中医药的临床与基础研究是基于临床疗效的基础上，这与当今循证医学理念有异曲同工之妙。循证医学强调基于最严谨的科学证据，将个人临床经验与客观研究结论相结合，指导医疗决策，开展临证实践，其理念的引入，是中医药学发展的新契机！我们相信，循证医学广泛应用于中医药临床实践与科学研究，会大力推动中医药走向世界。

循证医学核心的“三驾马车”还包括临床医生的经验和技能，以及对患者价值观和意愿的尊重；同时其证据系统不仅重视双盲 RCT，还包括观察性研究以及专家经验等多种类型的证据。临床医生进行循证诊疗时需要根据其可获得的“当前、最佳”证据进行整体把握，这对中医药学开展的现代临床研究显得尤其珍贵。中医药界对中医是否需要、如何进行循证医学研究有过激烈的争论。我们以为：循证医学对中医药是“危”亦是“机”，是中医药传承与发扬、现代化、国际化的必由之路；因为任何一门学科都需要与时俱进、不断扬弃才能自我更新、不断发展。古老的中医药学需要借助循证医学等现代研究方法学进行提高、助其去粗存精、去伪存真，我们也深信只有经过循证医学的洗礼，她才能获得凤凰涅槃式的重生与发展。

广东省中医院和澳大利亚皇家墨尔本理工大学合作，在中医药循证医学领域甘当排头兵，积极探索中医药整体证据的搜集、提炼、整理、评价方法，选择对人类健康影响重大且中医药治疗特色优势显著的29个疾病病种（首批），经过研究编撰形成中医药临床循证系列丛书，对于推动中医药循证进程将发挥重要作用。

本套丛书有三大特色，一是科学运用了整体证据的方法。中医药因为其自身的特色和发展阶段，现阶段高质量临床试验为数尚少，当前指导中医师实践的大多数信息是由古代名医专著、编撰教科书、撰写学术杂志报告的专家组意见，故此类证据的系统梳理与评价很关键，本书的“整体证据”包括了此类证据，以及临床试验和实验研究的证据。这种“整体证据”的方法，综合各种类型和级别的证据，能够综合所有来源的可获得证据，权衡不同疗法的潜在风险与获益，以达到“最佳可获得的证据”，并将其提供给临床医生和医学教学人员，指引他们的诊疗行为，使全球患者获益。

丛书的另一显著特色是系统检索了古籍文献某病种的治疗措施，即古代治疗经验，并与现代的病种概念相印证，评价内容包括其使用历史、普及性及当前临床实践的相关性。这将为主要治疗措施的使用提供全面的文献材料，用于评价某种干预措施可能的长期安全性、治疗获益，并可为临床及实验研究提供方向。

丛书的第三个显著特色是同时提供中英文两种版本，故能使更多的患者、中医执业者、临床医生、研究者和教学人员获益。

虽然目前中医药高质量的临床研究证据尚为数不多，仅靠阅读、参考本套丛书仍然难以体现循证实践的全部内容，但我们坚信，将所有证据系统总结、严格评价、定时更新的方法是循证中医药学迈出的坚实步伐。本书的策划

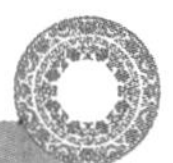

者、总主编独具慧眼，希冀能借助循证医学之东风，助推中医药学完成系统整理、去芜存菁、传承更新之壮举。余深以为然，故乐为之序。

中国科学院院士
中国老年学学会名誉会长
中国中西医结合学会名誉会长

2016 年 6 月

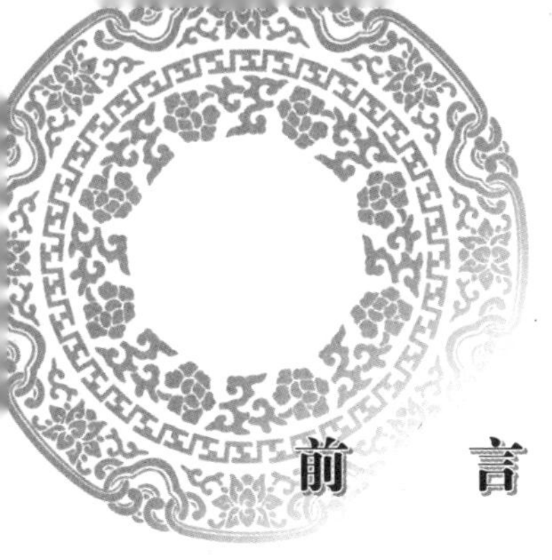

前言

20世纪后期，越来越多的国家开始接受和使用中医(包括针灸和中药)。同时，循证医学的发展和传播为中医的发展提供了机遇和挑战。

中医的发展机遇体现在循证医学的三个重要组成部分：现有的最佳证据，医生的临床经验和判断以及病人的愿望。以病人为本的思想反映了古今中医治病救人的本质。然而，中医的发展也存在不少挑战，尽管中医治病已有两千多年的悠久历史，但目前仍缺乏高质量的临床研究证据支持。

为了解决这一问题，我们需要从现有的临床证据中寻找高质量的临床证据，同时有效地利用这些证据评估中医治病的有效性和科学性，从而推动中医循证实践的发展。

随着中医循证实践的发展，我们需要一些专著，它们可以通过现有的最佳证据对中医治疗临床常见病进行系统和多维的评估从而指导临床实践和教学。现代中医立足于古籍和古代名医专著以及国医大师的临床经验，同时在临床和实验研究中不断摸索、开拓与创新，从而验证和完善祖国医学的精粹宝库。

中医治病强调"整体观"，我们通过对这些"整体证据"中的各类型证据进行综合分析和评估，为医生的临床决策提供可靠依据。

本书的"整体证据"包括两个重要组成部分。第一部分是现代教科书和临床指南专家共识制定的疾病诊断、鉴别和治疗意见，从宏观的角度认识和了解该病的现状。第二部分是古代证据的检索、整理、评价和推荐。我们根据该疾病的相关中医病名或症状体征在逾千本中医古籍中进行了检索，检索结果提供了古代该疾病的病因、病机和治疗等信息，并揭示了古代和现代对疾病认识和医疗实践之间的连续性和不连续性，可为未来的研究提供方向和依据。

本书的核心内容是对现代中医临床研究证据质量的评估。我们使用Cochrane协作网制定的方法对现有的中医研究进行系统评价，例如对随机对照试验（RCT）的研究结果进行Meta分析。同时，通过对研究中出现的中药、方剂和针灸穴位及疗法进行统计分析，我们发现了中医疗法与现代临床之间的联系，例如哪些疗法在治疗某类疾病时与单用西药比较疗效较好。除随机对照试验外，我们还对非随机对照试验和无对照研究进行了统计分析，这在一定程度上扩大了中医研究证据集。同时，我们对使用频次最高中药的临床前实验研究进行了文献整理，以探讨其在疾病治疗中的作用机制。

这种“整体证据”的研究方式将古籍、临床研究、实验研究和临床实践巧妙地联系在一起，为读者提供了中药、针灸、太极拳等中医疗法的疗效和安全性证据。

本系列专著计划中英双语发行，这将为世界各地的临床医生、研究人员和教育工作者提供现有的最佳证据以指导他们的临床决策。希望专著的出版能为全世界中医循证实践的发展做出自己的贡献。

丛书总主编：卢传坚教授
中国，广东省中医院
薛长利（Charlie Changli Xue）教授
澳大利亚，皇家墨尔本理工大学
2017 年 11 月

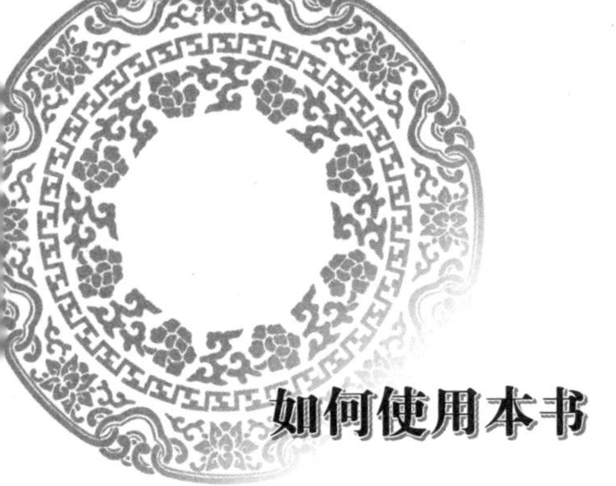

如何使用本书

目的

该书主要针对临床医生、研究人员和教育工作者。本书通过系统和多维度的整理、评价现有中医治疗各类常见疾病的最佳证据，以指导高等医学教育和临床实践。

相关概念的“定义”

本书最后呈现的术语表归纳总结了本书中多次出现的术语和概念，如统计检验、方法学、评价工具和干预措施等。例如，中西医结合是指中医与西医联合治疗，而联合疗法是指两种或者两种以上的不同中医疗法（如中药、针灸或其他中医疗法）联合使用。

数据分析和结果的解释

我们使用了大量的统计分析方法合并现有的临床研究证据。在一般情况下，二分类数据的效应量以相对危险度（*RR*）和 95% 置信区间（*CI*）形式报告；连续型数据则以均数差（*MD*）和 95% *CI* 形式报告。* 表示有统计学意义。读者应该注意到统计学意义与临床意义不能对等。结果的解释应考虑到临床意义、研究质量（高风险、低风险或偏倚风险不明确）和研究的异质性。异质性检验的统计量 I^2 大于 50% 被认为各研究间存在较大异质性。

证据的使用

本书使用国际认可的证据质量评价与推荐体系 GRADE 来总结使用了合理对照（安慰剂及指南认可治疗）以及关键和重要结局（根据 GRADE 标准，

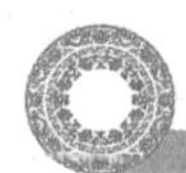

结局重要性评价在 4 分及以上)的临床研究证据的质量和推荐强度。由于中医临床实践的复杂性及各国家地区卫生法规、中医药接受程度的不同,本书仅给出了证据质量评价的汇总表,未包含推荐意见。请读者参照当地医疗环境合理解读和使用证据。

局限性

读者应该注意一些关于古代文献和临床证据的方法学局限性。

- 用于检索中华医典数据库的检索词可能尚不全面,这可能对结果有一定影响。
- 对古籍条文的理解可能不同。
- 古籍中的某些内容现代已不再适用。
- 古籍描述的一些症状可能在多种疾病中出现,虽然我们的临床专业人员对这些症状与研究疾病的相似性进行了分析,但可能存在主观判断偏差导致的偏倚。
- 绝大多数的中医药临床证据来自中国,其研究结果在其他国家和人群的适用性需要进一步评估。
- 多数研究纳入的受试者疾病严重程度、病程、疗程等疗效影响因素不同,我们尽可能地进行了亚组分析;当无法进行亚组分析时,读者应注意 Meta 分析结果的适用性。
- 多数纳入研究均存在偏倚风险等方法学局限性,读者应对基于极低至中等质量证据 GRADE 评价得出的结论进行谨慎解释。
- 本书对九个中、英文数据库和相关临床试验注册平台进行了全面检索,但仍然可能有少量文献未被检出,这可能对结果有一定影响。
- 方剂频次的分析仅基于方剂名,可能存在不同研究使用的方剂名称不同但其组成相同或相似。由于方剂的复杂性,方剂之间的相似性判断尚难以实现。因此第五章报道方剂使用频次可能被低估。
- 第六章对常用高频中药进行了描述,这为中药研究的进一步探索提供了线索。但该总结是基于发表文献所用方剂所含中药使用的频次,未考虑每个研究 / 方剂的疗效大小、实际临床使用频次和单味中药在方剂中发挥的作用。

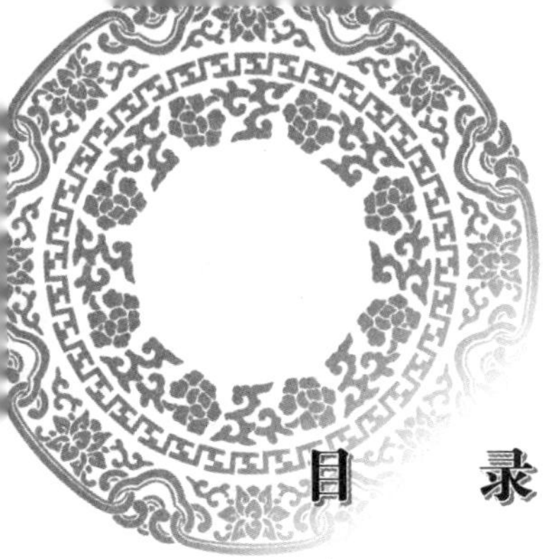

目　录

上篇　带状疱疹

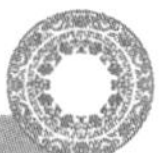

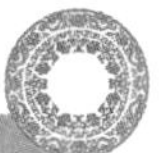

下篇　带状疱疹后遗神经痛

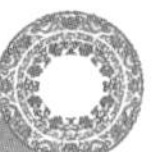

上　篇

带状疱疹

第一章　带状疱疹的现代医学认识概述

导语：带状疱疹是由于感染水痘-带状疱疹病毒（varicella-zoster virus，VZV）而在人体上发展成为伴有皮损、疼痛的皮肤疾病。皮损通常局限于受累神经支配的皮肤节段。对于年轻人或者免疫系统功能完善的患者，带状疱疹一般可以自愈而不需要治疗。对于老年性患者，推荐常规使用抗病毒治疗来帮助疾病恢复以及减少发生后遗神经痛（post-herpetic neuralgia，PHN）的机会。本章描述带状疱疹的疾病特点、危险因素、病理过程以及现代治疗措施。

一、概论

（一）临床表现和分类

带状疱疹是一种由于潜伏的水痘-带状疱疹病毒激活后引起的累及神经和皮肤的疾病[1]。水痘-带状疱疹病毒初次感染会导致水痘的发生[2-3]。水痘-带状疱疹病毒疫苗虽然不能预防所有的水痘病例发生，但已经被证实能一定程度上预防水痘或减少水痘的发生[4]。当初次感染结束后，病毒则潜伏于脊髓后根或脑神经的神经节中[2]。虽然带状疱疹可以发生于任何年龄[5]，但病毒可以潜伏数十年[1]。年龄、免疫抑制、免疫缺陷等因素可以诱发病毒的激活[1]，然后病毒沿感觉神经节传播到受侵犯节段的神经组织，从而导致局部皮肤出现皮损[1,3]。

带状疱疹临床上通常分三期：前驱期，急性期，缓解期[6]。70%~80%的患者会出现前驱期症状，持续时间可为1~10天。前驱期的长短通常与病毒从脊髓后根神经节播散到表皮神经并且在皮肤复制所需的时间有关[2]。前驱期的症状包括疼痛、皮肤感觉异常、全身乏力、头痛和恶心[2-3,6]。

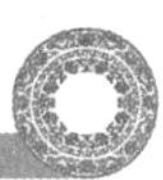

急性期一般先出现单侧分布的疼痛性红色皮损，皮损呈逐渐发展趋势[6]，多数分布在胸、颈和三叉神经支配的感觉神经部位[7]。疼痛症状一般被描述为烧灼痛、跳痛、刺痛等[2]。小斑疹及丘疹呈簇状出现，1~2 天后发展为水疱[2]。随后的 3~5 天会陆续出现新的水疱[3]。皮损发生后 1 周内可能出现脓疱，随后形成浅表溃疡或者结痂[2]。皮损愈合时间长短不一，一般需要 2 周，对于免疫缺陷的患者可能需要 4 周左右[1-3]。

对于免疫缺陷的患者，临床表现可能会不典型[1]。皮损可能累及多个皮肤节段并且持续较长时间[1]。免疫缺陷的患者有更高风险出现播散性带状疱疹或者内脏带状疱疹[2]。

虽然本病有自愈性[6]，但是 10%~21% 的患者会继发后遗神经痛[5-6,8-9]。Dubinsky 等[8]提出带状疱疹后遗神经痛目前没有一致公认的定义，不同定义对其出现的时间范围可从皮损愈合后 1 个月到 6 个月以上不等。Dubinksy 等[8]提出的“带状疱疹皮损愈合后 3 个月以上的持续性疼痛”是目前临床诊断及临床研究中被普遍认可的定义。疼痛的出现是由于感觉神经的受损，可以是间歇性发作，亦可伴有异常性疼痛（对正常情况下的无痛刺激感到疼痛，又称为痛觉超敏）。

带状疱疹的并发症很常见，一般可概括为 4 个方面：皮肤，内脏，神经系统以及眼部并发症[7]。后遗神经痛是最常见的并发症，可以发生于多至 21% 的带状疱疹患者[6]。其他常见的并发症包括眼部带状疱疹，拉姆齐·亨特综合征（Ramsay Hunt syndrome）（累及面神经膝状神经节）[2]，带状疱疹性脑炎，播散性带状疱疹（原发部位以外的皮肤出现多于 20 个或以上的皮损）[10]，以及内脏受累。若发生细菌感染则需使用抗生素治疗[11]。关于带状疱疹并发症的详细列表可参考 Volpi 等发表的文章[6]。

（二）流行病学

一份针对带状疱疹的全球性流行病学回顾性研究发现带状疱疹的发病率中位数为每年每千人中有 4~4.5 人发病[12]。有报道指出德国的发病率稍高，为每年每千人中有 5.3~5.5 人发病[13]。而在意大利免疫系统正常的高于 50 岁的人群中发病率为每年每千人中有 6.31 人发病[14]。带状疱疹的发病率随着年龄增长而增加。带状疱疹发病的平均年龄为 59.4 岁，其中超过 2/3 的病例(68%)发生在 50 岁或以上的人群[15]。女性比男性更有可能发生带状疱疹[13,16]。根据年龄调整后的发病率为女性每年每 1 千人中有 3.9 人发病,男性每年每 1 千人中有 3.2 人发病[15]。

(三)疾病负担

带状疱疹对健康相关生活质量有显著的影响。相比于原发性高血压、充血性心力衰竭、糖尿病、心肌梗死和抑郁症等慢性疾病,带状疱疹在健康调查简表(the Medical Outcome Study 36-item Short Form Health Survey,SF-36)中的“生理职能”方面有着更大的影响[17]。在健康调查简表(SF-36)8 个大项里的 4 个项目均可得出生活质量低的结果(评分低于 100 分总分的 50 分)[17]。研究表明带状疱疹已成为重度抑郁症和其他抑郁相关疾病的危险因素之一[18]。

后遗神经痛对生活质量的影响比急性期疼痛更大[19-20]。Song 等[21]研究发现疗程结束后 180 天随访时患者生活质量比基线水平更低,提示带状疱疹对生活质量的影响可以延续到皮损愈合后更长的时间。此外,一份关于欧洲带状疱疹相关的死亡率的系统评价文献提示年龄越高的人群死亡率越高[22]。高龄女性的带状疱疹相关死亡率要高于男性[22]。

带状疱疹及后遗神经痛的经济负担是值得注意的。在欧洲,每年治疗带状疱疹以及后遗神经痛花费的总成本可从瑞典的 2.697 千万欧元多至英国的 2.722 亿欧元[23]。后遗神经痛门诊患者治疗费用比急性期带状疱疹要更高[23],这可能是由于后遗神经痛需要更长的治疗时间而导致医疗资源消耗增加所引起的。在英国,治疗带状疱疹的平均直接费用是 103 欧元,相比之下,定义为皮损愈合后 1 个月以上持续性疼痛的后遗神经痛的平均直接费用为 341 欧元,定义为皮损愈合后 3 个月以上持续性疼痛的后遗神经痛的平均直接费用为 397 欧元[24]。新加坡也有类似的研究发现[25]。一项意大利的流行病学研究结果提示每个 50 岁以上免疫功能正常的后遗神经痛患者平均初级医疗就诊次数为 11.9~12.0 次,明显多于 50 岁以上免疫功能正常的急性期带状疱疹患者(平均每人 1.9 次)[14]。另外一项英国的流行病学调查发现门诊患者平均直接治疗费用随着疼痛程度加重而增加[24]。

带状疱疹以及后遗神经痛的花费随着年龄增长而增加。研究显示,在荷

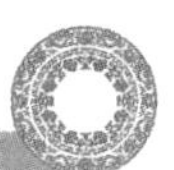

兰低于60岁人群中每年每1万人中约有32.8人就诊，在60~64岁之间人群中每1万人中约有93.1人就诊，在65岁以上人群中每1万人中约有113.2人就诊[26]。老年患者的直接费用较高，而年轻患者的间接费用（例如因就医而缺席工作）较高[23]。有报道显示女性患者需要住院治疗的风险更高[27]。

二、危险因素

年龄是发生带状疱疹的一个主要危险因素[1]。其他危险因素包括免疫抑制、女性（尽管有研究结果提示与此相冲突的结果）、白色人种[7]、机械性创伤[28]、家族史[29-30]以及糖尿病[31]。心理应激[32-33]、抑郁症、睡眠障碍以及体重下降亦逐渐被认识到为带状疱疹发病的危险因素[33]。

能增加发生后遗神经痛可能性的危险因素包括高龄、女性、出现前驱期疼痛并且疼痛剧烈[34-35]、脑神经或者骶神经受累[34,36]，以及急性期出现严重皮损和剧烈疼痛[6,34-35]。免疫状态不是发生后遗神经痛的危险因素[6]。

三、发病机制

水痘 - 带状疱疹病毒是8种人疱疹病毒中的一种[1]。不同于其他疱疹病毒，例如单纯疱疹病毒（herpes simplex virus，HSV）可以复发多次，水痘 - 带状疱疹病毒则一般在初次感染后复发1次[1]，也有报道在初次发病后可出现多次复发[12]。水痘 - 带状疱疹病毒感染性高，并且通过呼吸道传播[7]。

初次感染后病毒快速复制，从淋巴组织传播到循环T细胞[2,7]。潜伏期时间为7~21天[7]，在潜伏期间病毒传播到皮肤。α干扰素（interferon-α，IFN-α）的下调和黏附分子的抑制辅助病毒在上皮细胞内复制[2]。

水痘 - 带状疱疹病毒引起的免疫反应包括3个重要部分：先天免疫（由病原体的化学性质激活的非特异性防御机制），体液免疫（中和游离病毒），细胞介导免疫（T细胞介导的免疫反应将细胞内的病原体移除到细胞外）[7]。细胞介导免疫被认为比体液免疫更为重要[37]。随着免疫防御的降低，水疱逐渐出现[2]。水痘 - 带状疱疹病毒通过以下2个途径传播：在表皮浅层病毒游离于细胞外并通过病毒颗粒传播，在表皮基底层病毒通过细胞间接触传播[7]。

水痘-带状疱疹病毒通过潜伏感染以便进一步感染新宿主。目前有2个主要的假设来解释水痘-带状疱疹病毒如何到达脊髓后根神经节以及脑神经根神经节。一个假设提出游离病毒先感染感觉神经元的表皮内突触，然后通过逆行运输以及潜伏感染传播到细胞体内[7]。另一个假设提出病毒在初次感染期间处于被感染的T细胞内，从而传播到脊髓后根神经节以及脑神经根神经节[7]。被感染的T细胞在与神经元融合后感染神经元细胞体。病毒先在细胞体内开始增殖，并且阻止细胞凋亡，随后增殖停止，从而建立病毒的潜伏感染。

病毒再激活可能是由于细胞体内ORF61蛋白表达或者炎症介质诱发的，并且与细胞介导免疫有关[7]。当再激活发生后，水痘-带状疱疹病毒从感觉轴突的微管运行到受感染部位的上皮细胞[7]。带状疱疹皮损即发生在受感染的感觉神经支配的皮肤节段。炎症反应以及细胞凋亡亦可发生在受感染的神经节内[7]，这有可能是前驱期疼痛发生的原因[2]。

四、诊断

当前驱期只有疼痛症状而未出现皮损时，确诊带状疱疹有一定难度，并需要考虑与发病部位相关的其他疾病[2]。一旦皮损出现，引起前驱期疼痛的原因就可以明确。带状疱疹通常表现为沿受累神经呈节段性单侧分布的皮损[1]。辅助临床诊断的重要特征包括前驱期疼痛、皮损分布在1个皮肤节段、簇状水疱、同一皮肤节段内多个皮损、既往同一部位无类似皮损出现、皮损附近出现疼痛或者异常性疼痛[2]。由于带状疱疹独特的临床表现，诊断通常很准确[3]。

聚合酶链反应（polymerase chain reaction，PCR）可用于检测皮损内的水痘-带状疱疹病毒[1,2,10]，不过此项检查费用昂贵而且需要1天以上才能得到结果[2]。水疱期以皮损刮片进行免疫组化分析所需费用相对便宜并且敏感性高[2]，免疫荧光检查也可用于检测水痘-带状疱疹病毒[1]。血清学检查可

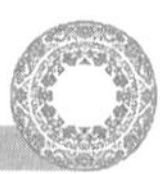

用于检测水痘-带状疱疹病毒特异性免疫球蛋白(IgG,IgM,IgA)[1]。

如果疾病前驱期或急性期早期只有红斑性皮损,无典型水疱表现,可能难以确诊[1],而少见的无疹性带状疱疹更难于诊断。若出现这种情况,通过PCR法检测血浆中病毒载量可作为辅助诊断的手段。同样地,对于伴有不典型临床表现,或孕妇及新生儿感染水痘-带状疱疹病毒,或疑似中枢神经系统(central nervous system,CNS)感染者,均应借助实验室检查手段来确诊[1]。然而当皮损愈合后就不能通过血清学检查来检测病毒[1]。

带状疱疹的鉴别诊断包括单纯疱疹,接触性皮炎,大疱性皮肤病,以及昆虫叮咬[1,2]。无疹性带状疱疹是带状疱疹的1个亚型,以只有疼痛症状而无皮损为表现。

五、疾病管理

(一)疫苗

通过注射疫苗可以为易患人群预防带状疱疹[38]。疫苗刺激细胞介导免疫从而降低带状疱疹的发病频率与严重程度[39]。减毒活疫苗Oka/Merck株(Zostavax)于1995年被引入美国[6]。2006年美国免疫接种咨询委员会推荐60岁或以上的人群接受带状疱疹疫苗接种,2009年澳大利亚同样推荐此疫苗接种疗法[40]。美国食品药品监督管理局(Food and Drug Administration,FDA)将疫苗接种适用年龄范围扩展至50~59岁[41]。在英国及欧洲其他国家,疫苗的使用一般针对高风险个体[6]。重组带状疱疹疫苗(Shingrix)是灭活疫苗,于2017年获得FDA批准,是减毒活疫苗的首选替代品,用于50岁及以上成人带状疱疹的预防,以及18岁及以上因免疫缺陷或免疫抑制导致患带状疱疹风险高的成年人。自2019年开始我国也正式引入了重组带状疱疹疫苗。

带状疱疹疫苗是有效的,特别对于60~69岁年龄段人群,同时耐受性好[42]。目前对疫苗的更新很少[38],这可能与生产的欠缺[41]或者疫苗的费用不能报销有关[10]。

(二)药物治疗

带状疱疹急性期临床治疗重点在于减轻疼痛、促进皮损愈合以及减少合并症与后遗神经痛的发生[1-2,43-44]。针对免疫缺陷患者，抑制病毒复制是很重要的[2]。眼部带状疱疹应接受眼科专科治疗以预防并发症[1,2]。

目前有多个关于带状疱疹的临床实践指南[1-2,44-45]。德国皮肤病学会2013年出版的带状疱疹指南[1]，欧洲皮肤病学论坛联合欧洲皮肤病与性病学会2016年出版的基于共识的带状疱疹指南[44]以及Dworkin等人2007年出版的带状疱疹指南[2]为目前最常用的指南，故本章节接下来讨论的内容也是基于上述指南展开的，并且主要针对免疫功能正常的患者人群。

由于带状疱疹是自限性疾病，年轻健康人群发生在胸部与四肢的带状疱疹一般能够愈合且不出现并发症[1]。抗病毒治疗可以加快愈合过程，而且被推荐用于50岁以上的患者，或免疫缺陷，或合并恶性疾病，或脑神经受累，或侵犯多于1个皮肤节段的患者[1]。Dworkin等人2007年出版的带状疱疹指南[2]以及欧洲皮肤病学论坛联合欧洲皮肤病与性病学会2016年出版的基于共识的带状疱疹指南[44]推荐符合以下条件的免疫系统正常的患者应将系统抗病毒治疗作为一线疗法：超过50岁；中度到重度疼痛；中度到重度皮损；或非躯干部位受累。此外，抗病毒治疗同样被推荐用于合并严重特异性皮炎或湿疹的患者[1,44]，以及长期使用水杨酸和皮质类固醇的儿童和青少年[44]。

外用抗病毒治疗由于缺乏证据支持而没有被推荐用于带状疱疹[2]。系统抗病毒治疗可降低病毒复制从而抑制新皮损形成，促进皮损愈合以及降低疼痛的严重程度和时间[2]。4种抗病毒疗法在临床试验中被证实是有效的：阿昔洛韦，泛昔洛韦，伐昔洛韦，溴夫定（表1-1）。溴夫定尚未被美国FDA认可[46]。基于临床试验的结果，溴夫定、泛昔洛韦、伐昔洛韦比阿昔洛韦更有效[2]。

表1-1　带状疱疹临床实践指南推荐的抗病毒治疗

药品类别	药品名称	推荐使用剂量
抗病毒药物	阿昔洛韦	每次800mg，每天5次，口服7~10天
	泛昔洛韦	每次500mg，每天3次，口服7天（美国批准剂量） 每次250mg，每天3次，口服7天（美国以外部分国家批准剂量）
	伐昔洛韦	每次1 000mg，每天3次，口服7天
	溴夫定	每次125mg，每天1次，口服7天

注：表格内容摘录自Dworkin等人2007年出版的带状疱疹指南[2]。

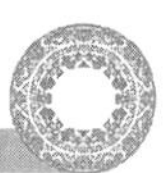

抗病毒治疗是否成功取决于治疗开始的时间，一般推荐在皮损发生72小时之内开始治疗[1]，尽管这是被公认的一个用于临床试验的假设性纳入标准，并不一定反映病毒复制停止的时间[2]。Dworkin等[2]提出对于50岁以下患者以及病情不太严重的患者抗病毒治疗的疗效缺乏证据支持。50岁以下并发症风险低的患者可能仍会得益于抗病毒治疗而降低发生后遗神经痛的风险，尽管一个Cochrane系统评价结果显示口服阿昔洛韦对降低后遗神经痛发生率无效[47]。此外，在皮损发生72小时以后进行抗病毒治疗对疾病是否有利仍未明确[2]，尽管抗病毒治疗安全性好可能意味着此疗法值得考虑。抗病毒治疗有很好的耐受性，最常见的副作用是恶心和头痛[2]。

为了能够缓解急性期疼痛并且尽可能减少后遗神经痛的风险，当抗病毒治疗不能很好地控制疼痛时可以加用镇痛药。根据Dworkin等[2]编写的指南提出，对于镇痛药的选择应考虑疼痛严重程度、患病当时状态以及既往使用镇痛药的经验。镇痛治疗推荐使用阶梯式疗法[1,6,44]，对乙酰氨基酚（扑热息痛）为最初级疗法，然后升级至可待因，再到止痛效果强的阿片类镇痛药（表1-2）。其他治疗方法包括三环类抗抑郁药（tricyclic antidepressant，TCA）和抗惊厥药物治疗剧烈疼痛[6]。由于疼痛严重程度可以随时间改变，故必须对疼痛缓解情况进行动态和常规的评估[2]。镇痛治疗应以达到疼痛持续缓解为目标，而不是根据需求而使用。

表1-2　带状疱疹临床实践指南推荐的镇痛治疗

镇痛药品类别	药品名称	起始剂量
普通的解热镇痛药	对乙酰氨基酚（扑热息痛）	按需要每4~6小时1g；最大剂量不超过每天4g[40]
非甾体抗炎药（nonsteroidal anti-inflammatory drug，NSAID）	（各种各样）	没有具体说明
糖皮质激素	（各种各样）	泼尼松：每天60mg，口服7天，随后2周内逐渐减量[2]
阿片类镇痛药	吗啡	没有具体说明
	羟考酮	每4小时5mg[2]

续表

镇痛药品类别	药品名称	起始剂量
类阿片样镇痛药	曲马多	每次 50mg，每天 1 次或 2 次[2]
三环类抗抑郁药	阿米替林	晚上 1 次 10~25mg[40]
	去甲替林	晚上 1 次 25mg[2]
	地昔帕明	没有具体说明
抗癫痫药物	加巴喷丁	起始量晚上 1 次 300mg，或者逐渐加量至每次 100~300mg，每天 3 次[2]
	普瑞巴林	晚上 1 次 75mg，或者每次 75mg，每天 2 次[2]

注：表格内容摘录自 Dworkin 等人 2007 年出版的带状疱疹指南[2]。

目前很少研究去评估普通镇痛药或者非甾体抗炎药对带状疱疹急性期的作用[17]。糖皮质激素作为抗病毒治疗的辅助手段可能缩短疼痛时间但并不能降低后遗神经痛的发生概率[1]。如果使用阿片类镇痛药后并不能获得疼痛缓解，指南推荐加用抗癫痫药物（加巴喷丁或普瑞巴林），或者三环类抗抑郁药（优先考虑使用去甲替林，因为它的耐受性更好），或者糖皮质激素治疗[2]。不推荐糖皮质激素使用于具有激素诱导毒性风险的患者[3]。

目前对于神经阻滞疗法的价值存在互相矛盾的看法，Dworkin 等[2]报道神经阻滞的长期疗效仍没有被评估，而 Johnson[48]则提出从临床对照试验中可得出一致的证据证明神经阻滞的疗效。另外，外用辣椒素疗法的证据也是有限的[1-2]。

抗病毒治疗以及镇痛治疗是有效的，而且抗病毒治疗耐受性好，然而近期一个研究发现上述疗法并未达到患者的期望[19]。药物治疗满意度问卷被用于带状疱疹急性期以及后遗神经痛的患者。不管是接受何种治疗方案（单用抗病毒治疗，抗病毒联合第 1 级镇痛治疗，或者抗病毒联合第 2 或第 3 级镇痛治疗），患者最满意的是副作用的经历，最不满意的是干预措施的疗效。我们认为目前带状疱疹的治疗方法仍未达到患者的期望。

（三）患者教育

为患者提供改善生活质量的建议以及皮损护理等信息，使其恢复信心同样是重要的[2]。患者应该被告知需要保持皮损部位干燥洁净，从而减少

继发感染的可能，避免外用抗生素以及粘性敷料[1-2]。皮损的不适感可以通过以下方法缓解，例如无菌性湿敷[2]，白色乳液（含有不同成分的润肤剂，可能包括氧化锌、硫酸锌、碱式醋酸铅溶液，硫化氢氧化钾，甘油，柠檬水，玫瑰水）[49]，氯碘喹与锌混合剂，或者清除痂皮[1]。湿敷一般应用15~30分钟，每天5~10次，可以辅助水疱收敛以及清除浆液和痂皮[50]。

应建议患者穿戴宽松的由天然纤维制造的衣服以免刺激皮损[6]。德国皮肤病学会2013年带状疱疹指南提到经皮神经电刺激是另一个治疗带状疱疹的选择，尽管目前只有1个研究评价这项技术并且存在方法学的缺陷[2]。

六、预后

带状疱疹是具有自限性的疾病。通过早期给予抗病毒治疗可以限制带状疱疹的严重程度及其影响，并可能减少后遗神经痛的发生。抗病毒治疗是有效的，多种镇痛治疗亦表现出效果。

带状疱疹最常见的并发症是后遗神经痛。其他并发症亦可能发生，但大部分是罕见的。主要的并发症包括脑炎、眼部带状疱疹（单独出现或由于中风引起的迟发性对侧偏瘫）、水痘 - 带状疱疹病毒性视网膜炎和带状疱疹后遗瘙痒[2]。其他并发症是根据系统归类的，包括皮肤、内脏、神经系统及眼部并发症[1,7,51]。完整的并发症列表可见于Gershon等[7]和Gross等[1]发表的文章。本章关于带状疱疹现代医学认识的内容小结详见表1-3。

表1-3　带状疱疹现代医学认识小结

带状疱疹急性期的定义	• 具有疼痛症状的前驱期 • 单侧分布的簇状水疱，通常仅限于1个皮肤节段 • 急性疼痛
分期	• 带状疱疹分为三期：前驱期，急性期，缓解期 • 后遗神经痛：皮损愈合后3个月以上持续性疼痛
诊断	• 基于临床表现 • 若临床表现不典型可以通过PCR或者血清学检查确定

续表

治疗 / 管理	• 药物治疗 　• 抗病毒治疗 　• 镇痛治疗 • 非药物治疗 　• 患者宣教

参考文献

[1] GROSS G, SCHÖFER H, WASSILEW S, et al. Herpes zoster guideline of the German Dermatology Society (DDG)[J]. Journal of clinical virology, 2003, 26 (3): 277-289.

[2] DWORKIN R H, JOHNSON R W, BREUER J, et al. Recommendations for the management of herpes zoster [J]. Clinical Infectious Diseases, 2007, 44 (Supplement 1): S1-S26.

[3] GNANN J W, WHITLEY R J. Herpes zoster [J]. New England Journal of Medicine, 2002, 347 (5): 340-346.

[4] MARIN M, MARTI M, KAMBHAMPATI A, et al. Global varicella vaccine effectiveness: a meta-analysis [J]. Pediatrics, 2016, 137 (3).

[5] SAMPATHKUMAR P, DRAGE L A, MARTIN D P. Herpes zoster (shingles) and postherpetic neuralgia [J]. Mayo Clinic Proceedings, 2009, 84 (3): 274-280.

[6] VOLPI A, GROSS G, HERCOGOVA J, et al. Current management of herpes zoster [J]. American Journal of Clinical Dermatology, 2005, 6 (5): 317-325.

[7] GERSHON A A, GERSHON M D, BREUER J, et al. Advances in the understanding of the pathogenesis and epidemiology of herpes zoster [J]. Journal of Clinical Virology, 2010, 48: S2-S7.

[8] DUBINSKY R M, KABBANI H, EL-CHAMI Z, et al. Practice parameter: treatment of postherpetic neuralgia: an evidence-based report of the Quality Standards Subcommittee of the American Academy of Neurology [J]. Neurology, 2004, 63 (6): 959-965.

[9] KAWAI K, RAMPAKAKIS E, TSAI T, et al. Predictors of postherpetic neuralgia in patients with herpes zoster: a pooled analysis of prospective cohort studies from North and Latin America and Asia [J]. International Journal of Infectious Diseases, 2015, 34: 126-131.

[10] WEHRHAHN M C, DWYER D E. Herpes zoster: epidemiology, clinical features, treatment and prevention [J]. Australian Prescriber, 2012, 35 (5): 143-147.

[11] JOHNSON R W, WHITTON T L. Management of herpes zoster (shingles) and postherpetic neuralgia [J]. Expert Opinion on Pharmacotherapy, 2005, 5 (3): 551-559.

[12] YAWN B P, WOLLAN P C, KURLAND M J, et al. Herpes zoster recurrences more frequent than previously reported [J]. Mayo Clinic Proceedings, 2011, 86 (2): 88-93.

[13] HILLEBRAND K, BRICOUT H, SCHULZE-RATH R, et al. Incidence of herpes zoster and its complications in Germany, 2005-2009 [J]. Journal of Infection, 2015, 70 (2):

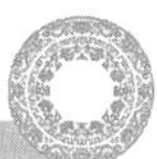

178-186.

[14] GIALLORETI L E, MERITO M, PEZZOTTI P, et al. Epidemiology and economic burden of herpes zoster and post-herpetic neuralgia in Italy: a retrospective, population-based study [J]. BMC Infectious Diseases, 2010, 10 (1): 230.

[15] YAWN B P, GILDEN D. The global epidemiology of herpes zoster [J]. Neurology, 2013, 81 (10): 928-930.

[16] JOHNSON B H, GATWOOD J, PALMER L A, et al. Annual incidence rates of herpes zoster among an immunocompetent population in the United States [J]. Value in Health, 2015, 18 (3): A232.

[17] JOHNSON R W, BOUHASSIRA D, KASSIANOS G, et al. The impact of herpes zoster and post-herpetic neuralgia on quality-of-life [J]. BMC Medicine, 2010, 8 (1): 37.

[18] CHEN M, WEI H, SU T, et al. Risk of depressive disorder among patients with herpes zoster [J]. Psychosomatic Medicine, 2014, 76 (4): 285-291.

[19] GATER A, ABETZ-WEBB L, CARROLL S, et al. Burden of herpes zoster in the UK: findings from the zoster quality of life (ZQOL) study [J]. BMC Infectious Diseases, 2014, 14 (1): 402.

[20] LUKAS K, EDTE A, BERTRAND I. The impact of herpes zoster and post-herpetic neuralgia on quality of life: patient-reported outcomes in six European countries [J]. Journal of Public Health, 2012, 20 (4): 441-451.

[21] SONG H, LEE J, LEE M, et al. Burden of illness, quality of life, and healthcare utilization among patients with herpes zoster in South Korea: a prospective clinical-epidemiological study [J]. International Journal of Infectious Diseases, 2014, 20: 23-30.

[22] BRICOUT H, HAUGH M, OLATUNDE O, et al. Herpes zoster-associated mortality in Europe: a systematic review [J]. BMC Public Health, 2015, 15 (1): 466.

[23] GATER A, UHART M, MCCOOL R, et al. The humanistic, economic and societal burden of Herpes Zoster in Europe: a critical review [J]. BMC Public Health, 2015, 15 (1): 193.

[24] GAUTHIER A, BREUER J, CARRINGTON D, et al. Epidemiology and cost of herpes zoster and post-herpetic neuralgia in the United Kingdom [J]. Epidemiology and Infection, 2008, 137 (1): 38-47.

[25] CHEN Q, HSU T, CHAN R, et al. Clinical and economic burden of herpes zoster and postherpetic neuralgia in patients from the National Skin Centre, Singapore [J]. Dermatologica Sinica, 2015, 33 (4): 201-205.

[26] PIERIK J G, GUMBS P D, FORTANIER S A, et al. Epidemiological characteristics and societal burden of varicella zoster virus in the Netherlands [J]. BMC Infectious Diseases, 2012, 12 (1): 110.

[27] STUDAHL M, PETZOLD M, CASSEL T. Disease burden of herpes zoster in Sweden—predominance in the elderly and in women—a register based study [J]. BMC Infectious Diseases, 2013, 13 (1): 586.

[28] THOMAS S L, HALL A J. What does epidemiology tell us about risk factors for herpes

zoster？ [J]. The Lancet infectious diseases, 2004, 4 (1): 26-33.

[29] ANSAR A, FARSHCHIAN M, GHASEMZADEH M, et al. Association between family history and herpes zoster: a case-control study [J]. J Res Health Sci, 2014, 14 (2): 111-114.

[30] HICKS L D, COOK-NORRIS R H, MENDOZA N, et al. Family history as a risk factor for herpes zoster [J]. Archives of Dermatology, 2008, 144 (5): 603-608.

[31] HEYMANN A D, CHODICK G, KARPATI T, et al. Diabetes as a risk factor for herpes zoster infection: results of a population-based study in Israel [J]. Infection, 2008, 36 (3): 226-230.

[32] SCHMADER K E. Epidemiology and impact on quality of Life of postherpetic neuralgia and painful diabetic neuropathy [J]. The Clinical Journal of Pain, 2002, 18 (6): 350-354.

[33] HARPAZ R, LEUNG J W, BROWN C J, et al. Psychological stress as a trigger for herpes zoster: might the conventional wisdom be wrong? [J]. Clinical Infectious Diseases, 2015, 60 (5): 781-785.

[34] FORBES H J, THOMAS S L, SMEETH L, et al. A systematic review and meta-analysis of risk factors for postherpetic neuralgia [J]. Pain, 2016, 157 (1): 30-54.

[35] JUNG B F, JOHNSON R W, GRIFFIN D R J, et al. Risk factors for postherpetic neuralgia in patients with herpes zoster [J]. Neurology, 2004, 62 (9): 1545-1551.

[36] MEISTER W, NEISS A, GROSS G, et al. A prognostic score for postherpetic neuralgia in ambulatory patients [J]. Infection, 1998, 26 (6): 359-363.

[37] CUNNINGHAM A L, BREUER J, DWYER D E, et al. The prevention and management of herpes zoster [J]. Medical Journal of Australia, 2008, 188 (3): 171-176.

[38] Van EPPS P, SCHMADER K E, CANADAY D H. Herpes zoster vaccination: controversies and common clinical questions [J]. Gerontology, 2016, 62 (2): 150-154.

[39] GABUTTI G, VALENTE N, SULCAJ N, et al. Evaluation of efficacy and effectiveness of live attenuated zoster vaccine [J]. J Prev Med Hyg, 2014, 55 (4): 130-136.

[40] eTG complete [internet]. Melbourne: Therapeutic Guidelines Limited, 2014.

[41] HARPAZ R, HALES C M, BIALEK S R, et al. Update on herpes zoster vaccine: licensure for persons aged 50 through 59 years [J]. Morbidity and Mortality Weekly Report (MMWR.), 2011, 60 (44): 1528.

[42] GAGLIARDI A M Z, GOMES SILVA B N, TORLONI M R, et al. Vaccines for preventing herpes zoster in older adults [J]. Cochrane database of systematic reviews, 2012, 10: D8858.

[43] WHITLEY R J, VOLPI A, MCKENDRICK M, et al. Management of herpes zoster and post-herpetic neuralgia now and in the future [J]. Journal of Clinical Virology, 2010, 48: S20-S28.

[44] WERNER R N, NIKKELS A F, MARINOVIĆ B, et al. European consensus-based (S2k) guideline on the management of herpes zoster-guided by the European Dermatology Forum (EDF) in cooperation with the European Academy of Dermatology and Venereology (EADV), Part 2: Treatment [J]. Journal of the European Academy of Dermatology

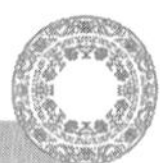

and Venereology, 2017, 31 (1): 20-29.

[45] JOHNSON R, MANDAL B, BOWSHER D, et al. Guidelines for the management of shingles: report of a working group of the British Society for the Study of Infection (BSSI)[J]. The Journal of infection, 1995, 30 (3): 193-200.

[46] COHEN J I. Herpes zoster [J]. N Engl J Med, 2013, 369 (18): 1766-1767.

[47] CHEN N, LI Q, YANG J, et al. Antiviral treatment for preventing postherpetic neuralgia [J]. Cochrane Database of Systematic Reviews, 2014.

[48] JOHNSON R W. Zoster-associated pain: what is known, who is at risk and how can it be managed？ [J]. Herpes, 2007, 14 (Suppl 2): 30-34.

[49] RAUBENHEIMER O. Lotio Alba [J]. The Journal of the American Pharmaceutical Association (1912), 1914, 3 (5): 692-695.

[50] FERRI F F. Ferri's clinical advisor 2016 [M]. London: Elsevier, 2016.

[51] VOLPI A. Severe complications of herpes zoster [J]. Herpes, 2007, 14 (Suppl 2): 35-39.

第二章　带状疱疹的中医认识概述

导语：本章描述带状疱疹的病因病机、辨证分型、诊疗指南与临床教材推荐的治疗方案。“蛇串疮”是现代中医学里描述带状疱疹最常用的病名。带状疱疹的病因病机主要是肝气郁结，或者情志不畅，久而化火；邪气阻滞经络，继而生热，外犯肌肤；脾失健运，湿浊内生，气机不畅。治疗方法是根据辨证分型来确定的。

一、概论

带状疱疹为水痘 - 带状疱疹病毒感染所引起的皮肤病。典型的临床表现为红斑基础上绿豆到黄豆大小的簇状的水疱，周围绕以红晕，排列成带状。在中国南方，人们称带状疱疹为“生蛇”。中医古籍当中没有确切的带状疱疹的病名记载，但是对类似带状疱疹临床表现及相关病名的记载却不少，主要根据带状疱疹的水疱和带状排列分布 2 个特点命名。其中主要有“甑带疮”“缠腰龙”“火带疮”“蜘蛛疮”“缠腰火丹”“蛇串疮”“蛇窠疮”等。

在古代文献中，“甑带疮”是最早被记录的与带状疱疹相关的病名[1]。明清以来，描述带状疱疹的病名除了以上所列举的外，还有如“蛇缠”“蛇缠疮”“蛇缠丹”“蛇丹疮”“缠蛇疮”“缠腰疮”“缠腰虎带”“缠蛇丹毒”“龙缠疮毒”“白蛇串”“白蛇缠疮”“白蛇缠腰”等众多病名。虽然各个医家都按照带状疱疹的临床表现命名了这个疾病，但是疾病命名种类繁多，不利于疾病的规范和交流。至于“蛇串疮”这一病名作为带状疱疹的规范中医病名，是近代赵炳南教授提出来的。直到现代，中医学界将带状疱疹中医病名命名为“蛇串疮”。2012 年中华中医药学会发布的《中医皮肤科常见病诊疗指南》[2]

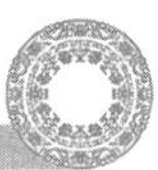

也将带状疱疹中医病名命名为“蛇串疮”。

二、病因病机

现代医家对带状疱疹的病因病机论述不一，各有侧重。有部分学者认为带状疱疹有2个主要病因，七情障碍，或者肝气郁结引起火犯肌肤。情志不畅，导致肝失疏泄，肝气郁结，气滞从而化火，外犯肌肤[3]。禤国维认为本病主要是由于情志内伤，肝气郁结，久而化火，外溢肌肤而成；或饮食不节，脾失健运，湿热内蕴外溢皮肤而成；或从外感染毒邪，湿热火毒蕴积肌肤而成。一般认为疾病初起多为湿热困阻，中期多为湿毒火盛，后期多为火热伤阴，经络阻塞，气滞血瘀，余毒不清[4]。上述病因病机则可导致皮肤特征性的红色皮损和水疱[3-5]。

三、辨证分型

历年来各医家对带状疱疹中医辨证的分析，多采用四诊合参的手段，根据皮损形态部位结合病程、全身症状，结合脏腑、六淫、卫气营血、皮损等辨证方法，把局部辨证与整体辨证有机结合起来得以做出正确的辨证分析。现代医家经过归纳总结，主要把该病分为三型，急性期以肝经郁热或肝胆湿热、脾虚湿蕴为主，后期以气滞血瘀为主。

1994年国家中医药管理局发布的《中医病证诊断疗效标准》[6]以及2012年中华中医药学会发布的《中医皮肤科常见病诊疗指南》[2]均规定蛇串疮(带状疱疹)的中医证候分为“肝经郁热证”“脾虚湿蕴证”“气滞血瘀证”。

1. 肝经郁热证或肝胆湿热证

主症：皮损鲜红，水疱簇集成群，疱壁紧张，甚者有出血性或坏疽性损害，灼热刺痛；伴口苦咽干，烦躁易怒，大便干燥，小便黄；舌质红，苔薄黄或黄厚或黄腻，脉弦滑数[7-9]。

2. 脾虚湿蕴证

主症：皮损色淡，疱壁松弛，易于破溃，渗液糜烂，或起脓疱，疼痛不显或轻或重；伴口不渴，纳呆腹胀，大便时溏；舌质淡胖，舌苔白或白腻，脉沉缓或滑或濡[7-9]。

3. 气滞血瘀证

主症：皮疹减轻或消退后遗留紫色斑疹及色素沉着，局部疼痛不止，痛不可忍，并放射至附近部位，重者可持续数月或更长时间，多见于年老体弱者；伴头晕，乏力，心烦，坐卧不安，便秘；舌质紫黯或有瘀斑，苔白，脉弦涩或弦细[7-9]。

四、辨证论治

(一) 中医内治法

1. 肝经郁热证或肝胆湿热证

【治法】清肝泻火，活血解毒[2]。

【方药】龙胆泻肝汤加减[2]：龙胆、黄芩、车前子、柴胡、通草、地黄、当归、栀子、板蓝根、牡丹皮、赤芍、紫草等。

【中成药】龙胆泻肝丸、新癀片、六神丸、季德胜蛇药片、清开灵口服液、板蓝根颗粒[2,9,10]。

【中药注射剂】双黄连粉针剂、清开灵注射液[9-10]。

2. 脾虚湿蕴证

【治法】健脾化湿，清热解毒[2]。

【方药】除湿胃苓汤加减[2]：苍术、厚朴、陈皮、猪苓、茯苓、泽泻、白术、滑石、防风、栀子、木通、肉桂、甘草、薏苡仁、枳壳、萆薢等。

【中成药】参苓白术丸[10]。

【中药注射剂】黄芪注射液[11]。

3. 气滞血瘀证

【治法】理气活血，通络止痛[7]。

【方药】柴胡疏肝散合桃红四物汤加减[7-9]：柴胡、赤芍、川芎、枳壳、陈皮、香附、甘草、桃仁、红花、生地黄、当归、白芍等。

血府逐瘀汤合金铃子散加减[2]：桃仁、红花、生地黄、当归、赤芍、川芎、牛膝、柴胡、桔梗、枳壳、甘草、金铃子、延胡索、丹参、郁金、香附、川楝子等。

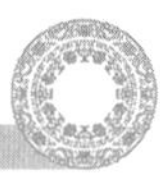

【中成药】新癀片、血府逐瘀丸、大黄䗪虫丸、元胡止痛胶囊[2,10]。

【中药注射剂】丹参注射液[11]。

治疗带状疱疹的方剂总结详见表 2-1。

表 2-1　治疗带状疱疹中医方剂总结表

辨证分型	治疗原则	主要方剂
肝经郁热证或肝胆湿热证	清肝泻火，活血解毒	龙胆泻肝汤
脾虚湿蕴证	健脾化湿，清热解毒	除湿胃苓汤
气滞血瘀证	理气活血，通络止痛	柴胡疏肝散合桃红四物汤 血府逐瘀汤合金铃子散

（二）中医外治法

1. 皮损初起、水疱未破

可用青黛膏、玉露膏、清凉乳剂、三黄洗剂、双柏散、颠倒散、二味拔毒散等外涂；或鲜马齿苋、野菊花叶、玉簪花叶捣烂外敷[7-9,12]。

2. 水疱破后、渗液少者

可用四黄膏、黄连膏、青黛膏、黄灵丹、金黄散、云南白药等外敷；有坏死者，用九一丹或海浮散换药[2,7-9,12]。

3. 水疱破后、渗液多者

可用枯矾、马齿苋、黄连、大黄、苦参、地榆、五倍子、甘草等，水煎取汁后湿敷；或用复方黄柏液冷湿敷；或用紫草油、青黛油外搽[2,7-9,11]。

4. 若水疱不破或水疱较大

可用三棱针或消毒针头刺破，吸尽疱液或使疱液流出，以减轻胀痛不适感[7,9,12]。

5. 干燥结痂者

可用冰石散、黄连膏、湿润烧伤膏外涂[8,10]。

五、针灸治疗

诊疗指南与重点教材里推荐一系列的针灸疗法应用于带状疱疹。推荐的疗法包括针刺(体针、耳针和头皮针),中药穴位注射,艾灸,火针,磁穴疗法以及埋线疗法等。除了常用的阿是穴以外,很多穴位都适用于带状疱疹。穴位的选择基于穴位的功能以及部位,一般建议选择皮损部位附近的穴位。针灸治疗带状疱疹的穴位总结详见表 2-2。

重点穴位的分析[13]如下。

- 曲池:清热,除湿,凉血,调节营气与血。
- 内关:宽胸,调节清理三焦,安神,和胃。
- 三阴交:除湿,濡养阴血,凉血,止痛,健脾。
- 足三里:补益气血,健脾养胃,祛风除湿,濡养卫气与营气,驱寒。

1. 体针

主穴取曲池、内关、合谷、阳陵泉、三阴交、足三里。

皮疹发于眼眶区配太阳、头维、阳白;在颧颞区配四白、睛明、下关;在下颌区配颊车、地仓、大迎;在腋下配肩贞、极泉;慢性疼痛者加支沟或配皮疹周围阿是穴;伴灼痛者配夹脊穴(与受累部位同侧)、阳陵泉。年轻体壮者施泻法,年老体弱者施补法或平补平泻法,隔日 1 次,10 次为 1 个疗程。取同侧皮损夹脊穴,配阳陵泉,平补平泻,能止痛[7-8]。

2. 电针

取疱疹皮损四周的阿是穴进行围刺,先行捻转泻法,中等刺激,待局部产生酸胀麻感后再通电刺激,强度由小到大,以患者能耐受为度,留针 30~40 分钟[14]。

3. 耳针

取肝、神门、交感、肺、肾上腺等穴,针后留针 30 分钟,隔日 1 次,7 次为 1 个疗程[8]。

4. 头皮针

取感觉区、运动区,左病取右,右病取左,皮疹在脐以上,针刺下 3/5 ;皮疹在脐以下,针刺上 2/5。针刺得气后留针 30~45 分钟,其间捻转 5~10 次,每日 1 次,10 次为 1 个疗程[9]。

5. 穴位注射

邻近取穴,皮疹在脐以上区域取内关、曲池;皮疹在脐以下区域取足三

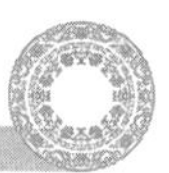

里、三阴交。循经取穴，主穴取肝俞、胆俞、太冲；配穴取风门、肺俞、环跳、足三里。采用 10% 丹参注射液或 50% 当归注射液，针刺得气后，每穴分别推注 0.5ml，每日 1 次，5 次为 1 个疗程[9]。

6. 艾灸

(1) 艾条灸：点燃艾条一端，在皮损部位缓慢向左右上下回旋移动，灸 20~30 分钟，每日 1 次[11]。

(2) 艾炷灸：患者端坐，医者站于其背后，用线量患者头围，以头围之长度，由前向后经颈部绕一圈，对齐两端，沿胸椎正中线向背后下方稍拉紧，线端合拢处放艾炷，灸 1 壮，每日 1 次[11]。

(3) 灯火灸：用灯心草蘸麻油，点燃后，灸灼皮损两端[11]。

(4) 其他：隔蒜灸、贴棉灸、围灸、眼部艾灸、热敏灸[14]。

7. 火针

取局部阿是穴。局部常规消毒，将中粗火针烧红烧透后，以散刺法点刺疱疹的头、中、尾部。不留针，深度 2~3 分。或可加入火罐以去除瘀血。较大水疱可用火针点破，使液体流出。复以干棉球擦拭。每周 2~3 次，5 次为 1 个疗程[10]。

8. 至阳穴埋圆利针法

适用于带状疱疹急性期疼痛的患者，证候属于肝经郁热证；疼痛为中度痛、持续 1 小时以上；疱疹及疼痛发生在颈项、躯干及四肢者。采用圆利针与脊柱呈 150° 角向下平刺刺入至阳穴，而后与脊柱平行向下送针至针柄处止，再用橡皮膏固定针柄以防滑出[10]。

9. 磁穴疗法

用磁片直接贴敷固定在选定的穴位上，连续敷贴 3 天，休息 3 天，为 1 个疗程[11]。

10. 埋线疗法

主穴取阿是穴，配穴取太冲、曲池、血海、地机、足三里、三阴交等。局部麻醉后将羊肠线植入穴位，敷料覆盖，创口保持干燥，3~4 周可重复，治疗 3 次为 1 个疗程[15]。

表 2-2　带状疱疹针灸治疗穴位总结表

治疗方法	穴位 / 体表部位
针刺	主穴：曲池，内关，合谷，阳陵泉，三阴交，足三里 配穴 • 眼部皮损：太阳，头维，阳白 • 面颊部皮损：四白，睛明，下关 • 下巴皮损：颊车，地仓，大迎 • 腋下皮损：肩贞，极泉 • 慢性疼痛者：支沟，或者受累部位的阿是穴 • 伴灼痛者：夹脊穴（与受累部位同侧），阳陵泉
电针	受累部位周边的阿是穴
耳针	肝，神门，交感，肺，肾上腺
头皮针	感觉区，运动区
穴位注射	按发病部位取穴 • 脐部以上：内关，曲池 • 脐部以下：足三里，三阴交 循经取穴 • 主穴：肝俞，胆俞，太冲 • 配穴：风门，肺俞，环跳，足三里
艾灸	艾条灸：应用于皮损部位
	艾炷灸：患者端坐，医者站于其背后，用线量患者头围，以头围之长度，由前向后经颈部绕一圈，对齐两端，沿胸椎正中线向背后下方稍拉紧，线端合拢处放艾炷，灸 1 壮，每日 1 次
	灯火灸：应用于皮损部位 其他灸法：隔蒜灸、贴棉灸、围灸、眼部艾灸、热敏灸
火针	阿是穴
至阳穴埋圆利针法	至阳
磁穴疗法	未提及具体穴位
埋线疗法	主穴：阿是穴 配穴：太冲，曲池，血海，地机，足三里，三阴交

六、其他中医疗法

1. 刺络拔罐

发病初期，用三棱针在至阳穴或阿是穴或“龙头”“龙尾”点刺放血，当

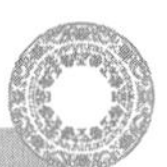

即用玻璃火罐采用闪火法将罐置于皮疹处，隔日 1 次，连续治疗 3~5 次[10,14]。

2. 耳穴放血

选皮损分布所属区之穴位，常规消毒后，以三棱针点刺出血，并挤出 3~5 滴血。隔日 1 次[11]。

3. 梅花针加拔罐疗法

选取皮损周围阿是穴，或循经取穴，用梅花针叩刺，以不出血或微出血为度[15]。

4. 入地金牛酊配合照射疗法

取消毒纱布浸入地金牛酊，取出后置于皮损上，再用神灯（高效电磁波治疗机）或频谱治疗仪对准皮损照射 15~30 分钟，每日 1 次[11]。

5. 划痕针刺法

带状疱疹皮损边缘 1~2cm 处。取坐位或健侧卧位，充分暴露皮损处。距带状疱疹皮损边缘 1~2cm 处，常规消毒皮肤后，沿皮损周边划痕，先近（神经根处）后远（皮损处）、先上后下依次划痕。轻痛者划痕以微红即可，剧痛者划痕以出血为度。而后右手持针，沿划痕进行针刺，本着先轻后重、先近后远、先外后里的原则，单手直刺，进针要快，用提插补泻法，进针深度为 0.2~0.3 寸，针距为 0.3~0.6 寸，大面积及痛甚者可重复针刺 1 次，给予强刺激[15]。

6. 刮痧疗法

取刮痧油少许蘸于病灶部位，用刮痧板在局部反复刮拭，由轻到重，至局部皮肤泛红、隆起或显示紫红色或黑青色血斑为主。每个部位可刮 5~10 分钟[15]。

采用其他中医疗法治疗带状疱疹的穴位总结详见表 2-3。

表 2-3　其他中医疗法穴位总结表

治疗方法	穴位 / 体表部位
刺络拔罐	至阳，阿是穴，龙头，龙尾
耳穴放血	与皮损部位相对应的耳穴
梅花针加拔罐疗法	阿是穴，皮损受累经络的穴位
入地金牛酊配合照射疗法	皮损部位
划痕针刺法	先沿皮损周边划痕，再沿划痕进行针刺
刮痧疗法	皮损部位

七、预防调护

1. 预防

(1)生活规律,饮食营养丰富,心情舒畅,坚持体育锻炼,增强体质,提高自身免疫力[11]。

(2)一旦确诊患有带状疱疹,抓紧时间接受正规治疗,以免耽误病情[11]。

(3)在带状疱疹急性期,应用综合治疗,减少后遗神经痛的发生[11]。

(4)可预防性注射水痘减毒活疫苗,或者注射水痘-带状疱疹免疫球蛋白[11]。

2. 生活调护

(1)注意气候变化,及时增减衣物,防止感冒的发生,特别是春秋两季更要注意[11]。

(2)生活要有规律,防止过度疲劳[11]。

(3)增强体质,提高机体免疫功能[11]。

(4)避免精神刺激,培养宽阔胸怀,注意劳逸结合。发病后注意休息[11]。

(5)易感儿童和孕妇避免与水痘或带状疱疹患者接触[11]。

(6)保持大便通畅[8]。

3. 饮食调养

忌食肥甘厚味、辛辣、鱼腥海味之物,饮食宜清淡,多吃蔬菜、水果[7,8]。

八、预后

带状疱疹轻症患者不需治疗可自行痊愈,预后较好。没有基础病的年轻患者患带状疱疹经过合理治疗后,预后一般也较好。除了免疫缺陷的患者外,少有再复发。重症患者特别是年老体弱或慢性病患者预后较差,容易遗留带状疱疹后遗神经痛,甚至转变成泛发性带状疱疹,疼痛剧烈,预后不好。

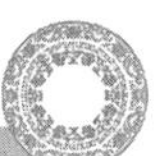

参考文献

[1] 黄尧洲 . 皮肤病中医特色诊疗 [M]. 北京 : 人民军医出版社 , 2008.

[2] 中华中医药学会 . 中医皮肤科常见病诊疗指南 [M]. 北京 : 中国中医药出版社 , 2012.

[3] SHEN D H, WU X F, WANG N. Manual of dermatology in Chinese medicine [M]. Seattle: Eastland Press Inc., 2007.

[4] 禤国维 , 陈达灿 . 中西医结合皮肤性病学 [M]. 北京 : 科学出版社 , 2008.

[5] XU Y. Dermatology in traditional Chinese medicine [M]. St Albans, UK: Donica Publishing, 2004.

[6] 国家中医药管理局 . 中医病证诊断疗效标准 [M]. 南京 : 南京大学出版社 , 1994.

[7] 李曰庆 , 何清湖 . 中医外科学 [M]. 北京 : 中国中医药出版社 , 2012.

[8] 陈德宇 . 中西医结合皮肤性病学 [M]. 北京 : 中国中医药出版社 , 2012.

[9] 杨志波 , 范瑞强 , 邓丙戌 . 中医皮肤性病学 [M]. 北京 : 中国中医药出版社 , 2010.

[10] 刘巧 . 中医皮肤病诊疗学 [M]. 北京 : 人民卫生出版社 , 2014.

[11] 陈达灿 , 范瑞强 . 皮肤性病科专病中医临床诊治 [M]. 北京 : 人民卫生出版社 , 2013.

[12] 李元文 . 中医皮肤科临证必备 [M]. 北京 : 人民军医出版社 , 2014.

[13] MACIOCIA G. The foundations of Chinese medicine [M]. Edinburgh, UK: Churchill Livingstone, 1989.

[14] 范瑞强 . 带状疱疹 [M]. 北京 : 中国中医药出版社 , 2012.

[15] 欧阳卫权 . 皮肤病中医外治特色疗法精选 [M]. 广州 : 广东科技出版社 , 2015.

第三章　带状疱疹的中医古籍研究

导语：中医古籍是疾病防治的丰富信息来源。本章描述了《中华医典》的系统检索结果。检索词根据古代词典和带状疱疹中医相关书籍而确定，共检出 65 条与带状疱疹治疗相关的古籍条文。本章对检索词的特征、带状疱疹病因病机和中药以及针灸等治疗措施进行了描述与分析。

一、概论

对中医药临床实践的文字记载可追溯到春秋时期（公元前 770—公元前 476 年）和战国时期（公元前 474—公元前 221 年）。从这段时期的古籍资料可见当时中医学已经建立了阴阳学说，中医治疗措施包括了艾灸、中药汤剂以及针刺等疗法[1]。中医古籍文献为疾病治疗提供了大量有价值的信息。大多数医案对疾病描述深入，详细地解释了病因、病机、症状以及治疗。其中部分内容除了有助于人们认识带状疱疹，还仍然指导着现代的临床实践。

在很早的古籍资料中已有对带状疱疹的记载。现代研究认为在古籍文献中对带状疱疹的描述主要是基于症状[2]，因此有众多名词被用作为带状疱疹的病名。为了规范病名术语，目前中医学界将带状疱疹的中医病名定为“蛇串疮”[3]。

虽然中医古籍文献数量庞大，但数字化丛书的出现使得对中医古籍的系统检索和评价成为可能[4,5]。《中华医典》是目前最具代表性、规模最大的中医类电子丛书，对中医古籍文献进行了全面系统的整理，它汇集了中华人民共和国成立前的历代主要中医著作，被称为“中医药百科全书”[6]。笔者使用《中华医典》光盘第 5 版对带状疱疹中医古籍文献进行了系统检索。

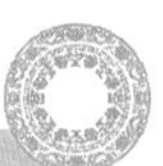

二、检索词

我们对十多部皮肤病相关的中医书籍进行手工检索并结合中医皮肤科医生的建议共确定了30个相关检索词(表3-1)。大多数检索词描述了红斑(如火丹、火燎疮),出现在腰部的皮疹(如缠腰、火带疮、火腰带)或皮疹如蛇形分布(如蛇丹、蛇串疮、蛇缠虎带)。

表3-1　古籍检索词

检索词	检索词	检索词
白蛇缠腰	火带疮	蛇串疮
缠腰	火丹	蛇丹
缠腰疮	火丹疮	蛇丹愈后痛
缠腰丹	火燎疮	蛇窠疮
缠腰火丹	火腰带	蛇盘疮
缠腰火龙	火腰带毒	蛇型丹
缠腰龙	疱疹	蛇形丹
串腰龙	蛇缠疮	生蛇
风赤疮痍	蛇缠丹	甑带疮
匍行疹	蛇缠虎带	蜘蛛疮

三、检索和条文编码

在《中华医典》中输入检索词,进行目录和正文检索,并将检索结果导出为EXCEL文件以进行数据整理。将引用了1个或多个检索词的独立且明确的段落定义为1条引文。根据文献类型、出处以及出版朝代对条文进行编码[5]。1949年后出版的书籍均不被纳入分析。

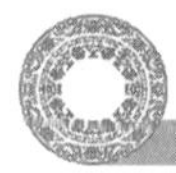

四、数据分析

每一个检索词的条文命中总数是题名检索和全文搜索的结果总和。检索得出的文献经过除重后，再根据排除标准删除与带状疱疹不相关的文献。排除标准为：①与皮肤疾病无关，②明确描述其他皮肤病而非带状疱疹，③描述眼部带状疱疹或其他带状疱疹并发症，④没有足够信息以判断是否带状疱疹。

根据纳入的条文内容与带状疱疹的相似度进行编码。将描述症状的名词进行分类：皮疹分布及形态（带、蛇、缠 / 绕、串珠、斑片），皮疹类型（疱 / 泡、疹、红斑），疼痛性质（痛、灼痛），皮疹颜色（红、黄、白），和伴随症状（痒、热）。

通过对条文内容进行判断和分析，将纳入的条文分为两大类，一是“可能”符合带状疱疹（条文包含带状疱疹部分症状的描述，但存在部分不确定性），二是“很可能”符合带状疱疹（条文包含带状疱疹特征性症状的描述）。若条文描述了皮损分布及形态、皮损类型、疼痛性质 3 个标准的其中 2 个（表 3-2），则判断为“可能”符合带状疱疹（表 3-2）。这类条文可能包括或不包括对皮损颜色、瘙痒、灼热的描述。若条文描述了这 3 个标准的所有内容，则判断为“很可能”符合带状疱疹。同样地，这类条文可能包括或不包括对皮损颜色、瘙痒、灼热的描述。对条文的阅读与判断由 2 位研究者独立完成，若出现疑问则咨询临床专家。

表 3-2 带状疱疹条文判断标准

<table>
<tr><th>分类</th><th>症状</th><th>可能符合带状疱疹</th><th>很可能符合带状疱疹</th></tr>
<tr><td>皮疹分布及形态</td><td>带，蛇，缠 / 绕，串珠，斑片</td><td rowspan="3">包含其中 2 个标准的描述</td><td rowspan="3">包含全部 3 个标准的描述</td></tr>
<tr><td>皮疹类型</td><td>疱 / 泡，疹，红斑</td></tr>
<tr><td>疼痛性质</td><td>痛，灼痛</td></tr>
<tr><td>皮疹颜色</td><td>红，黄，白</td><td>有或无</td><td>有或无</td></tr>
<tr><td rowspan="2">伴随症状</td><td>痒</td><td>有或无</td><td>有或无</td></tr>
<tr><td>热</td><td>有或无</td><td>有或无</td></tr>
</table>

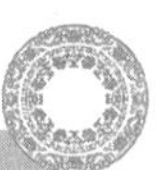

通过对所有相关条文进行仔细阅读，筛选出对带状疱疹最佳的描述及其病因病机，未提及治疗方面信息的条文则不被纳入下一步的统计分析。最终的数据库包括了被判断为“可能”和“很可能”符合带状疱疹的两大类条文，条文内容描述了中草药、针灸以及其他中医疗法。

其中一些引文内容同时提及多种治疗方法，则将每一种治疗方法的段落作为独立的条文进行统计分析，并进行方剂、中药、穴位的频次计算。针对《中华医典》里单个中药的条文，若条文只提及了检索词，但没有包含对带状疱疹的详细描述或者治疗相关的信息，则不被纳入下一步的统计分析。若单个中药的条文包含了对疾病的描述，无论有无提及其他中药，均被纳入统计分析。对单个穴位的相关条文亦采取上述方法进行筛选。

将纳入的条文根据中医干预措施的不同进行分组，计算方剂、中药以及穴位的频次，并按照以下两大类进行结果呈现。

1. “可能”符合带状疱疹的条文。

2. “很可能”符合带状疱疹的条文。

五、检索结果

（一）带状疱疹相关条文的概述

在《中华医典》中分别对 30 个检索词进行检索，共命中 1 166 个结果。其中“火丹”的命中率最高（853 条命中结果，占 73.2%），其余检索词的命中率均不足 15%，个别检索词未命中任何结果（表 3-3）。现代医学教材以及词典中许多与带状疱疹相关的检索词在古籍文献中却不常见。

检索词如缠腰火龙、串腰龙、蛇丹愈后痛、蛇型丹、蛇形丹未检索到任何引文。许多命中的段落可被多个检索词重复检出，因此依据每个检索词计算的命中结果数目要比实际命中的数目要多。

在排除重复的条文以及与带状疱疹不相关的条文后，共有 95 个条文被纳入分析。所有条文均经过详细阅读，并联系上下文内容，鉴别出与带状疱疹病因病机相关的章节。其中有 30 个条文只描述了疾病的症状或病因病机但未提及治疗，65 个条文描述了中药、针灸或其他中医相关疗法的信息。

表 3-3　检索词命中数

检索词	命中频率 /n(%)	检索词	命中频率 /n(%)	检索词	命中频率 /n(%)
火丹	853(73.2)	缠腰丹	22(1.9)	缠腰疮	3(0.3)
缠腰	149(12.8)	火带疮	20(1.7)	匍行疹	3(0.3)
缠腰火丹	89(7.6)	蛇缠疮	17(1.5)	火腰带	2(0.2)
生蛇	72(6.2)	蛇串疮	17(1.5)	火腰带毒	2(0.2)
疱疹	33(2.8)	蛇缠丹	16(1.4)	甑带疮	2(0.2)
蜘蛛疮	32(2.7)	蛇窠疮	12(1.0)	火燎疮	1(0.1)
蛇丹	29(2.5)	风赤疮痍	10(0.9)	蛇缠虎带	1(0.1)
火丹疮	26(2.2)	白蛇缠腰	7(0.6)	蛇盘疮	1(0.1)
缠腰丹	22(1.9)	缠腰龙	4(0.3)		

（二）古籍对带状疱疹疾病与病因病机的描述

许多条文详细地描述了带状疱疹的疾病特征及病因病机。在检索结果中，关于带状疱疹最早的描述见于《诸病源候论》（公元 610 年），《诸病源候论·疮病诸候》记载："甑带疮者，绕腰生，此亦风湿搏于血气所生，状如甑带，因以为名。又云：此疮绕腰匝则杀人。"《证治准绳·疡医》记载："或问：绕腰生疮，累累如珠何如？曰：是名火带疮，亦名缠腰火丹。由心肾不交，肝火内炽，流入膀胱，缠于带脉，故如束带。急服内疏黄连汤。壮实者，一粒金丹下之。活命饮加芩、连、黄柏，外用清热解毒药敷之。此证若不早治，缠腰已遍，则毒由脐入，膨胀不食而死。"其对本病的中医病名、病因病机、皮损特征以及内服外用方药进行了论述。《华佗神方·华佗治缠腰龙神方》讲述了以雄黄外用治疗带状疱疹，"生腰下，长一二寸，或碎如饭，或红腰坚硬。以：雄黄研末，醋调敷，极效"。

在其他较早论述带状疱疹的书籍中，《外科证治全书》（公元 1617 年）对带状疱疹的疾病特点、病因病机以及治疗措施均进行了全面的阐述："生腰肋间，累累如珠形，有干湿不同，红黄之异。干者色红赤，形如云片，上起风粟，作痒发热，属肝胆风热，宜服龙胆泻肝汤。湿者色黄，或起白水泡，大小不等，作热，烂流水，较干者更疼，属肝脾湿热，宜服胃苓汤加山栀、防风、石膏，其小泡用线针穿破。"认为带状疱疹皮损分为干、湿 2 种类型，干者由肝胆风热所

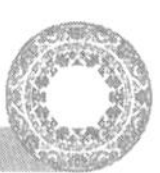

致，采用龙胆泻肝汤治疗，湿者由肝脾湿热所致，采用胃苓汤治疗，亦提到水疱可用针刺破以促进皮损愈合，与现代常用的疱液抽取治疗方法类似。干、湿 2 种类型皮损的描述亦见于其他几部书籍，后者在病因病机的论述中增加了新的观点，例如《外科心法要诀》(公元 1742 年)提出带状疱疹病机为肝心脾肺风热湿、肝火妄动，脏腑辨证更丰富，“缠腰火丹蛇串名，干湿红黄似珠形，肝心脾肺风热湿，缠腰已遍不能生。若腰肋生之，系肝火妄动”。《彤园医书·外科》(公元 1796 年)对湿型皮损做了描述，并指出脾肺湿热为主要病机，“俗名蛇串疮，有干湿红黄之别。湿者色黄，串起水泡大小不等，溃流黄水，较前多疼，此属脾肺湿热”。《验方新编》(公元 1892 年)则描述了干型皮损的表现，与《外科证治全书》的内容基本一致，但提出病机为心肝风火，“干者，色红形如云片上起风粟，作痒发热，此心肝二经风火”。

(三) 中药疗法

所有涉及中医治疗的条文均按照治疗措施(单味药、方剂、针灸治疗)而被拆分为单独的条文进行分析。涉及中医治疗的 65 个条文共拆分成 103 个单独条文，其中有 94 个条文提及了中草药治疗。部分条文包含了 2 个或以上的检索词。这 94 个条文分别出现在 37 本古籍中，当中有 20 本古籍介绍了 2 种或以上的治疗方法。《外科心法要诀》(公元 1742 年)是纳入书籍中涵括最多条文数的书籍，其中有 12 个关于中草药治疗的条文。

1. 中药治疗条文的朝代分布

大部分条文出自明代和清代的书籍，其中清代的书籍超过 2/3(77.7%)(表 3-4)。需要说明的一点是，为了便于统计和分析中药治疗条文的朝代，我们在检索时对历史朝代时间的界定如表 3-4 所示。

表 3-4　中药治疗条文的朝代分布

朝代	中药治疗的条文数
唐代以前(公元 618 年以前)	0
唐代至五代十国时期(公元 618—960 年)	1
宋金时期(公元 961—1271 年)	0
元代(公元 1272—1368 年)	1

续表

朝代	中药治疗的条文数
明代(公元1369—1644年)	18
清代(公元1645—1911年)	73
民国时期(公元1912—1949年)	1
总计	94

2. 带状疱疹症状描述

共有30个条文描述了带状疱疹的临床表现,最常见的是描述皮疹发生于腰部(22个条文),这比较符合现今所认识的带状疱疹特征,即胸神经支配的区域为皮疹最常发的部位[7]。条文中提及的其他部位如腹部、颈部、四肢、皮肤等信息也与现代医学认识一致。最常被描述的症状分别为“红”(17个条文)和“缠/绕”(16个条文),其次为“蛇”(11个条文)、“串珠”(10个条文)、“痛”(9个条文)和“黄”(8个条文)。部分症状描述也是其他皮肤疾病常见的,但其中“灼痛”“带”等描述则较能突显带状疱疹的疾病特征,故这类描述可作为鉴别带状疱疹相关条文的词汇。

3. 常用方剂和中药

我们对可能是带状疱疹的条文中提到的中草药治疗进行了分析。如果条文没有注明方剂组成,则在条文所在的书籍内检索此方剂的组成,能够找到药物组成的就纳入统计分析中。

(1)可能为带状疱疹条文中的高频方剂

在94条引文中有33条描述了2种或以上的方剂。其中2条为单味药,分别为外用白鳝泥和剪春罗治疗。其余条文共包括了41个有方名的方剂和51个无名方。有5个方剂出现在2条或以上的引文中(表3-5),但未列出其组成。表3-5中列出的方剂成分是从最早出现的引文中提取的。

上述的龙胆泻肝汤和除湿胃苓汤均为现代重点教科和临床实践指南推荐使用的方剂(见第二章)。除湿胃苓汤和如意金黄散所在条文中未列出具体的方药组成,故我们引用了同一本书籍内其他章节中关于这2个方剂的组成。龙胆泻肝汤是出现频次最高的方剂,共出现在10个条文中。

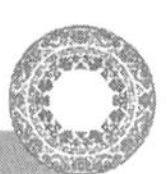

表 3-5　可能为带状疱疹条文中的高频方剂

方剂名	组成	条文数
龙胆泻肝汤（口服）	龙胆，连翘，生地黄，泽泻，车前子，木通，黄芩，黄连，当归，栀子，甘草，生军（大黄）	10
柴胡清肝汤或散（口服）	柴胡，黄芩，山栀 / 栀子，川芎，桔梗，甘草，连翘	6
柏叶散（外用）	侧柏叶，蚯蚓粪，黄柏，大黄，雄黄，赤小豆，轻粉	4
除湿胃苓汤（口服）	胃苓汤（苍术，厚朴，陈皮，猪苓，泽泻，茯苓，白术，肉桂，甘草），栀子，滑石，防风	3
如意金黄散（外用）	如意金黄散（天花粉，黄柏，大黄，姜黄，白芷，厚朴，陈皮，甘草，苍术，天南星），新汲水，靛汁	2

注：部分中药如木通可能在某些国家是禁止使用的。另外亦有部分中药是在《华盛顿公约》（Convention on International Trade in Endangered Species of Wild Fauna and Flora，CITES）的约束下被禁止使用的。读者应遵守其所在国家的法律规定来使用中草药。

条文中大部分方剂为外用方（共 54 个条文，57.4%）。另外还有 24 个内服方（26.1%），1 个内服加外用方以及 13 个未明确给药途径的方剂。41 个条文记录了有方名的方剂，其中 21 个条文记录为内服方，9 个条文记录为外用方，剩余 11 个条文未说明方剂的用法。无名方多为外用方（45 个条文），也包含少量内服方（3 个条文）以及内服并外用方（1 个条文），剩余 2 个条文未说明方剂的用法。

（2）可能为带状疱疹条文中的高频中药

94 个可能为带状疱疹的与中草药治疗相关的条文中共涉及 165 种不同的中药，这包括一些赋形剂如麻油 / 香油、醋和盐。虽然这些赋形剂不具有特定的治疗作用，但它们也是药物中的重要组成部分，因此也被纳入分析。表 3-6 列出了这些条文中的高频中药。

出现频次最高的中药是甘草，共有 26 个条文提及，此结果与甘草具有调和诸药的功效有关。其他出现频率较高的中药有雄黄、山栀。

表 3-6 中有 9 种高频中药是来自龙胆泻肝汤的组成，其中主要原因是龙胆泻肝汤可能为带状疱疹的条文中出现频次最高的方剂。另外，也反映了部分条文描述的带状疱疹病因病机与证候多与肝火相关。许多高频中药均有清热解毒的作用，如山栀、黄芩、连翘、龙胆、生地黄、黄连、大黄、泽泻、车前子。

表 3-6 可能为带状疱疹条文中的高频中药

中药名	基源	条文数
甘草	*Glycyrrhiza spp.*	26
雄黄	*Arsenic disulfide*	25
山栀 / 栀子	*Gardenia jasminoides* Ellis	21
黄芩	*Scutellaria baicalensis* Georgi	19
连翘	*Forsythia suspensa*（Thunb.）Vahl	18
麻油 / 香油	Sesame oil	18
龙胆	*Gentiana scabra* Bge.	15
当归	*Angelica sinensis*（Oliv.）Diels	14
大黄（生军）	*Rheum spp.*	14
生地黄	*Rehmannia glutinosa* Libosch.	12
泽泻	*Alisma orientalis*（Sam.）Juzep.	12
黄连	*Coptis spp.*	11
木通	*Akebia quinata*（Thunb.）Decne.	11
车前子	*Plantago asiatica* L.	9
防风	*Saposhnikovia divaricata*（Turcz.）Schischk.	8
柿油 / 柿漆 / 清油	*Diospyros kaki* Thunb oil	8
柴胡	*Bupleurum chinense* DC.	7
川芎	*Ligusticum chuangxiong* Hort.	6
轻粉	*Mercurous chloride*	6

注：部分中药如木通可能在某些国家是禁止使用的。另外亦有部分中药是在《华盛顿公约》（CITES）的约束下被禁止使用的。读者应遵守其所在国家的法律规定来使用中草药。

高频中药里的雄黄和轻粉属于外用中药。条文中大多数方剂是外用方，但在中药频次计算中只有雄黄和轻粉属于高频用药，这可能与外用方的种类繁多且组方差异性较大有关，另外也可能由于许多外用方剂里的中草药也用于内服方剂。

值得注意的是，木通是高频中药之一，共有 11 个条文提及。木通也是龙胆泻肝汤的组成之一，但在《中医皮肤科常见病诊疗指南》[10]推荐的中药中则未发现木通，这可能与关木通的毒性有关。临床指南建议使用通草代替木

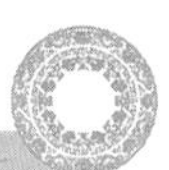

通，因为它们功效相似且通草无毒。

根据用药途径再将高频中药进行分类（表 3-7），口服中药出现的频次与整体中药相似（表 3-6）。外用中药频次最高的是雄黄，其他外用中药使用频率较低。麻油、柿油、醋作为外用方剂制备的辅料，故使用频率较高。

表 3-7　可能为带状疱疹条文中的高频中药（按用药途径分类）

中药名	基源	条文数
口服		
甘草	*Glycyrrhiza spp.*	17
山栀 / 栀子	*Gardenia jasminoides* Ellis	14
连翘	*Forsythia suspensa*（Thunb.）Vahl	10
黄芩	*Scutellaria baicalensis* Georgi	10
当归	*Angelica sinensis*（*Oliv.*）*Diels*	7
柴胡	*Bupleurum chinense* DC.	7
防风	*Saposhnikovia divaricata*（Turcz.）Schischk.	7
川芎	*Ligusticum chuangxiong* Hort.	6
泽泻	*Alisma orientalis*（Sam.）Juzep.	6
生地黄	*Rehmannia glutinosa* Libosch.	6
外用		
雄黄	*Arsenic disulfide*	20
麻油 / 香油	Sesame oil	16
柿油 / 柿漆 / 清油	*Diospyros kaki* Thunb oil	9
醋 / 米醋 / 陈醋	Vinegars	9
龙胆	*Gentiana scabra* Bge.	5
糯米粉	*Oryza sativa* L.var. *glutinosa*	5
盐	Salt	5
侧柏叶	*Platycladus orientalis*（L.）Franco	4

（3）很可能为带状疱疹条文中的高频方剂

根据证候内容的描述，共有 39 个条文被认为是很可能为带状疱疹，其中部分条文提及多种治疗方法。10 个条文提及了无名方，另外 30 个条文中提及了 16 个有方名的方剂。方剂分布情况与可能为带状疱疹的条文类似，有 4 个方剂在 2 个或以上的条文中被提及（表 3-8）。最常见的方剂仍是龙胆泻肝汤，共有 5 个条文提及。

内服和外用的方剂数分别是 19 个和 17 个，其中 3 个无名方未明确给药途径。外用方多为无名方，有明确命名的方剂多为内服方。

表 3-8　很可能为带状疱疹条文中的高频方剂

方剂名	组成	条文数
龙胆泻肝汤（口服）	龙胆，连翘，生地黄，泽泻，车前子，木通，黄芩，黄连，当归，栀子，甘草，生军（大黄）	5
柴胡清肝汤 / 散（口服）	柴胡，黄芩，山栀 / 栀子，川芎，桔梗，甘草，连翘	4
柏叶散（外用）	侧柏叶，蚯蚓粪，黄柏，大黄，雄黄，赤小豆，轻粉	3
除湿胃苓汤（口服）	防风，苍术，赤茯苓（茯苓），陈皮，厚朴，山栀，木通，泽泻，滑石，甘草，薄荷，白术，猪苓	2

注：部分中药如木通可能在某些国家是禁止使用的。另外亦有部分中药是在《华盛顿公约》（CITES）的约束下被禁止使用的。读者应遵守其所在国家的法律规定来合理使用中草药。

(4) 很可能为带状疱疹条文中的高频中药

39 个很可能为带状疱疹并与治疗相关的条文共涉及 110 种中药（赋形剂也被纳入分析）。表 3-9 列出了这些条文中的高频中药，结果与可能为带状疱疹条文中的高频中药相似。甘草仍是使用频次最高的中药。

陈皮、赤小豆、地龙粪（蚯蚓粪）、黄柏和桔梗的使用频次绝对值相对较低，但由于很可能为带状疱疹条文总数量本身较少，所以这 5 种中药也属于在很可能为带状疱疹条文中使用频次相对较高的中药。这 5 种中药的频次绝对值较低，故未在表 3-9 中列出。

根据用药途径再将高频中药进行分类（表 3-10），口服中药出现的频次与整体中药相似（表 3-10）。外用中药频次最高的仍然是雄黄。此结果与可能为带状疱疹条文中的频次分析结果类似。不同的是，在很可能为带状疱疹条文中，我们发现除了赋形剂外，相当数量的中药如侧柏叶、大黄、赤小豆、黄柏、龙胆等被用于外治途径。这些中药多数具有凉血、泻下、祛湿的功效。

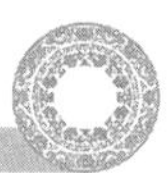

表 3-9　很可能为带状疱疹条文中的高频中药

中药名	基源	条文数
甘草	*Glycyrrhiza spp.*	18
山栀 / 栀子	*Gardenia jasminoides* Ellis	14
黄芩	*Scutellaria baicalensis* Georgi	12
连翘	*Forsythia suspensa*（Thunb.）Vahl	10
当归	*Angelica sinensis*（*Oliv.*）*Diels*	9
雄黄	*Arsenic disulfide*	9
龙胆	*Gentiana scabra* Bge.	8
大黄(生军)	*Rheum spp.*	8
防风	*Saposhnikovia divaricata*（Turcz.）Schischk	7
生地黄	*Rehmannia glutinosa* Libosch.	7
泽泻	*Alisma orientalis*（Sam.）Juzep.	7
柴胡	*Bupleurum chinense* DC.	6
黄连	*Coptis spp.*	6
木通	*Akebia spp.*	6
川芎	*Ligusticum chuangxiong* Hort.	5

注：部分中药如木通可能在某些国家是禁止使用的。另外亦有部分中药是在《华盛顿公约》（CITES）的约束下被禁止使用的。读者应遵守其所在国家的法律规定来合理使用中草药。

表 3-10　很可能为带状疱疹条文中的高频中药（按用药途径分类）

中药名	基源	条文数
口服		
甘草	*Glycyrrhiza spp.*	16
山栀 / 栀子	*Gardenia jasminoides* Ellis	12
黄芩	*Scutellaria baicalensis* Georgi	9
连翘	*Forsythia suspensa*（Thunb.）Vahl	9
当归	*Angelica sinensis*（Oliv.）Diels	7
柴胡	*Bupleurum chinense* DC.	6
防风	*Saposhnikovia divaricata*（Turcz.）Schischk.	6

续表

中药名	基源	条文数
生地黄	*Rehmannia glutinosa* Libosch.	6
泽泻	*Alisma orientalis*（Sam.）Juzep.	6
外用		
雄黄	*Arsenic disulfide*	5
侧柏叶	*Platycladus orientalis*（L.）Franco	4
麻油 / 香油 / 清油	Seasame oil	4
大黄	*Rheum spp.*	3
柿油 / 柿漆 / 清油	*Diospyros kaki* Thunb oil	3
蚯蚓粪	*Pheretima aspergillum*（Perrier）	3
赤小豆	*Phaseolus spp.*	3
轻粉	*Mercurous chloride*	3
醋 / 米醋 / 陈醋	Vinegars	3
黄柏	*Phellodendron chinense* Schneid.	3
龙胆	*Gentiana scabra* Bge.	3

4. 中药疗法小结

早在公元 682 年中药就被用于带状疱疹的治疗。虽然古籍文献中缺乏对带状疱疹临床症状比较全面及系统的论述，但不少条文针对其病因病机以及某些特征性症状均进行了阐述，其内容与第二章中引用的经典教材、指南以及专科著作中对带状疱疹的认识是基本一致。古籍条文中出现的龙胆泻肝汤和除湿胃苓汤也是现代教材和临床实践指南中推荐使用的方剂。在方药频次分析中，由于龙胆泻肝汤是所有条文中使用频次最高的方剂，因此高频中药多为龙胆泻肝汤的主要组成成分。

（四）针灸疗法

有 9 个条文描述了针灸及其相关疗法。最早的条文出现在《幼科证治准绳》（公元 1602 年），而最近的条文出现在《外科备要》（公元 1904 年）。所有条文均出自明清两代。

1. 可能为带状疱疹条文的针灸治疗

共 7 个可能为带状疱疹的条文描述了针灸及其他疗法。4 个条文提及了

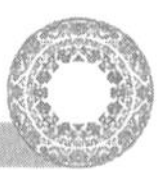

针刺疗法，其中 3 个条文描述针刺皮损部位，根据条文内容均为在皮损部位进行针刺。另外 3 个条文提及了艾灸疗法，艾灸部位亦为皮损局部。

2. 很可能为带状疱疹条文的针灸治疗

在上述可能为带状疱疹的条文中，4 个描述针刺疗法的条文被认为也是很可能为带状疱疹的条文。这些条文运用直接针刺皮损部位的方法来缓解症状。

3. 针灸疗法小结

古籍文献中记载针灸及其他疗法的条文比中药疗法的条文要少，提示古代针灸疗法治疗带状疱疹的使用频率并不高。古代提及的针灸治疗措施与现代诊疗指南推荐的疗法有一定差异。然而，针刺皮损部位可见于现代皮肤科专业教材中[8-10]，说明这一疗法的效果在古今均被认可。

六、古籍研究小结

中医古籍中带状疱疹对应的病名有很多，通常与症状的描述有关[2]。从古籍文献的检索结果能看出大多数条文包含了 2 个或以上的检索词，其中“火丹”和“缠腰”是古籍文献中最常用的病名，而且检索出的文献数也是最多的。

名中医赵炳南提出“蛇串疮”为带状疱疹的规范中医病名[3]，2012 年中华中医药学会出版的《中医皮肤科常见病诊疗指南》亦将“蛇串疮”作为带状疱疹的中医病名[11]。在古籍文献中，“蛇串疮”检索得到并纳入分析的条文共 7 个，均出自清代。其中 2 个为可能为带状疱疹条文，其余 5 个为很可能为带状疱疹条文。“蛇串疮”最早出现在《本草备要》(公元 1694 年)。

在检索结果中，有关带状疱疹治疗的条文最早出现在《华佗神方》。部分专著提到关于带状疱疹的论述最早源于《诸病源候论》(公元 610 年)[2,12]，“甑带疮者，绕腰生，此亦风湿搏血气所生，状如甑带，因以为名”。此条文认为带状疱疹是由于风湿之邪搏结于气血所致，与现代中医学认为本病多由肝经郁热、湿毒困阻脾胃为主要病机有所区别，也体现了古今对带状疱疹病因病机理解的演变。

在检索得出的古代文献中对带状疱疹病因病机的认识基本与现代文献

的观点一致。由于气滞血瘀多数是带状疱疹后期或者带状疱疹神经痛的病机,而我们的检索策略是围绕带状疱疹整体以及急性期临床表现,故暂没有检索出有提及气滞血瘀相关内容的条文。

从整体古籍文献分析结果来看,虽然描述中医治疗可能是带状疱疹病例的条文数量并不多,但条文内提及的中医治疗方法大多数与现代临床实践指南的推荐方案一致,例如龙胆泻肝汤和除湿胃苓汤。另外临床实践指南推荐内服与外治疗法联合运用,这个与古代医家内外兼治的思想非常吻合。

纳入分析的古籍条文中常用中药的功效均与带状疱疹的病因病机相对应,体现了古代医家辨证论治的思想。在高频中药分析结果中可见,常用中药均具有清热、解毒、利湿、调节气血的功效。虽然针灸及相关疗法的条文证据数量较少,但里面描述的针刺皮损部位疗法也是被现代中医皮肤专业教材纳入的治疗措施之一。

参 考 文 献

[1] MA K. Acupuncture: its place in the history of Chinese medicine [J]. Acupuncture in Medicine, 2000, 18 (2): 88-99.
[2] 范瑞强 . 带状疱疹 [M]. 北京 : 中国中医药出版社 , 2012.
[3] 赵炳南 , 张志礼 . 简明中医皮肤病学 [M]. 北京 : 中国中医药出版社 , 2014.
[4] MAY B H, LU C, XUE C C L. Collections of traditional Chinese medical literature as resources for systematic searches [J]. The Journal of Alternative and Complementary Medicine, 2012, 18 (12): 1101-1107.
[5] MAY B H, LU Y, LU C, et al. Systematic assessment of the representativeness of published collections of the traditional literature on Chinese medicine [J]. The Journal of Alternative and Complementary Medicine, 2013, 19 (5): 403-409.
[6] HU R. Encyclopedia of traditional Chinese medicine [M]. 5th ed. Changsha: Hunan Electronic and Audio-Visual Publishing House, 2000.
[7] MAY B H, LU C, XUE C C L. Collections of traditional Chinese medical literature as resources for systematic searches [J]. The Journal of Alternative and Complementary Medicine, 2012, 18 (12): 1101-1107.
[8] 李曰庆 , 何清湖 . 中医外科学 [M]. 北京 : 中国中医药出版社 , 2012.
[9] 杨志波 , 范瑞强 , 邓丙戌 . 中医皮肤性病学 [M]. 北京 : 中国中医药出版社 , 2010.
[10] 李元文 . 中医皮肤科临证必备 [M]. 北京 : 人民军医出版社 , 2014.
[11] 中华中医药学会 . 中医皮肤科常见病诊疗指南 [M]. 北京 : 中国中医药出版社 , 2012.
[12] 黄尧洲 . 皮肤病中医特色诊疗 [M]. 北京 : 人民军医出版社 , 2008.

第四章　临床研究证据评价方法

导语：本章介绍了中医药治疗带状疱疹临床研究证据检索和评价的方法和过程。通过对数据库进行全面的检索，根据纳入标准进行筛选文献，再评价纳入文献的方法学质量，最后通过数据整合以评价不同中医干预措施的疗效。

现代文献对中医药治疗带状疱疹有众多报道。本章将讨论中医药治疗带状疱疹的临床证据评价方法（根据 Cochrane 系统评价手册）[1]，并将治疗措施分为以下 4 个类别以评估其疗效和安全性。

- 中药疗法（第五章）
- 针灸及相关疗法（第七章）
- 其他中医疗法（第八章）
- 中医综合疗法（第九章）

由研究团队成员筛选和评价临床研究的相关文献（附录为所有纳入的研究文献）。对随机对照试验（randomized controlled trial，RCT）和临床对照试验（controlled clinical trial，CCT）均进行数据合并和分析，进行疗效与安全性评价。而无对照研究（non-controlled study，NCS）的证据较难评价，因此仅对其研究特征、干预措施和不良事件进行描述性分析。

一、检索策略

采用 Cochrane 系统评价手册中的方法检索中英文数据库[1]。英文数据库包括 PubMed、Embase（Excerpta Medica Database）、CINAHL（Cumulative Index of Nursing and Allied Health Literature)、CENTRAL(Cochrane Central Register of Controlled Trials)和 AMED(Allied and Complementary Medicine Database);中文数据库包括中国生物医学文献数据库(China Biology Medicine disc, CBMdisc)、中国期刊全文数据库(China National Knowledge Infrastructure, CNKI)、中文科技期刊数据库(China Science and Technology Journal Database, CSTJ)和万方数据库。数据库检索自收录起始时间至 2015 年 2 月的文献,未设任何限定条件。检索词如有对应的主题词则使用主题词检索,同时作为关键词检索。为全面、准确检索文献,每种干预措施的 3 个检索模块间使用"AND"运算符(或不同数据库中相同意义运算符号)连接,故在每个数据库中各生成了以下 9 种检索式。

- 中药治疗的综述。
- 中药治疗的随机对照试验或非随机对照试验。
- 中药治疗的无对照研究。
- 针灸及相关疗法的综述。
- 针灸及相关疗法的随机对照试验或非随机对照试验。
- 针灸及相关疗法的无对照研究。
- 其他中医疗法的综述。
- 其他中医疗法的随机对照试验或非随机对照试验。
- 其他中医疗法的无对照研究。

除了电子数据库,我们还查阅了检出的相关系统评价中纳入的临床研究的参考文献,以尽量全面地寻找到相关的文献。此外,我们还检索了多个临床试验注册中心,以了解与项目相关的正在进行或已完成的临床试验,必要时联系研究人员以获取相关数据。检索的临床试验注册中心包括以下几个。

- 澳大利亚 - 新西兰临床试验注册中心(Australian New Zealand Clinical Trial Registry, ANZCTR)。
- 中国临床试验注册中心(Chinese Clinical Trial Registry, ChiCTR)。
- 欧盟临床试验注册中心(EU Clinical Trials Register, EU-CTR)。
- 美国临床试验注册网站(ClinicalTrials.gov)。

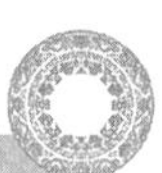

二、文献纳入标准

● 研究对象：确诊为带状疱疹（急性期）的成年患者（年龄≥18岁），诊断基于临床表现或配合实验室检查。

● 干预措施：中药疗法，针灸及相关疗法，其他中医治疗，或上述多种疗法相结合的中医综合疗法（表4-1）。可单用中医药治疗，或采用中西医结合治疗。在关于中西医结合治疗的研究中，干预组的西医治疗必须与对照组的西医治疗一致。

● 对照措施：安慰剂，空白对照，或临床实践指南推荐的西医疗法（抗病毒药，镇痛药，患者健康宣教）

● 结局指标：研究必须报告至少1个包含在表4-2中的结局指标。

纳入研究中对照组的治疗措施可以是指南推荐的西医疗法联合其他未被指南推荐的疗法，例如阿昔洛韦联合维生素 B_1 或者维生素 B_{12}。在中国，维生素 B_1 和维生素 B_{12} 通常被用于促进神经修复，但此类药物对带状疱疹的疗效仍未有确切的证据[2,3]。

表4-1　纳入证据评价的中医疗法

类型	干预措施
中药疗法	口服或外用
针灸及相关疗法	针刺（包括围刺和电针）、艾灸、火针、穴位注射、穴位埋线和梅花针
其他中医疗法	刺络放血疗法、刺络拔罐疗法
中医综合疗法	2种或2种以上中医疗法联合使用

三、文献排除标准

● 带状疱疹后遗神经痛，眼部带状疱疹，耳部带状疱疹（拉姆齐·亨特综合征）、带状疱疹性脑炎，无疹性带状疱疹，内脏带状疱疹，播散性带状疱疹（泛发性带状疱疹），其他继发症如合并细菌感染、坏死性带状疱疹。

- 免疫缺陷的患者，例如合并艾滋病、恶性肿瘤、糖尿病等，或孕妇、哺乳期妇女。
- 纳入患者为儿童，或者纳入儿童与成人患者，但结果没有分开报道。
- 对照组使用带状疱疹疫苗或者中医药疗法。

四、疗效评价指标

通过查阅国内外相关诊疗指南以及咨询临床专家后确定以下结局指标：疼痛评分使用视觉模拟评分法（visual analogue scale，VAS）、McGill疼痛问卷[4]、疼痛缓解时间、皮损结痂时间、止疱时间、皮损愈合时间（脱痂时间）、健康相关生存质量量表（Health Related Quality of Life，HRQoL）和临床疗效（有效率）（表4-2）。其中，视觉模拟评分法（VAS）是最常用于带状疱疹疼痛的评估方法（以厘米或毫米为计算单位）。止疱时间、皮损结痂时间、皮损愈合时间（脱痂时间）以小时或天为单位报告。对于时间测量的结局指标，起止时间点的定义对结果分析很重要，故我们也同时提取了起止时间点等相关信息（例如止疱时间的计算是从发病到止疱，还是治疗开始到止疱）。另外，在报道后遗神经痛发生率的研究中，仅纳入有明确描述后遗神经痛诊断标准的研究。

表4-2　拟纳入的疗效评价指标

指标类型	结局指标	评价原则
疼痛	①视觉模拟评分法（VAS）	0~10cm或0~100mm（数值越低越好）
	② McGill疼痛问卷[4]	0~78分（数值越低越好）
	③疼痛缓解时间	天数/小时数（数值越低越好）
皮损情况	①皮损结痂时间	天数/小时数（数值越低越好）
	②止疱时间	天数/小时数（数值越低越好）
	③皮损愈合时间（脱痂时间）	天数/小时数（数值越低越好）
后遗神经痛	后遗神经痛的发生率	例数（数值越低越好）

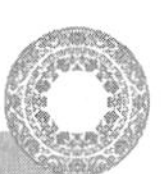

续表

指标类型	结局指标	评价原则
健康相关生存质量	①健康调查简表(SF-36)[5]	每项 0~100 分(数值越高越好)
	②欧洲五维健康量表(EQ-5D)[6]	参照上文
	③带状疱疹简明疼痛量表(ZBPI)[7]	参照上文
	④带状疱疹影响程度问卷(ZIQ)[7]	参照上文
有效率	皮损愈合或疼痛减轻 30% 或以上	例数(数值越高越好)
不良事件	纳入研究中报告的不良事件	

健康相关生存质量的评估有：健康调查简表(SF-36)[5]、欧洲五维健康量表(EuroQoL-5 Dimension,EQ-5D)[6]、带状疱疹简明疼痛评估量表(Zoster Brief Pain Inventory,ZBPI)[7]和带状疱疹影响程度问卷(Zoster Impact Questionnaire,ZIQ)[7]。健康调查简表(SF-36)常用于带状疱疹和后遗神经痛生存质量的评估,并已通过了信度和效度检验。该表含有 36 个条目,包含躯体功能、躯体角色、疼痛、总的健康状况、活力、社会功能、情绪角色和心理健康 8 个领域。欧洲五维健康量表(EQ-5D)包括 5 个维度[8]：行动能力、自我照顾能力、日常活动能力、疼痛或不适、焦虑或抑郁。每个维度又包含 3 个水平：没有任何困难,有些困难,极度困难,分值范围为 0~1,分值越低提示结果越好。另外还包括 EQ-5D 视觉模拟量表,分值范围为 0~100,100 分代表“心目中最好的健康状况”,0 分代表“心目中最差的健康状况”。但目前尚未有欧洲五维健康量表(EQ-5D)针对带状疱疹的信度及效度研究。

带状疱疹简明疼痛量表[7](ZBPI)用于评估带状疱疹疼痛程度和疼痛对日常生活的影响。量表分值范围为 0~10,0 表示无痛,10 表示最痛。测量内容包括：现在的疼痛程度、过去 24 小时最重疼痛程度、过去 24 小时疼痛最轻程度以及过去 24 小时的平均疼痛度。疼痛对日常生活行为的影响包括一般活动、情绪、行走能力、工作能力、社交、睡眠和生活娱乐 7 个方面,用每一项的得分计算平均分数[8]。

带状疱疹影响程度问卷(ZIQ)[7]是带状疱疹简明疼痛量表(ZBPI)的延伸,旨在评估与带状疱疹相关的前驱性疼痛以及带状疱疹简明疼痛量表(ZBPI)中未涵盖的疼痛对日常生活自理方面的影响。测量内容包括：疼痛天数，一天内疼痛的小时数，以及对疼痛的描述[9]。带状疱疹影响程度问卷（ZIQ）对日常生活行为的评定包括12个条目：更衣、洗漱、进食、打扮、旅行、购物、做家务、烹饪、外出、悠闲娱乐、专注力集中和性活跃程度。每项分值范围为0~10，0分表示不受影响，10分表示完全影响，用每一项的得分计算平均分。

目前国内大部分临床研究使用有效率作为临床疗效的判定指标。纳入的研究中有提及依据《中医病证诊断疗效标准》作为有效率的判定标准[10]，或有明确定义有效率的判定标准，均被纳入统计分析。若仅提及有效率但未明确说明有效率判定标准的定义，则不被纳入统计分析。《中医病证诊断疗效标准》的有效率判定标准如下。

- 治愈：皮损消退，临床体征消退，无疼痛后遗症。
- 好转：皮损消退约30%，疼痛明显减轻。
- 未愈：皮损消退不足30%，仍有疼痛。

为了方便统计分析，我们将治愈和好转的数据合并，即皮损和症状改善≥30%表示有效，<30%表示无效。

五、偏倚风险评估

在临床研究中，偏倚的来源有：选择性偏倚，实施偏倚，测量偏倚，随访偏倚，报告偏倚。随机对照试验的偏倚风险评价采用Cochrane协作网的偏倚风险评价工具[1]，包括6个方面：①随机分配方法；②分配方案隐藏；③实施者和参与者双盲；④结果测量者采用盲法；⑤结果数据完整性；⑥选择性报告研究结果。偏倚风险评估标准具体内容及评价标准详见表4-3。针对每一项研究结果，对上述6个方面做出“低偏倚风险”“高偏倚风险”和“偏倚风险不确定”的判断。低偏倚风险表示出现偏倚的可能性低，高偏倚风险表示可能存在的偏倚风险可能严重地影响结论的可信性，不确定则表示缺乏相关信息或偏倚情况不确定。偏倚风险评估由2名研究人员独立进行，若出现评估结果不一致，则通过讨论或咨询第三方解决分歧。

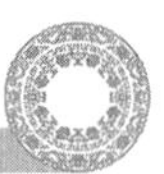

表 4-3 偏倚风险评估标准

评价条目	评价内容	具体评价
随机序列产生	详细描述产生随机分配序列的方法,以评估组间可比性	低风险:随机数字产生器,随机数字表等;高风险:出生日期奇数或偶数,入院日期等
分配方案隐藏	详细描述隐藏随机分配序列的方法,以判断干预措施分配情况是否会提前或在研究过程中被预知	低风险:中央分配,不透明的密封信封等;高风险:开放分配计划,出生日期等
受试者及研究人员盲法	描述对受试者或研究人员实施盲法的方法,以评估他们是否知道受试者接受的干预措施,并判断盲法是否成功描述	低风险:对受试者和研究人员设盲;高风险:对受试者和研究人员没有设盲
结局评估者盲法	对结局评估者实施盲法的方法,以评估他们是否知道受试者接受的干预措施,并判断盲法是否成功	低风险:对结局评估者设盲;高风险:对结局评估者没有设盲
不完全结局报告	每个主要结局指标数据的完整性,是否报告失访/退出、每组人数(与随机入组的总人数相比)、失访/退出原因,是否采用意向性分析(Intention-to-treat analysis,ITT 分析)	低风险:没有缺失数据,数据缺失原因与真实结局不相关,或组间数据缺失均衡并原因相似;高风险:没有对数据缺失的原因进行解释,数据缺失原因与真实结局相关,且组间缺失数据不均衡或原因不同
选择性报告研究结果	可获得研究方案,研究报告中包含预先确定的结局指标,描述选择性报告结果的可能性及情况	低风险:研究方案可获得,文章报告了研究方案中预先确定的结局指标;高风险:没有全部报告预先确定的结局指标,或者结局指标的数据不完整

六、数据分析

我们对纳入研究的中医证型、方剂、中药和穴位的频次以统计描述的形式呈现。这包括 2 个或以上研究出现的中医证型、20 种高频中药和方剂以及 10 个高频穴位。当数据有限时,我们将提供单一报道的中医证型或穴位供读者参考。

二分类变量以相对危险度（relative risk，*RR*）及95%置信区间（onfidence interval，*CI*）表示，连续性变量以均数差（mean difference，*MD*）及95%*CI*表示。所有结果均报告I^2、*RR*（或*MD*）和95%CI。采用I^2值判断异质性大小，I^2值大于50%提示异质性显著[1]，进一步做敏感性分析以寻找异质性的潜在来源。全部分析均采用随机效应模型。根据疗程、中医证型、方剂、对照措施等情况进行亚组分析。

七、GRADE评价

参考GRADE[11]（the Grading of Recommendations Assessment，Development，and Evaluation）系统对关键和重要结局指标的证据质量进行评价，并以结果总结表的形式汇总呈现。设立专家组对证据质量进行评价，包括系统评价小组、中医师、中西医结合专家、方法学专家和西医师。从5个方面评价各结局指标的质量，包括研究的偏倚风险、结果不一致性、证据间接性、不精确性（随机误差）和发表性偏倚，这也是降低证据质量的5种原因。另外，证据质量升级的3个主要因素：效应量大、剂量反应（梯度证据）和所有可能的混杂因素。升高证据质量的情况主要与观察性研究（包括队列、病例对照、前后对照和时间序列研究）有关。本书仅对纳入的随机对照试验研究进行GRADE证据质量评价，因此不涉及上述升高证据质量的情况。值得注意的是，结果总结表呈现了主要干预措施包括中药、针灸和其他中医疗法的效果。由于各国家地区中医临床实践差别较大，结果总结表未包含对治疗方案的推荐，读者可根据当地医疗情况审慎解释和使用这些证据。

GRADE证据分级如下。

- 高：非常确信真实的效应值接近效应估计值。
- 中：对效应估计值有中等程度的信心：真实值有可能接近估计值，但仍存在两者大不相同的可能性。
- 低：对效应估计值的确信程度有限：真实值可能与估计值大不相同。
- 极低：对效应估计值几乎没有信心：真实值很可能与估计值大不相同。

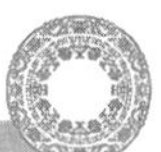

参 考 文 献

[1] HIGGINS J P T, GREEN S R. Cochrane Handbook for Systematic Review of Interventions Version 5. 1. 0 [updated March 2011]. The Cochrane Collaboration, 2011.

[2] CHEN Q, WU B, JIANG C. Comparison of pain management of vitamin B12 and B1 in treating herpes zoster [J]. Journal of Modern Clinical Medicine [J]. 2006, 32 (3): 195.

[3] ZHANG H X, HUANG G F, YANG M. Integrated traditional Chinese and western medicine for herpes zoster: Progress in the clinical research [J]. 2007, 11 (29): 5810-5813.

[4] MELZACK R. The McGill Pain Questionnaire: major properties and scoring methods [J]. Pain, 1975, 1 (3): 277-299.

[5] WARE J E, SHERBOURNE C D. The MOS 36-ltem Short-Form Health Survey (SF-36)[J]. Medical Care, 1992, 30 (6): 473-483.

[6] RABIN R, CHARRO F D. EQ-SD: a measure of health status from the EuroQol Group [J]. Annals of Medicine, 2001, 33 (5): 337-343.

[7] COPLAN P M, SCHMADER K, NIKAS A, et al. Development of a measure of the burden of pain due to herpes zoster and postherpetic neuralgia for prevention trials: adaptation of the brief pain inventory [J]. The Journal of Pain, 2004, 5 (6): 344-356.

[8] TSAI T, YAO C, YU H, et al. Herpes zoster-associated severity and duration of pain, health-related quality of life, and healthcare utilization in Taiwan: a prospective observational study [J]. International Journal of Dermatology, 2014, 54 (5): 529-536.

[9] BENBERNOU A, DROLET M, LEVIN M J, et al. Association between prodromal pain and the severity of acute herpes zoster and utilization of health care resources [J]. European Journal of Pain, 2011, 15 (10): 1100-1106.

[10] 国家中医药管理局 . 中医病证诊断疗效标准 [M]. 南京 : 南京大学出版社 , 1994.

[11] SCHUNEMANN H, BROZEK J, GUYATT G, et al. GRADE handbook for grading quality of evidence and strength of recommendations [updated October 2013]. The GRADE Working Group, 2013. Available from guidelinedevelopment. org/handbook.

第五章　中药治疗带状疱疹的临床研究证据

导语：本章是对目前中药治疗带状疱疹的疗效和安全性的临床研究文献进行总结和分析，以及证据质量评价。通过全面检索 9 个中英文数据库，共命中 36 621 条题录，根据严格标准对题录进行筛选后，最终纳入 163 项中药治疗带状疱疹的临床研究。这些证据提示中药治疗带状疱疹是有前景的，尤其是在加速疼痛缓解和加速皮疹愈合等方面。

许多有关中药治疗带状疱疹的研究发表在国内外学术期刊上。本章通过对纳入的 109 项临床对照试验进行系统评价及一系列 Meta 分析，以评估中药治疗带状疱疹的疗效和安全性。对纳入的 54 项无对照研究，仅通过描述性分析总结文献里所选用的中药、方剂及其安全性（纳入研究文献用“S+ 数字”编码，如 S1、S2、S3 如此类推。所有纳入研究完整列表请参阅附录）。

一、现有系统评价证据

在中英文数据库中各检索出 1 篇关于中医治疗带状疱疹的系统评价。Kongkaew 和 Chaiyakunapruk[1]等人纳入了 4 篇关于忧遁草（*Clinacanthus nutans*）提取物治疗疱疹病毒感染的随机对照试验，其中 2 篇治疗带状疱疹和 2 篇治疗生殖器疱疹，但由于统计学异质性较大未进行 Meta 分析。该文献作者选择呈现纳入研究中质量较高的文献（Jadad 得分 ≥ 3）的结果，与安慰剂相比忧遁草提取物在 3 天内皮损结痂情况方面效果明显。

徐蕾[2]纳入 19 篇运用活血化瘀法治疗带状疱疹的研究进行系统评价。干预组措施包括单用口服中药或口服中药联合外用中药，或联合刺络拔罐，或

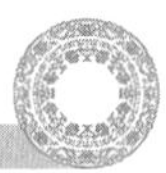

联合西药。对照组措施包括抗病毒药物、镇痛药以及其他治疗，或几种疗法的综合治疗。Meta 分析提示：与西药相比，中药能提高治愈率，且在缩短止痛时间、止疱时间和皮损结痂时间方面效果明显。5 项研究报道了轻微不良事件（adverse event，AE），如恶心、腹泻、上腹部不适和肝功能异常，不良反应均可随时间而好转消失。该文献作者最后表示纳入的研究为低质量研究，日后仍需要更多高质量且具备严谨的方法学的临床研究。

二、临床研究文献特征

从 9 个中英文数据库共检出 36 621 篇文献，经过除重及标题摘要筛选后共有 5 693 篇文献需要进行全文筛选，按照制订的纳入排除标准进行全文筛选后，最终纳入 163 篇中药治疗带状疱疹的临床研究文献（文献筛选流程详见图 5-1）。其中，随机对照试验 103 篇，非随机对照试验 6 篇，无对照研究 54 篇。我们对随机对照试验及非随机对照试验进行了 Meta 分析，而对无对照研究则仅进行描述性分析。

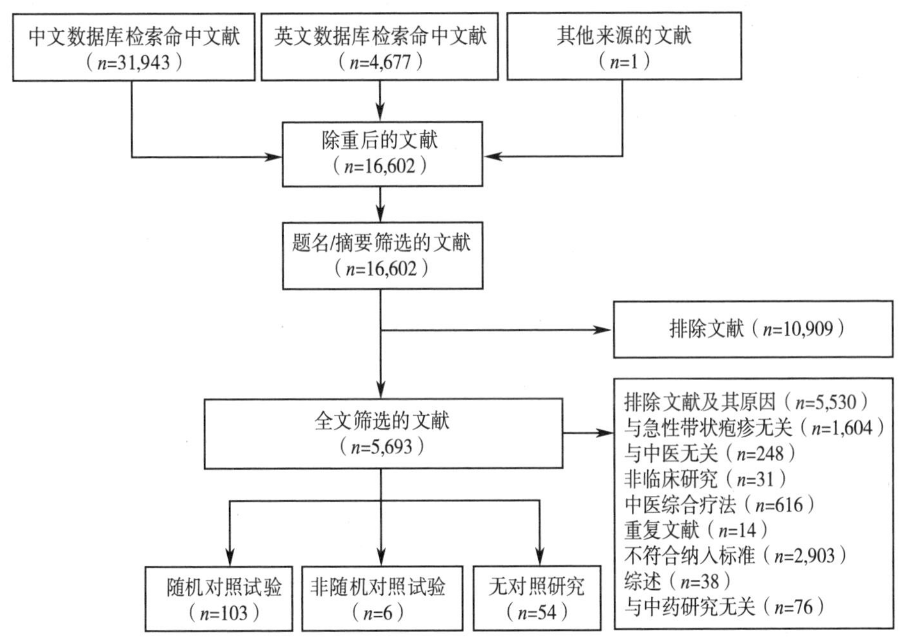

图 5-1 中药治疗带状疱疹文献筛选流程图

所有纳入的临床研究均在中国进行并以中文发表。全部纳入的研究共包括12 665名带状疱疹患者，疗程最短为5天（S1，S2），最长为42天（S3）。27项研究将中医辨证分型作为患者的纳入标准或作为辨证论治的分型标准（S4~S30）。最常见的证型是肝经郁热（11项研究）（S6，S8~S10，S13，S20，S22，S23，S25~S27），气滞血瘀（9项研究）（S4，S7，S9，S14，S16，S19~S22），肝胆湿热（6项研究）（S5，S7，S12，S28~S30）。

大多数研究使用自拟方治疗带状疱疹，因此各个研究之间很少有重复使用的经典方剂（表5-1）。多数研究使用了2个或以上方剂，其中部分方剂是根据辨证论治来选择的。经频次分析得出龙胆泻肝汤是最常用的方剂，共有41篇研究单用此方或者与其他方剂合用（S2，S4，S5，S7~S9，S12，S14~S16，S18~S20，S22，S23，S26，S28~S52）。以下使用频率相对较低的方剂包括：除湿胃苓汤（8项研究）（S4，S7，S15，S18，S20，S22，S40，S52），桃红四物汤（6项研究）（S7，S15，S18，S20，S22，S52），六神丸（5项研究）（S35，S53~S56），柴胡疏肝散（4项研究）（S21，S40，S52，S57），以及复方甘草酸苷（4项研究）（S58~S61）。

表5-1　中药治疗带状疱疹临床研究中常用方剂汇总表

常用方剂	研究数量	方药组成
龙胆泻肝汤	41	龙胆，栀子，黄芩，木通，泽泻，车前子，生地黄，当归，甘草，柴胡
除湿胃苓汤	8	防风，苍术，白术，赤茯苓，陈皮，厚朴，猪苓，山栀，木通，泽泻，滑石，甘草，薄荷，桂枝
桃红四物汤	6	桃仁，红花，当归，熟地黄，芍药，川芎
六神丸	5	珍珠粉，犀牛黄，麝香，雄黄，蟾酥，冰片
柴胡疏肝散	4	柴胡，陈皮，川芎，赤芍，枳壳，香附，炙甘草
季德胜蛇药片	3	七叶一枝花，蟾蜍皮，蜈蚣，地锦草（S62）
双黄连粉针剂	3	不详
加味小柴胡汤	3	柴胡，黄芩，人参，半夏，甘草，生姜，大枣
血府逐瘀汤	3	桃仁，红花，当归，生地黄，枳壳，赤芍，柴胡，甘草，桔梗，川芎，牛膝

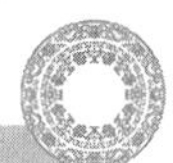

续表

常用方剂	研究数量	方药组成
二味拔毒散	2	白矾,明雄黄
复方雄黄酊	2	雄黄,白芷,冰片(S63)
清解化瘀组方	2	(自拟)化瘀方,枳壳,荆芥穗
五味消毒饮	2	金银花,野菊花,蒲公英,紫花地丁,紫背天葵子
逍遥散	2	当归,甘草,茯苓,芍药,白术,柴胡
新癀片	2	九节茶,田七,牛黄,水牛角,珍珠层粉(S64)
云南白药胶囊	2	不详

注:方药组成参考《中医方剂大辞典》,如果方剂未包含在《中医方剂大辞典》中,则参考文献中提供的信息。

纳入研究中共涉及183种中药(表5-2)。由于多数研究使用了2个或以上方剂,因此在统计中药频次时,一种中药在一项研究中出现的次数可能超过1次,即大于研究本身的数量。经频次分析得出最常用的中药是甘草,其他常用中药包括:黄芩、柴胡、栀子、生地黄和龙胆。

表5-2 中药治疗带状疱疹临床研究中常用中药汇总表

中药名	基源	使用频次
甘草	*Glycyrrhiza spp.*	84
黄芩	*Scutellaria baicalensis* Georgi	70
柴胡	*Bupleurum spp.*	68
栀子	*Gardenia jasminoides* Ellis	64
生地黄	*Rehmannia glutinosa* Libosch.	60
龙胆	*Gentiana scabra* Bge.	60
当归	*Angelica sinensis* (Oliv.) Diels	56
泽泻	*Alisma orientalis* (Sam.) Juzep.	50
延胡索	*Corydalis yanhusuo* W.T.Wang	47
板蓝根	*Isatis indigotica* Fort.	46
车前子	*Plantago spp.*	43

续表

中药名	基源	使用频次
赤芍	*Paeonia spp.*	40
连翘	*Forsythia suspensa* (Thunb.) Vahl	31
金银花	*Lonicera japonica* Thunb.	29
牡丹皮	*Paeonia suffruticosa* Andr.	29
川芎	*Ligusticum chuangxiong* Hort.	24
木通	*Akebia spp.*	28
黄连	*Coptis spp.*	22
冰片	Borneol	21
紫草	*Arnebia spp.*	20

注：因为部分研究报道了 2 个或以上的方剂，所以部分中药的使用频次可能大于研究数量。

三、中药治疗带状疱疹的临床证据——随机对照试验

103 项随机对照试验研究被纳入评价中药治疗带状疱疹的疗效和安全性（S1~S17，S31~S45，S53，S57~S59，S64~S130）。其中 1 项研究为三臂临床试验，包含 2 个干预组和 1 个对照组（S65），其余研究均为 1 个干预组和 1 个对照组的平行双臂对照试验设计。

所有研究共包括 9 094 名患者，年龄介于 8 岁（S7，S8，S13，S31，S33，S66~S71）至 90 岁（S72，S73）之间。在有报道平均年龄的文献中平均年龄中位数为 54.4 岁。所有患者中男性 4 560 名，女性 4 066 名。病程介于 1.2 天（S74）至 27 天（S3）之间。疗程介于 5 天（S1，S2）至 42 天（S3）之间，中位数为 10 天。

11 项研究将中医辨证分型作为患者的纳入标准或指导治疗（S5~S13，S16，S17），部分研究使用了 2 个或以上证型。最常见的证型是肝经郁热（5 项研究）（S6，S8~S10，S13），气滞血瘀（5 项研究）（S4，S7，S9，S14，S16）和肝胆湿热（3 项研究）（S5，S7，S12）。

治疗措施方面中药通常与西医联合应用（即中西医结合治疗，integrated

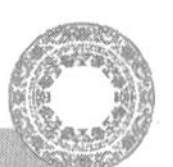

medicine，IM）（69 项研究），其中绝大多数研究运用口服中药（67 项研究）。在本章节后面对于临床证据的疗效和安全性评价过程中，我们将根据给药途径的不同进行分类。15 项研究未提及方剂的名称，但有列出具体方药组成（S6，S72，S75~S87）。所有随机对照试验共报道了 78 个方剂，最常用的方剂是龙胆泻肝汤（25 项 研 究）（S2，S4，S5，S7~S9，S12，S14~S16，S32~S34，S36~S45）（表 5-3）。纳入的研究共涉及 147 种中药，最常用的中药是甘草（表 5-4）。

表 5-3　随机对照试验中常用方剂汇总表

常用方剂	研究数量	组成
龙胆泻肝汤	25	龙胆，栀子，黄芩，木通，泽泻，车前子，生地黄，当归，甘草，柴胡
除湿胃苓汤	4	防风，苍术，白术，赤茯苓，陈皮，厚朴，猪苓，山栀，木通，泽泻，滑石，甘草，薄荷，桂枝
加味小柴胡汤	3	柴胡，黄芩，人参，半夏，甘草，生姜，大枣
桃红四物汤	2	桃仁，红花，当归，熟地黄，芍药，川芎
五味消毒饮	2	金银花，野菊花，蒲公英，紫花地丁，紫背天葵子
柴胡疏肝散	2	柴胡，陈皮，川芎，赤芍，枳壳，香附，炙甘草
新癀片	2	九节茶，田七，牛黄，水牛角，珍珠层粉（S64）
六神丸	2	珍珠粉，犀牛黄，麝香，雄黄，蟾酥，冰片

注：方药组成参考《中医方剂大辞典》，如果方剂未包含在《中医方剂大辞典》中，则参考文献中提供的信息。

表 5-4　随机对照试验中常用中药汇总表

常用中药	基源	使用频次
甘草	*Glycyrrhiza spp.*	50
黄芩	*Scutellaria baicalensis* Georgi	44
柴胡	*Bupleurum spp.*	41
龙胆	*Gentiana scabra* Bge.	40
栀子	*Gardenia jasminoides* Ellis	38
当归	*Angelica sinensis*（Oliv.）Diels	37
生地黄	*Rehmannia glutinosa* Libosch.	35
泽泻	*Alisma orientalis*（Sam.）Juzep.	33
板蓝根	*Isatis indigotica* Fort.	31

续表

常用中药	基源	使用频次
车前子	*Plantago spp.*	26
延胡索	*Corydalis yanhusuo* W. T. Wang	26
赤芍	*Paeonia spp.*	23
连翘	*Forsythia suspensa*(Thunb.) Vahl	18
金银花	*Lonicera japonica* Thunb.	17
牡丹皮	*Paeonia suffruticosa* Andr.	17
木通	*Akebia spp.*	16
川芎	*Ligusticum chuangxiong* Hort.	15
紫草	*Arnebia spp.*	15
冰片	Borneol	14
茯苓	*Poria cocos*(Schw.) Wolf	14

（一）偏倚风险

纳入研究总体方法学质量不高(表 5-5)。14 项研究报道了随机序列产生的方法,包括随机数字表(S10,S12,S14,S57,S74,S78,S88~S90)、计算机产生随机数字(S91,S92)、区组随机化(S33)和抽签(S93,S94)。根据 Cochrane 系统评价手册进行偏倚风险评估,这些研究均为低风险。多数研究(72.8%)未报道随机序列产生,故偏倚风险为不确定。仅 1 项研究(S88)采用不透光的密封信封进行分配方案隐藏,偏倚风险被评为低风险,其余研究均由于信息不足难以判断,故评为不确定。

表 5-5　中药随机对照试验研究偏倚风险评估结果

评价条目	低风险偏倚 /n(%)	偏倚风险不确定 /n(%)	高风险偏倚 /n(%)
随机序列产生	14(13.6)	75(72.8)	14(13.6)
分配方案隐藏	1(1.0)	102(99.0)	0(0)
受试者盲法	0(0)	5(4.9)	98(95.1)
研究人员盲法	0(0)	5(4.9)	98(95.1)
结局评估者盲法	0(0)	103(100)	0(0)
不完全结局报告	101(98.1)	2(1.9)	0(0)
选择性报告研究结果	0(0)	103(100)	0(0)

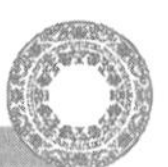

5 项研究提及盲法(单盲或双盲),但未说明盲法的对象(S11,S17,S79,S84,S95),故受试者、研究人员和结局评估者盲法的偏倚风险为不确定。其余研究由于未提及对受试者和研究人员采用盲法,故评为高风险。结局评估者盲法是否实施根据研究内容难以判断,偏倚均为不确定。2 项研究因不完整结局数据且未报道原因,不完全结局报告偏倚被评为不确定(S33,S96)。其余研究的数据完整,不完全结局报告偏倚均为低风险。所有研究均未提前发表研究方案计划或进行临床试验注册,故选择性报告研究结果的偏倚风险为不确定。

(二) 口服中药

66 项随机对照试验研究评价了口服中药治疗带状疱疹的疗效。其中,21 项研究对中药与西药的疗效进行了比较(S7,S8,S15,S17,S31~S34,S41,S44,S45,S66,S69,S88,S97~S113),这些研究的大部分结局指标可纳入 Meta 分析。45 项研究对中西医结合治疗的疗效进行了评价(S2~S6,S9~S14,S16,S36~S40,S43,S57,S59,S64,S70,S73,S75,S76,S81,S84,S86,S89~S94,S103~S112,S114),这些研究的结局指标均可纳入 Meta 分析。在所有报道的结局指标中,以不良事件(38 项研究)和皮损结痂时间(37 项研究)居多。

1. VAS 评分

(1)单用口服中药治疗

4 项研究报道了治疗结束时 VAS 评分(S7,S8,S88,S102),其中 1 项研究报道的数据无法进行再分析,因此被排除(S7)。与西药相比,口服中药在治疗结束时降低 VAS 评分更有效(*MD* −0.6cm [−1.12,−0.07],I^2=62%)(表 5-6)。I^2 值大于 50% 提示异质性显著,故进一步做亚组分析。通过亚组分析结果提示,虽然口服中药疗程在 7~10 天的亚组无统计学异质性,但结果却提示中药与西药治疗的效果差异比较无统计学意义。

(2)口服中药联合西药治疗——中西医结合治疗

9 项研究报道了 VAS 评分(S6,S10,S16,S43,S73,S91,S92,S94,S104)。1 项研究仅在随访时报道了 VAS 评分,而治疗结束时未有报道 VAS 评分,故此项研究的结果单独叙述(S104)。其余 8 项研究的 Meta 分析结果提示:

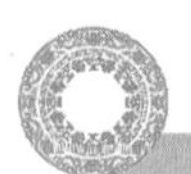

与西药治疗的疗效相比较，中西医结合疗法使患者 VAS 评分降低了 1.18cm（[−1.74，−0.63]，I^2=89%）（表 5-7）。得出统计学异质性较高，通过亚组分析结果提示：对照组使用抗病毒药与其他西药联合治疗，接受中西医结合疗法的治疗组 VAS 评分降低了 1.61cm（[−1.95，−1.26]，I^2=37%），且效应量相对较大，统计学异质性较低。其他亚组分析结果均提示中西医结合疗法疗效更佳，但均存在显著的统计学异质性。

表 5-6　口服中药 vs. 西药：VAS 评分

结局指标		研究数量	受试者人数	*MD*［95% CI］	I^2（%）	纳入研究
VAS 评分（cm）		3	189	−0.60［−1.12，−0.07］*	62	S88，S8，S102
亚组分析	对照组措施为单用抗病毒药治疗	2	133	−0.73［−1.52，0.07］	68	S88，S8
	疗程 7~10 天	2	121	−0.34［−0.72，0.05］	0	S88，S102
	抗病毒药剂量按照指南推荐用量	2	133	−0.73［−1.52，0.07］	68	S88，S8

注：* 有统计学意义。

表 5-7　中西医结合 vs. 西药：VAS 评分

结局指标		研究数量	受试者人数	*MD*［95% *CI*］	I^2（%）	纳入研究
VAS 评分（cm）		8	521	−1.18［−1.74，−0.63］*	89	S6，S10，S91，S92，S43，S94，S16，S73
亚组分析	对照组用抗病毒药 + 其他西药	4	274	−1.61［−1.95，−1.26］*	37	S6，S91，S43，S73
	疗程 7~10 天	3	165	−0.97［−2.08，−0.66］*	93	S10，S91，S92
	疗程 >10 天	5	156	−1.32［−1.77，−0.87］*	63	S6，S43，S94，S73，S16
	随机序列产生为低风险偏倚的研究	4	217	−0.94［−1.75，−0.13］*	90	S10，S91，S92，S94

注：* 有统计学意义。

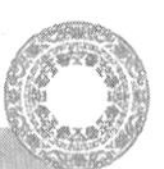

1 项研究报道了治疗结束 1 个月后随访时的 VAS 评分（S104）。与阿昔洛韦、维生素 B_1 和维生素 B_{12} 相比，中西医结合疗法可降低 VAS 评分 2.36cm（[-2.85，-1.87]）。

2. 疼痛缓解时间

（1）单用口服中药治疗

10 项研究对疼痛缓解时间进行了报道（S15，S33，S34，S41，S45，S66，S99，S100~S102）（表 5-8）。纳入统计分析的 5 项研究是从治疗开始计算到疼痛缓解所需要的时间（S15，S33，S34，S41，S101），其中 4 项研究使用天数作为时间单位（S15，S33，S34，S41），1 项研究使用小时作为时间单位（S101）。另外 5 项研究没有明确具体的起始时间点，故不纳入统计分析（S45，S66，S99，S100，S102）。使用天数作为时间单位的 4 项研究 Meta 分析结果提示：口服中药可加速疼痛缓解，疼痛时间减少 2.64 天（[-3.74，-1.53]，I^2=81%）（表 5-8）。但异质性较高，故进一步进行亚组分析，结果表明：对照组使用抗病毒药联合镇痛药及其他药物的亚组（*MD* -3.40 天[-4.24，-2.56]，I^2=0%），干预组使用龙胆泻肝汤的亚组（*MD* -3.07 天[-3.72，-2.43]，I^2=0%）和疗程为 7~10 天的亚组（*MD* -2.96 天[-3.67，-2.26]，I^2=0%），均提示口服中药可缩短疼痛时间，且异质性明显降低。对照组单用抗病毒药的亚组虽然同样可缩短疼痛时间，但仍存在显著的统计学异质性（*MD* -1.93 天[-3.08，-0.79]，I^2=75%）。

表 5-8　单用口服中药 vs. 西药：疼痛缓解时间

结局指标		研究数量	受试者人数	*MD* [95% *CI*]	I^2 (%)	纳入研究
疼痛缓解时间（以治疗开始为起始点，单位为天数）		4	446	-2.64 [-3.74，-1.53]*	81	S33，S34，S41，S15
亚组分析	①对照组单用抗病毒药	2	274	-1.93 [-3.08，-0.79]*	75	S33，S15
	②对照组用抗病毒药 + 镇痛药 + 其他西药	2	172	-3.40 [-4.24，-2.56]*	0	S34，S41
	③疗程 7~10 天	2	184	-2.96 [-3.67，-2.26]*	0	S33，S34
	④干预组用龙胆泻肝汤	3	320	-3.07 [-3.72，-2.43]*	0	S33，S34，S41

注：* 有统计学意义。

1 项研究使用小时作为时间单位（S101），结果显示，与阿昔洛韦和吗啉胍相比，口服中药可加速疼痛缓解，疼痛缓解时间减少 573.20 小时（约为 23.9 天）（[–644.31，–502.09]），此结果提示口服中药组比西药组缩短了 20 天以上，但由于是单项研究，故需谨慎参考结论。

（2）口服中药联合西药治疗（中西医结合治疗）

17 项研究报道了疼痛缓解时间，其中 1 项研究的数据无法进行分析，因此被排除（S57）。9 项研究以治疗开始时间为测量的始点（S6，S12，S36，S64，S104，S105，S107，S110，S111）（表 5-9）。另外 7 项研究未明确具体的测量起始时间，故不纳入分析（S2，S9，S39，S84，S93，S112，S114）（表 5-9）。Meta 分析结果提示：中西医结合疗法可加速疼痛缓解，疼痛缓解时间减少 2.43 天

表 5-9　中西医结合治疗 vs. 西药：疼痛缓解时间

结局指标		研究数量	受试者人数	*MD* [95% *CI*]	I^2(%)	纳入研究
疼痛缓解时间（以治疗开始为起始点，单位为天数）		9	865	–2.43 [–3.16，–1.70]*	90	S104，S6，S105，S36，S12，S64，S107，S110，S111
亚组分析	①对照组单用抗病毒药	4	439	–1.98 [–2.42，–1.54]*	0	S105，S12，S64，S111
	②对照组用抗病毒药＋其他西药	4	366	–2.45 [–3.72，–1.19]*	96	S104，S6，S107，S110
	③疗程 7~10 天	7	719	–1.98 [–2.58，–1.37]*	80	S104，S105，S36，S12，S64，S107，S111
	④疗程＞10 天	2	146	–3.59 [–4.07，–3.10]*	0	S6，S110
	⑤抗病毒药剂量按照指南推荐用量	4	410	–2.52 [–4.35，–0.70]*	95	S6，S36，S12，S107

注：* 有统计学意义。

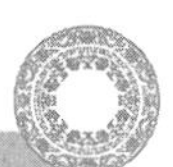

([−3.16,−1.70],I^2=90%),但研究存在显著的统计学异质性。通过亚组分析结果提示:干预组和对照组同时单独使用抗病毒药的亚组(*MD*−1.98 天[−2.42,−1.54],I^2=0%),以及疗程超过 10 天的亚组(*MD*−3.59 天[−4.07,−3.10],I^2=0%),均无统计学异质性。其余亚组的分析结果仍存在显著的统计学异质性。

3. 皮损结痂时间

(1)单用口服中药治疗

12 项研究对皮损结痂时间进行了报道(S7,S15,S33,S34,S41,S45,S66,S88,S99,S100~S102)(表 5-10)。5 项研究是指从治疗开始计算到皮损结痂所需要的时间(S15,S33,S34,S41,S101)。其余 7 项研究未明确测量起始时间点,则不被纳入分析(S7,S45,S66,S88,S99,S100,S102)。4 项研究使用天数作为时间单位(S15,S33,S34,S41),Meta 分析结果提示:口服中药较西药可加速皮损结痂,结痂时间缩短 1.7 天([−2.10,−1.29]),统计学异质性不显著(I^2=10%)。

1 项研究以小时作为时间单位(S101),结果提示:中药在加速皮损结痂方面疗效甚好,可缩短结痂时间 85 小时(约 3.5 天)([−117.88,−52.12])。但该研究的结果与上述 Meta 分析结果差异较大,应谨慎解释结果。

(2)口服中药联合西药治疗(中西医结合治疗)

25 项研究报道了中西医结合疗法在缩短皮损结痂时间方面的疗效。1 项研究以出疹时间为测量的起始点(S92),10 项研究以治疗开始时间为测量的起始点(S6,S12,S36,S64,S75,S104,S105,S107,S110,S111),其余 14 项研究未明确测量起始时间点,故不纳入分析(S2,S9,S11,S13,S39,S59,S73,S84,S86,S89,S93,S94,S112,S114)。以治疗开始时间为测量的起始点的 10 项研究 Meta 分析结果提示:中西医结合疗法较西药可缩短皮损结痂时间 2.28 天([−2.86,−1.71],I^2=88%)(表 5-10),然而统计学异质性较高,且亚组分析仍未能降低异质性,故应谨慎解释结果。

表 5-10 中西医结合治疗 vs. 西药：皮损结痂时间

结局指标		研究数量	受试者人数	*MD*［95% *CI*］	I^2 (%)	纳入研究
皮损结痂时间(从治疗开始为起始点，单位为天数)		10	945	−2.28［−2.86，−1.71］*	88	S75，S104，S6，S105，S36，S12，S64，S107，S110，S111
亚组分析	①对照组单用抗病毒药	4	439	−2.54［−3.05，−2.03］*	53	S105，S12，S64，S111
	②对照组用抗病毒药＋其他西药	4	366	−1.90［−3.16，−0.63］*	95	S104，S6，S107，S110
	③对照组用抗病毒药＋镇痛药＋其他西药	2	140	−2.40［−3.74，−1.05］*	80	S75，S36
	④抗病毒药剂量按照指南推荐用量	4	410	−2.38［−3.34，−1.42］*	93	S6，S36，S12，S107
	⑤干预组用龙胆泻肝汤	2	238	−2.52［−3.43，−1.61］*	79	S36，S12
	⑥疗程 7~10 天	8	799	−2.12［−2.72，−1.52］*	86	S75，S104，S105，S36，S12，S64，S107，S111
	⑦疗程＞10 天	2	146	−2.89［−3.96，−1.81］*	81	S6，S110

注：* 有统计学意义。

以出疹时间为测量的起始点的一项研究（S92）结果提示：与使用泛昔洛韦联合双氯芬酸相比，中西医结合疗法可缩短皮损结痂时间 1.47 天（［−2.78，−0.16］）。

4. 止疱时间

（1）单用口服中药治疗

10 项研究报道了止疱时间（表 5-11）。4 项研究是从治疗开始计算到没有新出水疱所需的时间（S15，S33，S41，S101）。其余 6 项研究没有明确测量起

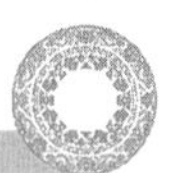

始时间点,故不纳入分析(S7,S45,S66,S88,S100,S102)。3 项以天数为时间单位的研究 Meta 分析结果提示:口服中药与西药在止疱时间方面的疗效比较差异无统计学意义(MD −1.16 天[−2.53,0.22],I^2=96%)(表 5-11)。然而研究的统计学异质性较高,通过对不同对照组措施和方剂进行亚组分析后异质性未能明显下降。

表 5-11 单用口服中药 vs. 西药:止疱时间

结局指标		研究数量	受试者人数	MD[95% CI]	I^2(%)	纳入研究
止疱时间(从治疗开始为起始点,单位为天数)		3	410	−1.16[−2.53,0.22]	96	S33,S41,S15
亚组分析	①对照组单用抗病毒药	2	274	−0.24[−0.71,0.23]	66	S33,S15
	②干预组用龙胆泻肝汤	2	274	−0.24[−0.71,0.23]	66	S33,S15

注:* 有统计学意义。

1 项研究以小时作为时间单位,结果提示口服中药较阿昔洛韦、维生素 B_1 和维生素 B_{12},可缩短止疱时间 209.60 小时(约 8.73 天)([−237.59,−181.61])(S101)。但该结果与上述 Meta 分析结果差异较大,应谨慎解释结果。

(2)口服中药联合西药治疗(中西医结合治疗)

23 项研究报道了止疱时间。其中,1 项研究以出疹时间为止疱时间测量的起始点(S92),10 项研究以治疗开始的时间为起始点(S6,S12,S36,S64,S75,S104,S105,S107,S110,S111)。其余 12 项研究未明确测量起始时间,故不纳入分析(S2,S9,S11,S13,S39,S59,S73,S84,S89,S93,S94,S114)。10 项以治疗开始的时间为起始点的研究 Meta 分析结果提示:中西医结合疗法比西药可缩短止疱时间 1.8 天([−2.33,−1.27],I^2=94%)(表 5-12)。然而研究的统计学异质性较高,且亚组分析仍未能降低异质性,故应谨慎解释结果。

1 项以出疹时间为起始点的研究(S92)结果提示:与泛昔洛韦和双氯芬酸比较,中西医结合疗法可缩短止疱时间 1.70 天([−2.52,−0.88])。

表 5-12　中西医结合治疗 vs. 西药：止疱时间

结局指标		研究数量	受试者人数	*MD*［95% *CI*］	I^2(%)	纳入研究
止疱时间(从治疗开始为起始点，单位为天数)		10	945	−1.80［−2.33，−1.27］*	94	S75，S104，S6，S105，S36，S12，S64，S107，S110，S111
亚组分析	①对照组单用抗病毒药	4	439	−2.32［−3.30，−1.35］*	94	S105，S12，S64，S111
	②对照组用抗病毒药＋其他西药	4	366	−1.26［−2.03，−0.49］*	94	S104，S6，S107，S110
	③对照组用抗病毒药＋镇痛药＋其他西药	2	140	−1.88［−2.48，−1.28］*	56	S75，S36
	④抗病毒药剂量按照指南推荐用量	4	410	−1.58［−2.41，−0.74］*	95	S6，S36，S12，S107
	⑤干预组用龙胆泻肝汤	2	238	−1.68［−2.61，−0.75］*	89	S36，S12
	⑥疗程 7~10 天	8	799	−1.82［−2.41，−1.23］*	94	S75，S104，S105，S36，S12，S64，S107，S111
	⑦疗程＞10 天	2	146	−1.71［−3.28，−0.14］*	93	S6，S110

注：* 有统计学意义。

5. 脱痂时间

(1)单用口服中药治疗

6 项研究报道了脱痂时间(S7，S33，S34，S41，S45，S101)。4 项研究是指从治疗开始到创面脱痂所需要的时间(S33，S34，S41，S101)。其余 2 项研究未明确测量起始时间，故不纳入分析(S7，S45)。3 项研究以天数为单位

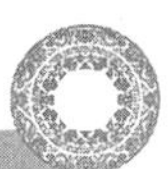

(S33,S34,S41),Meta 分析结果提示：口服中药较西药的脱痂时间缩短了 4.11 天([−5.07,−3.15]),无统计学异质性(I^2=0%)。1 项研究以小时为单位(S101),结果提示：中药较阿昔洛韦、维生素 B_1、维生素 B_{12} 和吗啉胍,脱痂时间缩短 470.40 小时(约 19.6 天)([−537.24,−403.56]),但两组结痂时间差距较大,与临床实际情况不太相符,故需谨慎考虑数据和结论的确切性。

(2) 口服中药联合西药治疗(中西医结合治疗)

13 项研究报道了中西医结合疗法对脱痂时间的影响。2 项研究以皮疹出现的时间为起始点计算(S39,S92),5 项研究以治疗开始的时间为起始点(S6,S12,S57,S75,S107)。其余 6 项研究未明确测量起始时间,故不纳入分析(S11,S13,S86,S89,S93,S94)。

2 项以皮疹出现时间为起始点的研究 Meta 分析结果提示：在脱痂时间方面,中西医结合疗法与西药的疗效比较差异无统计学意义(*MD* −4.35 天[−9.49,0.79],I^2=86%)(表 5-13)。虽然研究存在显著的统计学异质性,但由于研究数量有限,因此无法进行亚组分析。5 项以治疗开始时间为起始点的研究中,有 1 项研究因报道的数据无法进行再分析被排除(S57)。剩余 4 项研究 Meta 分析结果提示：与西药治疗相比,中西医结合疗法可加快皮损愈合,使脱痂时间缩短 3.43 天([−5.58,−1.28],I^2=95%)(表 5-13)。然而研究的统计学异质性较高,通过对不同对照组措施和用药疗程进行亚组分析,结果均提示中西医结合疗法疗效更佳,但亚组分析仍未能降低异质性,故应谨慎解释结果。

表 5-13　中西医结合治疗 vs. 西药：脱痂时间

结局指标	研究数量	受试者人数	*MD*［95% *CI*］	I^2 (%)	纳入研究
脱痂时间(以皮疹出现为起始点,单位为天数)	2	155	−4.35［−9.49,0.79］	86	S92,S39
脱痂时间(以治疗开始为起始点,单位为天数)	4	430	−3.43［−5.58,−1.28］*	95	S75,S6,S12,S107

续表

结局指标		研究数量	受试者人数	*MD*［95% *CI*］	I^2 (%)	纳入研究
亚组分析	①抗病毒药＋其他西药	2	172	−1.98［−3.42，−0.54］*	81	S6，S107
	②抗病毒药剂量按照指南推荐用量	3	350	−3.30［−6.09，−0.51］*	97	S6，S12，S107
	③疗程 7~10 天	3	358	−3.64［−6.58，−0.71］*	97	S75，S12，S107

注：* 有统计学意义。

6. 后遗神经痛发生率

(1) 单用口服中药治疗

7 项研究报道了后遗神经痛发生率（S7，S8，S17，S33，S69，S88，S102）。1 项研究对后遗神经痛的定义有误，故不纳入分析（S33）。2 项研究将后遗神经痛定义在皮损消退后 3 个月的疼痛（S17，S69），Meta 分析结果提示中药组后遗神经痛的发生率低于西药组（*RR* 0.13［0.03，0.47］，I^2=0%）。2 项研究将后遗神经痛定义在皮损出现后 1 个月的疼痛（S88，S102）（表 5-14），Meta 分析结果提示中药组无明显优势（*RR* 0.28［0.05，1.77］，I^2=0%）。1 项研究将后遗神经痛定义为皮损消退后 1 个月的疼痛（S7），结果提示中药组与西药组的发生率比较差异无统计学意义（*RR* 0.48［0.09，2.45］）。另 1 项研究则评估在 21 天的疗程结束后疼痛的发生率，结果提示中药无明显优势（*RR* 0.30［0.09，1.00］，*P*=0.05）（S8）。这些研究结果反映了对后遗神经痛的定义不同可能导致研究结论的不同。

表 5-14　单用口服中药 vs. 西药：后遗神经痛发生率

结局指标	研究数量	受试者人数	*RR*［95% *CI*］	I^2 (%)	纳入研究
皮损消退后 3 个月后遗神经痛发生率	2	246	0.13［0.03，0.47］*	0	S69，S17
皮损出现后 1 个月后遗神经痛发生率	2	121	0.28［0.05，1.77］	0	S88，S102

注：* 有统计学意义。

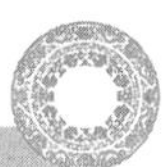

在皮疹消退后 1 个月这个阶段中，患者感受到的疼痛可能是急性期或亚急性期带状疱疹的未完全缓解的疼痛，而非后遗神经痛。目前大多数专家共识推荐将后遗神经痛定义为皮损消退后 3 个月的疼痛[3]。

(2) 口服中药联合西药治疗（中西医结合治疗）

17 项研究报道了中西医结合疗法对后遗神经痛发生率的影响。其中，3 项研究评价了皮损消退后 3 个月或以上的后遗神经痛发生率（S3，S10，S40），但其中 1 项研究（S40）未报道具体发生的例数，故不纳入分析。7 项研究则将后遗神经痛定义在皮损消退后 1 个月或 6 周后（S4，S84，S91，S93，S94，S104，S111）。4 项研究评价了治疗 28~40 天的后遗神经痛发生率（S5，S11，S12，S103）。2 项研究报道了治疗结束后 1 个月的后遗神经痛发生率（S36，S105）。根据上述对后遗神经痛不同定义的研究分别进行 Meta 分析，结果提示中西医结合疗法可降低后遗神经痛的发生率（表 5-15），且无统计学异质性。由纳入的研究可见，目前使用较公认的定义（皮损消退后 3 个月以上的疼痛）的研究数目仍相对较少。1 项研究报道了皮损消退后 3 周的后遗神经痛发生率（S14），结果提示中药组的发生率低于西药组（*RR* 0.22［0.07，0.72］）。

表 5-15　中西医结合治疗 vs. 西药：后遗神经痛发生率

结局指标	研究数量	受试者人数	*RR*［95% *CI*］	I^2 (%)	纳入研究
皮损消退后 3 个月或以上后遗神经痛发生率	2	156	0.17［0.05，0.63］*	0	S10，S3
皮损消退后 1 个月或 6 周后遗神经痛发生率	7	527	0.13［0.05，0.33］*	0	S4，S104，S93，S91，S84，S111，S94
治疗 28~40 天后遗神经痛发生率	4	493	0.24［0.14，0.40］*	0	S103，S5，S11，S12
治疗结束后 1 个月后遗神经痛发生率	2	149	0.18［0.04，0.78］*	0	S105，S36

注：* 有统计学意义。

7. 有效率

(1)单用口服中药治疗

10 项研究对有效率进行了报道(S8,S17,S31,S32,S69,S88,S98,S99,S102,S113)。其中,5 项研究未提供关于有效率的定义或评估标准(S8,S88,S99,S102,S113),2 项研究虽然提及有效率参照 1994 年国家中医药管理局颁布的《中医病证诊断疗效标准》,但文献内容与标准原文内容不符(S17,S98),该 7 项研究均不纳入分析。其余 3 项研究的有效率评估标准符合《中医病证诊断疗效标准》内容(S31,S32,S69)(表 5-16),Meta 分析结果提示:在皮损好转 30% 或以上和疼痛明显缓解方面,口服中药与西药的疗效比较差异无统计学意义(*RR* 1.15 [0.73,1.83],I^2=98%),但异质性较高。通过亚组分析结果提示:疗程 7~10 天的亚组无异质性,并且结果提示口服中药的疗效优于西药。

表 5-16 中药 vs. 西药:有效率

结局指标		研究数量	受试者人数	*RR* [95% *CI*]	I^2 (%)	纳入研究
有效率		3	470	1.15 [0.73,1.83]	98	S31,S32,S69
亚组分析	①对照组用抗病毒药 + 镇痛药 + 其他西药	2	250	1.09 [0.79,1.58]	96	S32,S69
	②疗程 7~10 天	2	320	1.25 [1.13,1.38]*	0	S31,S32

注:* 有统计学意义。

(2)口服中药联合西药治疗(中西医结合治疗)

18 项研究报道了有效率(S2,S3,S10,S12,S14,S38,S43,S57,S84,S89,S90,S93,S105,S106,S108,S109,S111,S112)。其中,1 项研究未提供关于有效率的定义或评估标准(S105),5 项研究虽然提及有效率参照 1994 年国家中医药管理局颁布的《中医病证诊断疗效标准》,但文献内容与标准原文内容不符(S12,S43,S57,S89,S109),这些研究均不纳入分析。

其余 12 项研究报道的有效率评估标准均有说明参考的中医指南(S2,S3,S10,S14,S38,S84,S90,S93,S106,S108,S111,S112)。Meta 分析结果提示:在皮损好转 30% 或以上和疼痛明显缓解方面,中西医结合疗法比西药的

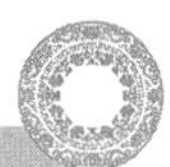

疗效更佳（*RR* 1.16［1.09,1.23］,I^2=54%）（表 5-17），但异质性略高，需进一步做亚组分析。亚组分析结果提示：对照组用抗病毒药联合镇痛药和其他西药的亚组（*RR* 1.21［1.08,1.35］,I^2=0%）和抗病毒药剂量按照指南推荐用量的亚组（*RR* 1.26［1.14,1.38］,I^2=0%），无统计学异质性，均提示中西医结合疗法优于西药。其余亚组分析仍存在显著的统计学异质性。

表 5-17　中西医结合治疗 vs. 西药：有效率

结局指标		研究数量	受试者人数	*RR*［95% *CI*］	I^2 (%)	纳入研究
有效率		12	1 118	1.16［1.09,1.23］*	54	S93,S10,S38,S106,S84,S3,S108,S111,S14,S112,S90,S2
亚组分析	①对照组用抗病毒药	3	278	1.12［0.98,1.28］	60	S93,S10,S90
	②对照组用抗病毒药 + 其他西药	6	598	1.16［1.06,1.28］*	64	S106,S84,S108,S14,S112,S90
	③对照组用抗病毒药 + 镇痛药 + 其他西药	2	164	1.21［1.08,1.35］*	0	S38,S2
	④抗病毒药剂量按照指南推荐用量	2	318	1.26［1.14,1.38］*	0	S106,S90
	⑤干预组用龙胆泻肝汤	2	164	1.56［0.86,2.86］	71	S38,S2
	⑥疗程 7~10 天	6	638	1.19［1.07,1.32］*	64	S93,S10,S106,S108,S111,S90
	⑦随机序列产生为低风险偏倚的研究	4	331	1.15［1.03,1.28］*	60	S93,S10,S14,S90

注：* 有统计学意义。

8. 阳性结果 Meta 分析的随机对照试验所含中药总结（口服中药）

根据结局指标分类，对在具备阳性结果的 Meta 分析（不含亚组分析）中所纳入的研究里使用的中药进行频次分析。结局指标主要分为以下 4 类。

(1)疼痛:VAS 评分、疼痛缓解时间。

(2)皮损情况:皮损结痂时间、止疱时间、脱痂时间。

(3)后遗神经痛发生率。

(4)有效率。

对于报道 2 个或以上结局指标的研究,若结局指标属于同一类别(例如 VAS 评分和疼痛缓解时间),则在统计频次时,该类别的中药仅计数 1 次。频次分析结果只呈现出现在 2 项或以上研究里的中药,按频次由高到低排列,并同时标注 Meta 分析和纳入研究的数量。表 5-18 和表 5-19 分别总结了单用口服中药和中西医结合疗法的中药频次情况。

单用口服中药的研究中(表 5-18),根据频次分析结果可见,高频的中药大部分具有清热、祛湿、凉血等功效,这些恰恰是中医治疗带状疱疹的主要治法。只有泽泻均出现在"疼痛指标"和"皮损指标"中,其余 2 类结局指标的高频中药均无重复,这可能是由于纳入的研究数量不多所致。而且"皮损指标"由于纳入的研究数量较少,故中药的频次亦相对较低。

表 5-18 阳性结果 Meta 分析的随机对照试验所含中药总结表
(单用口服中药 vs. 西药)

中药	基源	使用频次
疼痛指标:2 个 Meta 分析,7 个随机对照试验(表 5-6、表 5-8)		
甘草	*Glycyrrhiza spp.*	8*
板蓝根	*Isatis indigotica* Fort.	7
黄芩	*Scutellaria baicalensis* Georgi	7
栀子	*Gardenia jasminoides* Ellis	7
柴胡	*Bupleurum spp.*	5
龙胆	*Gentiana scabra* Bge.	5
生地黄	*Rehmannia glutinosa* Libosch.	5
泽泻	*Alisma orientalis* (Sam.) Juzep.	5
车前子	*Plantago spp.*	4
当归	*Angelica sinensis* (Oliv.) Diels	4

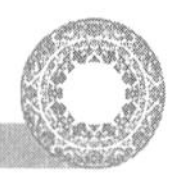

续表

中药	基源	使用频次
皮损指标：2 个 Meta 分析，4 个随机对照试验（表 5-10，表 5-13）		
连翘	*Forsythia suspensa*（Thunb.）Vahl	2
牡丹皮	*Paeonia suffruticosa* Andr.	2
泽泻	*Alisma orientalis*（Sam.）Juzep.	2
紫草	*Arnebia spp.*	2

注：因为部分研究报道了 2 个或以上的方剂，所以部分中药的使用频次可能大于研究数量。

在关于中西医结合疗法的研究中（表 5-19），根据频次分析结果可见，甘草、生地黄和柴胡均出现在 4 个结局指标类别中。甘草由于其调和诸药的作用，众多方剂均具有甘草，故使用频次通常较高。柴胡有解表退热、疏肝理气之功效，生地黄有清热生津、滋阴养血之功效。

表 5-19　阳性结果 Meta 分析的随机对照试验所含中药总结表（中西医结合治疗 vs. 西药）

中药	基源	使用频次
疼痛指标：2 个 Meta 分析，16 个随机对照试验（表 5-7、表 5-9）		
延胡索	*Corydalis yanhusuo* W. T. Wang	8
柴胡	*Bupleurum spp.*	7
生地黄	*Rehmannia glutinosa* Libosch.	6
甘草	*Glycyrrhiza spp.*	6
赤芍	*Paeonia spp.*	5
皮损指标：3 个 Meta 分析，10 个随机对照试验（表 5-10、表 5-12、表 5-13）		
延胡索	*Corydalis yanhusuo* W. T. Wang	3
柴胡	*Bupleurum spp.*	2
赤芍	*Paeonia spp.*	2
甘草	*Glycyrrhiza spp.*	2
红花	*Carthamus tinctorius* L.	2
黄芩	*Scutellaria baicalensis* Georgi	2
金银花	*Lonicera japonica* Thunb.	2

续表

中药	基源	使用频次
连翘	*Forsythia suspensa*(Thunb.) Vahl	2
牛黄	*Bos taurus domesticus* Gmelin	2
生地黄	*Rehmannia glutinosa* Libosch.	2
水牛角	*Bubalus bubalis* Linnaeus	2
郁金	*Curcuma spp.*	2
珍珠	Pearl	2
后遗神经痛发生率:1 个 Meta 分析,5 个随机对照试验(表 5-15)		
甘草	*Glycyrrhiza spp.*	6
黄芩	*Scutellaria baicalensis* Georgi	6
柴胡	*Bupleurum spp.*	4
车前子	*Plantago spp.*	4
赤芍	*Paeonia spp.*	4
茯苓	*Poria cocos*(Schw.) Wolf	4
龙胆	*Gentiana scabra* Bge.	4
生地黄	*Rehmannia glutinosa* Libosch.	4
泽泻	*Alisma orientalis*(Sam.) Juzep.	4
临床有效率:1 个 Meta 分析,12 个随机对照试验(表 5-17)		
柴胡	*Bupleurum spp.*	8
黄芩	*Scutellaria baicalensis* Georgi	8
甘草	*Glycyrrhiza spp.*	7
川芎	*Ligusticum chuangxiong* Hort.	6
龙胆	*Gentiana scabra* Bge.	6
当归	*Angelica sinensis*(Oliv.) Diels	5
泽泻	*Alisma orientalis*(Sam.) Juzep.	5
栀子	*Gardenia jasminoides* Ellis	5
黄芪	*Astragalus membranaceus spp.*	4
生地黄	*Rehmannia glutinosa* Libosch.	4

注:因为部分研究报道了 2 个或以上的方剂,所以部分中药的使用频次可能大于研究数量。

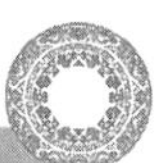

9. 口服中药的安全性

(1)单用口服中药治疗

12 项研究(总共包括干预组 621 人,对照组 596 人)对不良事件进行了报道(S7,S8,S31,S33,S44,S66,S69,S88,S97,S99,S102,S113)。其中 4 项研究报道为无不良事件发生(S66,S69,S99,S102)。剩余 8 项研究中干预组(口服中药)的不良事件包括:腹泻(5 例)、恶心(4 例)、轻度胃部不适和食欲不振(3 例)。对照组(西药)的不良事件包括:恶心(5 例)、轻度嗜睡(3 例)、胃部不适(2 例)、头晕(2 例)、轻度头晕和疲劳(2 例)、头晕和恶心(1 例)。

(2)口服中药联合西药治疗(中西医结合治疗)

26 项研究(总共包括干预组 1 276 人,对照组 1 084 人)对不良事件进行了报道(S5,S6,S10~S13,S36,S37,S59,S64,S65,S70,S75,S81,S91,S92,S94,S103,S104,S106~S108,S110~S112,S114)。其中 12 项研究无不良事件发生(S6,S10,S11,S59,S65,S81,S92,S103,S110~S112,S114)。剩余 14 项研究中干预组(中西医结合治疗)不良事件包括:轻度腹痛和腹泻(10 例)、头晕(8 例)、恶心(8 例)、腹泻(6 例)、胃肠道不适(3 例)、皮疹(1 例)、肌内注射部位疼痛(1 例)、肠鸣(1 例)和头痛(1 例)。对照组(西药)的不良事件包括:头晕(10 例)、恶心(8 例)、胃肠不适(5 例)、头痛(5 例)、丙氨酸转氨酶(alanine aminotransferase,ALT)和天冬氨酸转氨酶(aspartate aminotransferase,AST)一过性升高(2 例)、腹泻(1 例)、肌内注射部位疼痛(1 例)、咽痛(1 例)和背痛(1 例)。

(三)外用中药

19 项研究评价了外用中药治疗带状疱疹的疗效。其中,6 项研究对单用外用中药与西药的疗效进行了比较(S1,S72,S77~S79,S115)。只有皮损结痂时间和有效率 2 个结局指标可进行 Meta 分析。13 项研究运用中西医结合疗法(外用中药联合西药)与西药治疗带状疱疹(S65,S67,S74,S80,S82,S83,S85,S116~S121)。皮损结痂时间和有效率可进行 Meta 分析,最常见的结局指标为结痂时间,共 11 项研究报道了结痂时间(S67,S72,S74,S77,S78,S80,S82,S85,S116,S117,S121)。

1. VAS 评分

(1)单用外用中药

1 项研究报道了治疗结束时的 VAS 评分(S78)。结果提示:与伐昔洛韦、卡马西平、维生素 B_1、甲钴胺、喷昔洛韦乳膏和健康宣教比较，单用外用中药可减轻患者疼痛，VAS 评分减少 1.64 cm（[-2.52，-0.76]）。

(2) 外用中药联合西药治疗（中西医结合治疗）

1 项研究报道了外用中药联合西药（阿昔洛韦、吲哚美辛和阿昔洛韦滴眼液）治疗带状疱疹的疗法（S80），结果提示：中西医结合疗法较西药对疼痛的减轻更有效，治疗结束时 VAS 评分减少 0.93 cm（[-1.12，-0.74]）。

2. 疼痛缓解时间

(1) 单用外用中药

2 项研究报道了疼痛缓解时间。1 项研究以治疗开始时间为测量起始点（S77），结果提示：外用中药治疗比口服阿昔洛韦治疗疼痛缓解时间减少了 4.40 天（[-4.88，-3.92]）。另 1 项研究未明确测量起始时间，故不纳入分析（S72）。

(2) 外用中药联合西药治疗（中西医结合治疗）

7 项研究报道了疼痛缓解时间（S65，S74，S80，S82，S85，S117，S121）（表 5.23）。其中，1 项研究以治疗开始时间为测量起始点（S65），该研究为三臂临床试验，2 个干预组的数据可合并分析，结果提示中西医结合疗法较阿昔洛韦治疗能缩短疼痛缓解时间（*MD* -6.76 天 [-7.42，-6.10]）。其余 6 项研究均未明确测量起始时间，故不纳入分析。

3. 皮损结痂时间

(1) 单用外用中药

3 项研究报道了皮损结痂时间（S72，S77，S78）。2 项研究未明确测量起始时间，故不纳入分析（S72，S78）。另 1 项研究以治疗开始时间为起始点（S77），结果提示：中药治疗组比阿昔洛韦组的结痂时间缩短 3 天（[-3.45，-2.55]）。

(2) 外用中药联合西药治疗（中西医结合治疗）

9 项研究报道了皮损结痂时间（S65，S67，S74，S80，S82，S85，S116，S117，S121）。其中，1 项研究报道的数据无法进行统计，故不纳入分析（S67）。6 项研究未明确测量起始时间，故不纳入分析（S74，S82，S85，S116，S117，S121）。剩余 2 项研究以治疗开始时间为测量起始点（S65，S80），Meta 分析结果提示：中西医结合疗法较西药更能加速皮损结痂，结痂时间缩短 1.65 天（[-2.08，-1.22]，I^2=0%）。

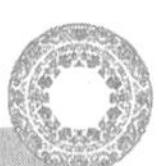

4. 止疱时间

(1)单用外用中药

3 项研究报道了止疱时间(S72,S77,S78)。其中,1 项研究以治疗开始时间为测量的起始点(S77),结果提示中药治疗比口服阿昔洛韦片治疗能使止疱时间缩短 2.9 天([-3.25,-2.55])。另外 2 项研究未明确测量起始时间,故不纳入分析(S72,S78)。

(2)外用中药联合西药治疗(中西医结合治疗)

6 项研究对止疱时间进行了报道(S65,S74,S80,S82,S117,S121)。测量起始时间不明确的 4 项研究均不纳入分析(S74,S82,S117,S121)。2 项研究以治疗开始时间为测量起始点(S65,S80),Meta 分析结果提示:中西医结合疗法较西药治疗能使止疱时间缩短 1.61 天([-2.27,-0.96],I^2=81%),虽然存在显著的统计学异质性,但由于研究数量不足,无法进行亚组分析。

5. 脱痂时间

(1)单用外用中药

2 项研究报道了脱痂时间(S72,S77)。1 项研究未明确测量起始时间,故不纳入分析(S72)。另 1 项研究以治疗开始时间为起始点(S77),结果提示:中药治疗组比阿昔洛韦组脱痂时间缩短 4.3 天([-4.72,-3.88])。

(2)外用中药联合西药治疗(中西医结合治疗)

4 项研究对脱痂时间进行了报道(S65,S85,S116,S117)。其中 3 项研究未明确测量起始时间,故不纳入分析(S85S,116,S117)。1 项研究以治疗开始时间为起始点(S65),该研究结果提示:中西医结合疗法较西药治疗能使脱痂时间缩短 5.58 天([-6.58,-4.58])。

6. 后遗神经痛发生率

(1)单用外用中药

1 项研究报道了后遗神经痛发生率,其定义为皮损愈合后 1 个月的疼痛(S78),结果提示:与伐昔洛韦、卡马西平、维生素 B_1、甲钴胺、喷昔洛韦乳膏和健康宣教相比,中药组后遗神经痛发生率低于西药组(*RR* 0.18 [0.04,0.76])。

(2)外用中药联合西药治疗(中西医结合治疗)

未有纳入的中西医结合疗法研究报道了后遗神经痛发生率。

7. 有效率

(1)单用外用中药

4项研究对有效率进行了报道(S1,S77,S78,S115),这些研究均提及参照1994年国家中医药管理局颁布的《中医病证诊断疗效标准》的评估标准,但其中1项研究实际使用的标准内容与《中医病证诊断疗效标准》不符,故不纳入分析(S77)。其余3项研究Meta分析结果提示:在皮损好转30%或以上和疼痛明显缓解方面,中药组疗效是西药组的1.1倍([1.02,1.18],I^2=0%)(S1,S78,S115)。

(2)外用中药联合西药治疗(中西医结合治疗)

7项研究报道了有效率(S80,S82,S116~S119,S121)。其中4项研究未提及明确的有效率定义或评估标准,故不纳入分析(S82,S116,S118,S121)。1项研究虽然提及有效率参照《中医病证诊断疗效标准》的评估标准,但实际内容与其不符,亦不被纳入分析(S117)。2项研究依照《中医病证诊断疗效标准》报道了有效率(S80,S119),Meta分析结果提示:在皮损好转30%或以上和疼痛明显缓解方面,中西医结合疗法与西药的疗效比较差异无统计学意义(*RR* 1.00[0.85,1.17],I^2=69%)。I^2值大于50%提示异质性显著,但由于研究数量不足,无法进行亚组分析。

8. 阳性结果Meta分析的随机对照试验所含中药总结(外用中药)

在单用外用中药治疗带状疱疹的研究中,外用中药组有效率更高。具备阳性结果的Meta分析共纳入3项研究,其中2项研究使用了冰片,冰片具备清热泻火的功效,但由于研究数量较少,而且使用频率不高,所以冰片是否在阳性结果中起主导作用仍未明确。

中西医结合治疗在皮损结痂时间和有效率方面比西药更有优势,但各Meta分析之间无重复的中药,可能是因为每个Meta分析只纳入了2项研究。从现有的数据来看,不足以推断哪种中药对结果起主导作用,或者疗效是因为某种中药或几种中药的协同作用。

9. 外用中药的安全性

(1)单用外用中药

2项研究(共包括干预组86人,对照组71人)对不良事件进行了报道(S78,S79),其中1项研究报道无不良事件发生(S78)。另1项研究报道了不

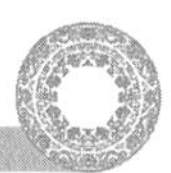

良事件（未报告具体例数）包括：腹胀、恶心和食欲不振（S79）。

(2) 外用中药联合西药治疗（中西医结合治疗）

5 项研究（共包括干预组 220 人，对照组 198 人）对不良事件进行了报道（S80，S83，S85，S116，S120），其中 4 项研究报道无不良事件发生（S80，S85，S116，S120）。另外 1 项研究（S83）报道干预组出现感冒，但未报告具体例数。

（四）口服联合外用中药

10 项研究评价了口服联合外用中药治疗带状疱疹的疗效。其中 6 项研究使用口服中药联合外用中药治疗（S42，S71，S87，S95，S96，S122），在所有报道的结局指标中，只有疼痛和皮损类指标可进行 Meta 分析。其余 4 项研究运用中西医结合疗法（口服、外用中药联合西药）治疗带状疱疹（S35，S53，S123，S124），在这些研究中报道最多的结局指标是结痂时间，但未有任何指标可进行 Meta 分析。

1. VAS 评分

(1) 单用外用中药

2 项研究报道了治疗结束时 VAS 评分（S42，S95）。Meta 分析结果提示：治疗结束时，使用口服及外用中药治疗与西药治疗的疗效比较差异无统计学意义（*MD* 0.30 天［−2.88，3.47］），I^2=98%）。

(2) 外用中药联合西药治疗（中西医结合治疗）

1 项运用中西医结合疗法的研究 VAS 评分刻度范围是 0~4 分（S124），文中未提及具体测量方式，且 VAS 评分分值结果不在 0~4 分范围之内，故该研究未被纳入分析。

2. 疼痛缓解时间

(1) 单用口服及外用中药

2 项研究报道了疼痛缓解时间（S71，S95）。其中 1 项研究未明确测量起始时间，故不纳入分析（S95）。另外 1 项研究以治疗开始时间为起始点（S71），结果提示：中药组较使用阿昔洛韦和维生素 B_1 者，疼痛缓解时间减少 4.30 天（［−6.25，−2.35］）。

(2) 口服、外用中药联合西药（中西医结合治疗）

1 项研究比较了中西医结合疗法与阿昔洛韦和维生素 B_1 对缓解疼痛的

疗效，但研究报道的数据无法进行再分析，因此中西医结合疗法在缓解带状疱疹疼痛方面的证据尚不充足。

3. 皮损结痂时间

(1) 单用口服及外用中药

4 项研究报道了皮损结痂时间（S71，S95，S96，S122）。1 项研究未明确测量起始时间，则不纳入分析（S95）。其余 3 项研究以治疗开始时间为测量起始点（S71，S96，S122），Meta 分析结果提示：单用口服、外用中药比西药能加速皮损结痂，结痂时间缩短 1.66 天（[−2.16，−1.15]，I^2=31%）。

(2) 口服、外用中药联合西药（中西医结合治疗）

2 项研究报道了皮损结痂时间，1 项研究报道的数据无法进行再分析（S53），另 1 项研究未明确测量起始时间（S123），故均不纳入分析。因此中西医结合疗法在皮损结痂时间方面的证据尚不充足。

4. 止疱时间

(1) 单用口服及外用中药

4 项研究报道了止疱时间（S71，S95，S96，S122）。1 项研究未明确测量起始时间，故不纳入分析（S95）。其余 3 项研究以治疗开始时间为测量的起始点（S71，S96，S122），Meta 分析结果提示：中药组对比西药组止疱时间缩短 1.9 天（[−2.09，−0.10]，I^2=84%）（表 5-20）。统计学异质性较高，故进一步做亚组分析，亚组分析结果显示：疗程 7~10 天的亚组无统计学异质性，且在缩短止疱时间方面，中药较西药疗效更佳（*MD* −1.55 [−2.02，−1.07]，I^2=0%）。

表 5-20　单用口服、外用中药 vs. 西药：止疱时间

结局指标	研究数量	受试者人数	*MD* [95% *CI*]	I^2 (%)	纳入研究
止疱时间（从治疗开始到无新皮损出现所需天数）	3	225	−1.09 [−2.09，−0.10]*	84	S96，S122，S71
亚组：抗病毒药	2	147	−0.93 [−2.59，0.74]	89	S122，S71
亚组：疗程 7~10 天	2	142	−1.55 [−2.02，−1.07]*	0	S96，S122

注：* 有统计学意义。

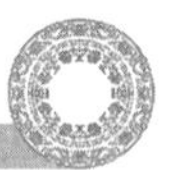

(2) 口服、外用中药联合西药(中西医结合治疗)

1 项研究未明确止疱时间的测量起始时间,故不纳入分析(S123),因此中西医结合疗法在止疱时间方面的证据尚不充足。

5. 脱痂时间

(1) 单用口服及外用中药

1 项研究以治疗开始时间为测量的起始点(S71),结果提示:中药组较使用阿昔洛韦和维生素 B_1 者,脱痂时间缩短 3.00 天([-3.73,-2.27])。

(2) 口服、外用中药联合西药(中西医结合治疗)

1 项研究未明确测量的起始时间,故不纳入分析(S123)。因此中西医结合疗法在皮损愈合方面的证据尚不充足。

6. 后遗神经痛发生率

(1) 单用口服及外用中药

1 项研究评价了皮损愈合后 1 个月后遗神经痛的发生率(S95),结果提示:接受中药治疗者与接受阿昔洛韦、维生素 B_1 和甲钴胺治疗者对比,后遗神经痛的发生率比较差异无统计学意义(*RR* 0.10 [0.01,1.85])。

(2) 口服、外用中药联合西药(中西医结合治疗)

1 项研究报道了皮损愈合后 6 个月的后遗神经痛发生率(S124),结果提示:与口服和局部使用阿昔洛韦、卡马西平、吲哚美辛和维生素 B_1、维生素 B_{12} 治疗相比,中西医结合疗法可降低后遗神经痛的发生率(*RR* 0.25 [0.09,0.66])。另 1 项研究报道了治疗 30 天后的后遗神经痛发生率(S35),结果提示:接受中西医结合治疗的患者比单用西药治疗的患者后遗神经痛的发生率更低(*RR* 0.35 [0.13,0.89])。

7. 有效率

(1) 单用口服及外用中药

3 项研究报道了有效率(S87,S95,S96)。1 项研究未提及有效率的评估标准,故不纳入分析(S87)。2 项研究参照指定的中医临床实践指南的有效率评估标准(S95,S96),Meta 分析结果提示:中药组与西药组在减少皮损和缓解疼痛方面的疗效比较差异无统计学意义(*RR* 1.01 [0.98,1.04])。

(2) 口服、外用中药联合西药(中西医结合治疗)

纳入的中西医结合疗法研究未报道有明确定义或评估标准的有效率。

8. 口服联合外用中药的安全性

(1) 单用口服及外用中药

3 项研究(共包括干预组 121 人,对照组 106 人)报道了口服及外用中药治疗带状疱疹的安全性(S71,S96,S122)。其中,2 项研究报道无不良事件发生(S71,S96)。1 项研究报道干预组无不良事件发生(S122),对照组出现 2 例皮疹数量增加。

(2) 口服、外用中药联合西药(中西医结合治疗)

1 项研究(包括干预组 50 人,对照组 45 人)报道了不良事件(S35),包括干预组头晕 2 例,对照组头晕和胃肠不适各 4 例。

(五) 中药静脉注射联合西药(中西医结合治疗)

7 项研究报道了中药静脉注射联合西药治疗带状疱疹的疗效(S58,S68,S125~S129)。其中 3 项研究报道了疼痛缓解时间、皮损结痂时间、止疱时间和脱痂时间的疗效,但均未明确上述指标的测量起始点,故均不纳入分析。

1 项研究以治疗开始时间为测量的起始点(S68),结果提示:与阿昔洛韦、维生素 B_1、甲钴胺和莫匹罗星霜联用的西药组比较,中西医结合治疗可使止疱时间缩短 1.72 天([-2.36, -1.08]);脱痂时间减少 2.14 天([-2.79, -1.49]);在降低皮损愈合后 1 个月的后遗神经痛发生率方面,中西医结合治疗与西药治疗的效果比较差异无统计学意义(*RR* 0.40 [0.08, 1.94])。

1 项研究(S125)虽然报道了有效率,但未明确有效率的评估标准,故不纳入分析。

5 项研究(共包括干预组 266 人,对照组 230 人)报道了不良事件(S58,S68,S127~S129)。其中 1 项研究报道无不良事件发生(S128)。其余 4 项研究报道了干预组出现头晕 4 例,胃肠不适 3 例,血小板减少 1 例,对照组出现胃肠道反应 3 例。

(六) 中药静脉注射联合外用中药治疗

1 项研究评价了中药静脉注射联合外用中药治疗带状疱疹的疗效(S130)。该研究报道的疼痛缓解时间、止疱时间和脱痂时间均未明确测量的

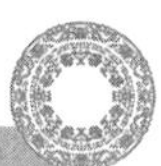

起始时间，故不纳入分析。

（七）中药与指南推荐的抗病毒治疗对比

经过对文献中对照组措施的数据提取，我们发现只有 19 项研究的抗病毒治疗是按照国际诊疗指南推荐的剂量。该 19 项研究的干预组措施采用了多样化的中医药治疗，包括单用口服中药（S8，S31，S88，S98），口服中药联合西药（S6，S11，S12，S36，S76，S89，S90，S92，S106，S107），外用中药联合西药（S116，S117，S120），口服、外用中药联合西药（S123），以及中药静脉滴注联合西药（S129）。虽然多数研究报道了疼痛和皮损相关的结局指标，但部分研究未明确结局指标的测量起始时间，故并非所有研究的数据均能纳入分析。19 项研究中能够提供临床证据的包括：单用口服中药的研究（S8，S31，S88，S98）和口服中药联合西药的研究（S6，S11，S12，S36，S76，S89，S90，S92，S106，S107）。

单用口服中药与正规抗病毒治疗对比，2 项研究评价了治疗结束时 VAS 评分（S8，S88），中药与西药的疗效比较差异无统计学意义（*MD* –0.73cm［–1.52，0.07］，I^2=68%）。1 项研究评价了皮损发生后 1 个月的后遗神经痛发生率（*RR* 0.48［0.05，5.09］）（S88），另 1 项评价了治疗结束后 1 个月的后遗神经痛发生率（*RR* 0.30［0.09，1.00］，*P*=0.05）（S8），结果均提示两组比较差异无统计学意义。1 项研究报道了有效率，结果提示对于皮损好转 30% 或以上和疼痛明显缓解方面，单用口服中药较西药的疗效更佳（*RR* 1.29［1.13，1.48］）（S31）。

中西医结合治疗与正规抗病毒治疗对比，Meta 分析结果（表 5-21）如下。

（1）干预组从治疗开始至疼痛缓解的时间减少了 2.52 天（［–4.35，–0.70］，I^2 = 95%）。

（2）干预组从治疗开始到皮损结痂的时间减少了 2.38 天（［–3.34，–1.42］，I^2 = 93%）。

（3）干预组从治疗开始到无新皮损出现的时间（止疱时间）减少了 1.58 天（［–2.41，–0.74］，I^2 = 95%）。

（4）干预组从治疗开始到脱痂的时间减少了 3.30 天（［–6.09，–0.51］，I^2 = 97%）。

（5）干预组治疗开始后 4 周至 40 天的后遗神经痛发生率降低（*RR* 0.22［0.08，0.64］，I^2 = 0%）。

(6) 干预组提高了皮损好转 30% 或以上和疼痛明显缓解的有效率（*RR* 1.26［1.14，1.38］，I^2 = 0%）。

后遗神经痛发生率和有效率方面，其 Meta 分析结果无统计学异质性，提示结论的可靠性可能高于其他结局指标，然而纳入的研究数量偏少（各为 2 项研究）。另外在 VAS 评分方面，Meta 分析结果提示中西医结合治疗与正规抗病毒治疗的效果比较差异无统计学意义（*MD* −0.93［−2.60，0.74］，I^2 = 96%）。

表 5-21　口服中药联合西药 vs. 指南推荐的抗病毒药治疗剂量

结局指标	研究数量	受试者人数	*MD/RR*［95% *CI*］	I^2 (%)	纳入研究
VAS 评分（cm）	2	129	−0.93［−2.60，0.74］	96	S6，S92
疼痛缓解时间（从治疗开始计算，单位为天数）	4	410	−2.52［−4.35，−0.70］*	95	S6，S36，S12，S107
皮损结痂时间（从治疗开始计算，单位为天数）	4	410	−2.38［−3.34，−1.42］*	93	S6，S36，S12，S107
止疱时间（从治疗开始计算，单位为天数）	4	410	−1.58［−2.41，−0.74］*	95	S6，S36，S12，S107
脱痂时间（从治疗开始计算，单位为天数）	3	350	−3.30［−6.09，−0.51］*	97	S6，S12，S107
后遗神经痛发生率（治疗开始后 4 周 ~40 天评价）	2	262	0.22［0.08，0.64］*	0	S11，S12
有效率	2	318	1.26［1.14，1.38］*	0	S106，S90

注：* 有统计学意义。

其余未能进行 Meta 分析的单项研究结果提示，对比正规抗病毒治疗，中西医结合治疗可减少结痂时间（以出疹时间为起始点）（*MD* −1.47［−2.78，−0.16］）和止疱时间（以出疹时间为起始点）（*MD* −1.70［−2.52，−0.88］）（S92）。而在脱痂时间（以出疹时间为起始点）方面，中西医结合治疗与正规抗病毒治疗的效果比较差异无统计学意义（*MD* −1.54［−4.90，1.82］）（S92）。另 1 项研究（S36）结果提示：在治疗后 1 个月的后遗神经痛发生率方面，中西医结合治疗与

正规抗病毒治疗的效果比较差异无统计学意义（*RR* 0.17［0.02，1.30］）。

（八）GRADE 评价

我们利用 GRADE 临床证据的结果总结表呈现基于重要结局指标的证据质量。经过咨询临床专家、方法学专家以及组内研究人员共同评分，最后决定在本章节呈现中药整体证据质量和运用龙胆泻肝汤治疗的证据质量。

中药整体证据主要包括口服和外用中药，两者均包括了中西医结合疗法的研究，这更能反映目前临床治疗带状疱疹的实际情况。然而，对于运用龙胆泻肝汤治疗带状疱疹的研究中，未有研究符合我们选定的对照措施或结局指标，因此未能呈现龙胆泻肝汤的临床证据总结表，今后仍需要更多关于龙胆泻肝汤与抗病毒、镇痛药等西药的疗效对比研究。表 5-22 和表 5-23 分别呈现了口服中药联合西药以及外用中药联合西药治疗带状疱疹的结果概要表。

1. 口服中药联合西药（中西医结合）与抗病毒药联合镇痛药对比

4 项研究比较了中西医结合疗法（口服中药联合抗病毒药和镇痛药）与单用抗病毒药联合镇痛药治疗带状疱疹的疗效（S3，S16，S76，S81）。其中 3 项研究报道了符合结果总结表纳入的结局指标（S3，S16，S81）（表 5-22）。

从表 5-22 可见这一类研究的证据质量为“极低”或“低”。3 项研究均未报道疼痛缓解时间和脱痂时间。在 VAS 评分（治疗结束时）和后遗神经痛发生率方面，两组的结果比较差异无统计学意义。

表 5-22　GRADE：结果总结表（口服中药联合西药 vs. 抗病毒药联合镇痛药）

结局指标	患者数（研究数）	证据质量（GRADE）	相对效应（95% *CI*）	绝对效应	
				抗病毒药 + 镇痛药	口服中药 + 抗病毒药 + 镇痛药
VAS 评分（cm） 疗程：平均 12 天	60 （1 项随机对照试验）	⊕⊕○○ 低[1,2]	–	平均 2.78cm	较对照组 *MD* –0.57cm ［–1.44，0.3］
后遗神经痛发生率（皮损愈合后 3 个月） 疗程：7~42 天	78 （1 项随机对照试验）	⊕○○○ 极低[2,3]	*RR* 0.08 ［0.00，1.32］	研究人数	
				15/100	较对照组每 100 例减少 14 例 ［–15，5］

续表

结局指标	患者数（研究数）	证据质量（GRADE）	相对效应（95% *CI*）	绝对效应	
				抗病毒药+镇痛药	口服中药+抗病毒药+镇痛药
不良事件 疗程：平均3周	52 （1项随机对照试验）	无不良事件			
对应研究 VAS评分：S16 后遗神经痛发生率：S3 不良事件：S81					

注：干预组的危险度（95% *CI*）基于对照组假设的危险度以及干预组相对效应（95% *CI*）。

证据质量：⊕⊕⊕⊕为高质量，⊕⊕⊕○为中等质量，⊕⊕○○为低质量，⊕○○○为极低质量。

[1]未采用盲法导致高风险偏倚；[2]样本量不足限制了结果精确性；[3]缺少盲法以及不适当的随机序列产生和分配隐藏，导致高风险偏倚。

2. 外用中药联合西药（中西医结合）与抗病毒药联合镇痛药对比

2项研究比较了中西医结合疗法（外服中药联合抗病毒药和镇痛药）与单用抗病毒药联合镇痛药治疗带状疱疹的疗效（S80，S82）（表5-23）。该2项研究均报道了至少1个符合结果总结表纳入的结局指标，但未有研究报道脱痂时间和后遗神经痛发生率。

从表5-23可见，这一类研究的证据质量为“极低”或“低”。接受中西医结合治疗的患者VAS评分（治疗结束时）比接受抗病毒药联合镇痛药治疗的患者减少0.93cm。但在疼痛缓解时间方面，两组的结果比较差异无统计学意义。

表5-23　GRADE：结果总结表（外用中药联合西药 vs. 抗病毒药联合镇痛药）

结局指标	患者数（研究数）	证据质量（GRADE）	相对效应（95% *CI*）	预期绝对效应	
				抗病毒药+镇痛药（获益）	口服中药+抗病毒药+镇痛药（获益）
VAS评分（cm） 疗程：平均10天	80 （1项随机对照试验）	⊕⊕○○ 低[1,2]	–	平均2.15cm	较对照组 *MD* –0.93cm ［–1.12，–0.74］

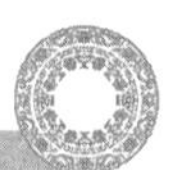

续表

结局指标	患者数（研究数）	证据质量（GRADE）	相对效应（95% *CI*）	预期绝对效应	
				抗病毒药＋镇痛药（获益）	口服中药＋抗病毒药＋镇痛药（获益）
疼痛缓解时间（天） 疗程：平均10天	161 （2项随机对照试验）	⊕○○○ 极低[1,2,3]	–	平均7.04天	较对照组 *MD* –2.63天 [–5.98，0.72]
不良事件 疗程：平均10天	80 （1项随机对照试验）	无不良事件			
对应研究 VAS评分：S80 疼痛缓解时间：S80，S82 不良事件：S80					

注：干预组的危险度（95% *CI*）基于对照组假设的危险度以及干预组相对效应（95% *CI*）。
证据质量：⊕⊕⊕⊕为高质量，⊕⊕⊕○为中等质量，⊕⊕○○为低质量，⊕○○○为极低质量。
[1] 未采用盲法导致高风险偏倚；[2] 样本量不足限制了结果精确性；[3] 置信区间无重叠。

（九）单个方剂的随机对照试验证据

在纳入的研究中，我们发现某些方剂在多个研究中均有运用，故针对使用单方的研究（不联合使用其他方剂）进行Meta分析。16项研究将龙胆泻肝汤作为干预组的单一方剂使用（S2，S5，S8，S12，S31~S34，S36~S39，S41，S43~S45）。当单用龙胆泻肝汤治疗时，Meta分析结果如下（以下结局指标均以治疗开始时间为测量起始点）（表5-24）。

（1）龙胆泻肝汤治疗组与西药组比较，达到疼痛缓解的时间减少3.07天（[–3.72，–2.43]，I^2=0%）。

（2）龙胆泻肝汤治疗组与西药组比较，皮损结痂时间减少1.91天（[–2.54，–1.28]，I^2=12%）。

（3）龙胆泻肝汤治疗组与西药组比较，脱痂时间减少4.11天（[–5.07，–3.15]，I^2=0%）。

（4）在皮损好转≥30%或以上和疼痛明显缓解方面，龙胆泻肝汤的有效率优于西药（*RR* 1.25 [1.13，1.38]，I^2=0%）。

(5)在止疱时间方面,龙胆泻肝汤与西药治疗的效果比较差异无统计学意义(*MD*–1.78 天[–4.33,0.77],I^2=97%)。

表 5-24　龙胆泻肝汤 vs. 西药

结局指标	研究数量	受试者人数	*MD*/*RR*[95% *CI*]	I^2 (%)	纳入研究
疼痛缓解时间	3	320	*MD* –3.07[–3.72,–2.43]*	0	S33,S34,S41
皮损结痂时间	3	320	*MD* –1.91[–2.54,–1.28]*	12	S33,S34,S41
止疱时间	2	284	*MD* –1.78[–4.33,0.77]	97	S33,S41
脱痂时间	3	320	*MD* –4.11[–5.07,–3.15]*	0	S33,S34,S41
有效率	2	320	*RR* 1.25[1.13,1.38]*	0	S31,S32

注:* 有统计学意义。

当中西医结合治疗(龙胆泻肝汤与西药联合运用)时,Meta 分析结果如下(表 5-25)(以治疗开始时间为测量起始点)。

(1)中西医结合治疗组与西药组比较,疼痛缓解时间减少 2.99 天([–3.98,–2.01],I^2=11%)。

(2)中西医结合治疗组与西药组比较,结痂时间缩短 2.52 天([–3.43,–1.61],I^2=79%)。

(3)中西医结合治疗组与西药组比较,止疱时间缩短 1.68 天([–2.61,–0.75],I^2=89%)。

表 5-25　中西医结合(龙胆泻肝汤 / 丸联合西药)vs. 西药

结局指标	研究数量	受试者人数	*MD*/*RR*[95% *CI*]	I^2 (%)	纳入研究
疼痛缓解时间	2	238	*MD* –2.99[–3.98,–2.01]*	11	S36,S12
皮损结痂时间	2	238	*MD* –2.52[–3.43,–1.61]*	79	S36,S12
止疱时间	2	238	*MD* –1.68[–2.61,–0.75]*	89	S36,S12
有效率	2	164	*RR* 1.56[0.86,2.36]	71	S38,S2

注:* 有统计学意义。

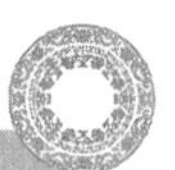

另外有 2 项研究运用加味小柴胡汤联合西药治疗带状疱疹(共包括 114 名受试者),Meta 分析结果提示:加味小柴胡汤联合西药在对于皮损好转 ≥30% 或以上和疼痛明显缓解方面,有效率优于西药(*RR* 1.78 [1.31, 2.42], I^2=0%)(S90, S108)。另外也有一些研究结果表明加味小柴胡汤能减轻带状疱疹疼痛和促进皮损愈合。

(十) 临床常用方剂的随机对照试验证据

许多研究使用了教科书和临床实践指南推荐的方剂(可参考第二章),包括龙胆泻肝汤、新癀片、三黄散和青黛散。但多数研究未将这些方剂作为单一方剂使用,更多的是与其他方剂联合使用。除龙胆泻肝汤外,未纳入单独使用其余 3 个单方的研究,故未能对单独使用这些方剂的疗效进行评价。龙胆泻肝汤的随机对照试验临床证据总结可见表 5-24 和表 5-25。

2 项研究中使用新癀片联合西药治疗带状疱疹(S64, S91)。与口服联合外用阿昔洛韦相比(以治疗开始为测量起始点),新癀片联合西药治疗可使疼痛缓解时间减少 3.14 天([-4.69, -1.59]),皮损结痂时间减少 2.49 天([-3.18, -1.80]),止疱时间减少 2.70 天([-3.09, 2.31])(S64)。与伐昔洛韦和氦氖激光治疗比较,新癀片联合西医治疗可使治疗结束时的 VAS 评分降低 1.70cm([-2.26, -1.14])(S91),该研究报道两组患者均未发生后遗神经痛。

四、中药治疗带状疱疹的临床证据——非随机对照试验

共纳入 6 项中药治疗带状疱疹的非随机对照试验(S46, S60, S131~S134)。受试者共计 934 人。1 项研究为三臂临床试验,有 2 个干预组和 1 个对照组(S60),其余研究均为双组平行双臂对照试验。2 项研究干预组单用中药治疗(S46, S131),其余 4 项研究采用中西医结合治疗(S60, S132~S134)。所有研究均在中国进行,其中 2 项研究在门诊部以及住院部进行(S46, S131),另外 2 项研究在门诊部进行(S60, S133),剩余 2 项研究未提及试验实施地点(S132, S134)。

各项研究受试者的病程长短不一,其中 4 项研究报道病程在 12 天以内(S60, S131~S133),1 项研究报道病程在 1~23 天之间(S46)。患者男性比女

性稍多(男性 499 人,女性 435 人),年龄从 18 岁(S132,S133)至 75 岁不等(S132,S134),平均年龄 51.56 岁。疗程在 7 天(S46,S60,S134)至 14 天(S46)之间,其中 1 项研究的疗程是直到脱痂为止(S133)。3 项研究对患者进行了随访,随访时间分别是治疗结束后的 7 天(S60),15 天(S133),3 个月(S131)。

所有研究均未将中医辨证分型作为纳入标准或辨证论治标准。2 项研究使用口服中药(S131,S132),3 项研究使用口服加外用中药(S46,S60,S133),1 项研究使用中药静脉注射(S134)。其中有明确方剂名或者中药名的包括龙胆泻肝汤(S46)、解毒通络活血汤(S132)、灭痛消疱汤(S133)、复方甘草酸苷片(S60)和生脉注射液(S134),各研究之间无重复使用的方剂。所有研究共涉及 45 种不同中药,最常用的是甘草、板蓝根、车前子、栀子、龙胆和延胡索(表 5-26)。

所有研究的对照措施均使用了抗病毒治疗,其中 3 项研究单独使用抗病毒治疗(S60,S133,S134);2 项研究使用抗病毒治疗联合镇痛药和维生素(S46,S132);1 项研究使用抗病毒治疗联合维生素(S131);2 项研究使用临床实践指南中推荐使用抗病毒药治疗剂量(S60,S133)。1 项研究使用氦氖激光照射作为两组的共同干预措施(S133)。2 项研究报道了脱痂时间,但仅给出均数,未提及标准差,因此数据无法进行再分析(S131,S134)。

表 5-26 非随机对照试验中常用中药汇总表

常用中药	基源	使用频次
甘草	*Glycyrrhiza spp.*	4
板蓝根	*Isatis indigotica* Fort.	3
车前子	*Plantago spp.*	3
焦栀子	*Gardenia jasminoides* Ellis	3
龙胆	Gentiana scabra Bge.	3
延胡索	*Corydalis yanhusuo* W. T. Wang	3
白芷	*Angelica dahurica spp.*	2
柴胡	*Bupleurum spp.*	2
大黄	*Rheum spp.*	2
茯苓	*Poria cocos* (Schw.) Wolf	2

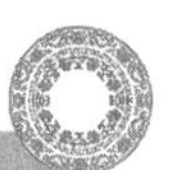

续表

常用中药	基源	使用频次
黄柏	*Phellodendron chinense* Schneid.	2
黄芩	*Scutellaria baicalensis* Georgi	2
姜黄	*Curcuma longa* L.	2
苦参	*Sophora flavescens* Ait.	2
牡丹皮	*Paeonia suffruticosa* Andr.	2
蒲公英	*Taraxacum spp.*	2
生地黄	*Rehmannia glutinosa* Libosch.	2
泽泻	*Alisma orientalis* (Sam.) Juzep.	2

注：因为部分研究报道了 2 个或 2 个以上的方剂，所以部分中药的使用频次可能大于研究数量。

2 项研究评价了口服、外用中药联合泛昔洛韦治疗带状疱疹的疗效(S60，S133)，均报道了皮损结痂时间、止疱时间和脱痂时间。其中，1 项研究未明确测量起始时间，则不纳入分析(S133)。另 1 项研究以治疗开始时间为测量起始点(S60)，该研究为三臂临床试验，2 个干预组均使用了中药，其数据可用于合并分析。结果提示：中西医结合治疗与单用泛昔洛韦比较，可缩短皮损结痂时间(*MD* –1.15 天[–2.14，–0.16])，缩短脱痂时间(*MD* –1.93 天[–2.92，–0.94])，减少疼痛缓解时间(*MD* –1.31 天[–2.41，–0.21])。在止疱时间方面，两者的疗效比较差异无统计学意义(*MD* 0.46 天[–0.99，0.07])。另外在治疗结束后 7 天评价后遗神经痛的发生率，两者的结果比较差异无统计学意义(*RR* 0.53 [0.28，1.00]，$P=0.05$)，由于后遗神经痛的定义一般至少在皮损愈合后 1 个月或以上，故该研究对后遗神经痛的定义并不严谨，故需谨慎解释研究结论。

1 项研究评价单用口服、外用中药与西药对比，结果提示：与阿昔洛韦、吲哚美辛、聚肌苷酸(一种免疫刺激剂)、维生素 C 和维生素 B_1 相比，口服、外用中药在皮损好转 ≥30% 或以上和疼痛明显缓解方面，疗效更佳(*RR* 1.11 [1.01，1.23])(S46)。

4 项研究报告了不良事件(总共包括干预组 304 人，对照组 298 人)(S60，S132~S134)，其中 1 项研究报告无不良事件发生(S132)。治疗组发生不良事件 37 例，包括恶心 12 例，胃肠道不适 8 例，腹泻 6 例，头晕 6 例，激光照射后出现红斑 3 例，身体不适和皮疹各 1 例。对照组发生了不良事件 20 例，最常见的不良事件是恶心 9 例，其次是头晕 4 例，胃肠道不适 4 例，腹泻 2 例和皮疹 1 例。

五、中药治疗带状疱疹的临床证据——无对照研究

中药治疗带状疱疹的无对照研究纳入了 54 项（S18~S30，S47~S52，S54~S56，S61~S63，S135~S163），包括 2 637 名受试者，所有研究均在中国进行。其中，7 项研究为病例个案报告（S23~S25，S29，S30，S135，S136），其余研究均为病例系列报告。纳入研究样本量为 1~146 人（S137），样本量中位数为 41 人。

13 项研究将中医辨证分型作为纳入标准或辨证论治标准（S18~S30）。最常见的证型是肝经郁热（6 项研究）（S20，S22，S23，S25~S27）。2 个或以上研究报道的证型包括气滞血瘀（4 项研究）（S19~S22），肝胆湿热（3 项研究）（S28~S30）和脾虚湿困（3 项研究）（S18，S20，S27）。

32 项研究采用纯中药治疗（S18，S21~S30，S48，S49，S56，S63，S135~S151），22 项研究为中西医结合治疗（S19，S20，S47，S50~S52，S54，S55，S61，S62，S152~S163）。30 项研究为纯口服中药（S18~S21，S23，S25~S30，S47，S50，S51，S136~S139，S144，S146，S147，S149，S150，S153~S155，S157~S160），9 项为口服联合外用中药（S22，S24，S48，S49，S52，S56，S135，S148，S162），1 项为口服联合静脉用中药（S55）。12 项研究为单用外用中药（S54，S62，S63，S140~S143，S145，S152，S156，S161，S163），另外 2 项研究为单用静脉用中药（S61，S151）。

最常报道的方剂是龙胆泻肝汤（15 项研究）（表 5-27）。2 个或以上研究报道的方剂包括除湿胃苓汤（4 项研究）和桃红四物汤（4 项研究）。最常报道的中药有：甘草、栀子、柴胡、黄芩和地黄（表 5-28）。

14 项研究（共包括 736 名受试者）报道了不良事件（S18，S22，S54，S55，S61，S140，S146，S151，S153，S154，S157，S158，S162，S163）。其中 4 项研究有不良事件发生（S61，S154，S158，S163），包括 5 例口服中药后轻度上腹部不适（S154），1 例口服中药后头晕恶心（S158），1 项研究采用中药静脉滴注（S61）后出现轻度水肿和高血压各 1 例，另 1 项研究外用中药后出现 3 例红斑、灼烧和脱屑（S163）。

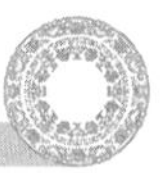

表 5-27　无对照研究中常用方剂汇总表

常用方剂	研究数量	组成
龙胆泻肝汤	15	龙胆，栀子，黄芩，木通，泽泻，车前子，生地黄，当归，甘草，柴胡
除湿胃苓汤	4	防风，苍术，白术，赤茯苓，陈皮，厚朴，猪苓，山栀，木通，泽泻，滑石，甘草，薄荷，桂枝
桃红四物汤	4	桃仁，红花，当归，熟地黄，芍药，川芎
六神丸	3	珍珠粉，犀牛黄，麝香，雄黄，蟾酥，冰片
血府逐瘀汤	3	桃仁，红花，当归，生地黄，枳壳，赤芍，柴胡，甘草，桔梗，川芎，牛膝
柴胡疏肝散	2	柴胡，陈皮，川芎，赤芍，枳壳，香附，炙甘草
二味拔毒散	2	白矾，明雄黄
复方雄黄酊	2	雄黄，白芷，冰片（S63）
季德胜蛇药片	2	七叶一枝花，蟾蜍皮，蜈蚣，地锦草（S62）
双黄连粉针	2	不详
云南白药胶囊	2	不详

注：方药组成参考《中医方剂大辞典》，如果方剂未包含在《中医方剂大辞典》中，则参考文献中提供的信息。

表 5-28　无对照研究中常用中药汇总表

常用中药	基源	研究数量
甘草	*Glycyrrhiza spp.*	30
栀子	*Gardenia jasminoides* Ellis	26
柴胡	*Bupleurum spp.*	25
黄芩	*Scutellaria baicalensis* Georgi	24
生地黄	*Rehmannia glutinosa* Libosch.	24
龙胆	*Gentiana scabra* Bge.	20
延胡索	*Corydalis yanhusuo* W. T. Wang	18
当归	*Angelica sinensis*（Oliv.）Diels	18
赤芍	*Paeonia spp.*	16
泽泻	*Alisma orientalis*（Sam.）Juzep.	15
车前子	*Plantago spp.*	14

续表

常用中药	基源	研究数量
连翘	*Forsythia suspensa*(Thunb.) Vahl	13
板蓝根	*Isatis indigotica* Fort.	12
金银花	*Lonicera japonica* Thunb.	12
牡丹皮	*Paeonia suffruticosa* Andr.	10
黄连	*Coptis spp.*	10
大黄	*Rheum spp.*	9
川芎	*Ligusticum chuangxiong* Hort.	9
木通	*Akebia spp.*	9
川楝子	*Melia toosendan* Sieb. et Zucc.	8

注:因为部分研究报道了 2 个或以上的方剂,所以部分中药的使用频次可能大于研究数量。

六、中药治疗带状疱疹的临床研究证据汇总

通过对中医药治疗带状疱疹临床研究证据的评价,发现中医药治疗在方药、给药途径和结局指标多方面均表现出了多样性。其中,多数研究使用了口服中药。纳入的临床研究疗程均不长,这与急性期带状疱疹的病程较一致。研究采用的中医辨证分型或辨证论治,与当代中医教科书和临床实践指南基本一致。最常报道的证型包括肝经郁热、肝胆湿热和气滞血瘀,最常用的方剂是龙胆泻肝汤。

Meta 分析提示临床疗效较好的为口服中药、外用中药以及口服联合外用中药治疗。口服中药可能降低后遗神经痛的发生率,由于目前西医暂无特效方法可预防后遗神经痛的发生,而且有报道提示阿昔洛韦对后遗神经痛的发生率无影响[3],因此该结果无疑是一个重要发现。其余阳性结果可见于单用龙胆泻肝汤对皮损指标和有效率均有改善,龙肝胆汤联合西药可改善皮损和疼痛指标,以及加味小柴胡汤加减可提高有效率,新癀片联合西医治疗对疼痛和皮损指标均有优势。

阳性结果临床研究分析可能起主要作用的中药有:柴胡、甘草、生地黄、

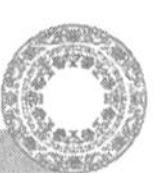

龙胆(口服),以及冰片(外用)。临床医师在为带状疱疹患者临证处方时可参考上述研究结果。中药在安全性方面较为可靠,相关研究报道的副作用较少。

上述提及的大部分阳性结果来自皮损指标(以治疗开始时间为测量起始点)。纳入的研究中受试者病程为 1~27 天,对皮损或疼痛改善的时间测量的准确性造成一定的影响,因为基于这些结局指标的结论的可靠性仍有待进一步验证。目前临床治疗常规是在皮疹发作 72 小时内开始抗病毒治疗[4],但也与患者是否及时就诊有关。在纳入的 103 项随机对照试验研究中,仅有 4 项研究报道了患者的病程在 3 天以内,这进一步削弱了研究结果的可靠性。这提示在临床试验设计时应充分参考临床诊疗指南的推荐意见,以确保合理的疗效评价。由于带状疱疹是一种自限性疾病,急性期病程相对较短,因此明确时间指标的测量起始点尤为重要。许多研究因为未报道结局指标的测量起始点而未被纳入分析。在今后的研究里,报道此类细节是非常必要的,能够更准确地解释中医药的疗效和提高结论的可靠性。

许多研究使用的抗病毒药治疗剂量低于目前国际指南推荐的剂量(阿昔洛韦,800mg,每日 5 次;伐昔洛韦,1 000mg,每日 3 次)[5-6],这将影响对研究结果的解释,因为西药对照组存在亚阈值临床效应。此外,大部分研究的对照措施使用指南推荐药物与其他药物联合治疗(例如外用抗病毒药膏、口服甲钴胺或者维生素 B 族),然而关于这些药物疗效的临床证据尚不明确,或未有足够的证据支持其对带状疱疹治疗有效。例如,许多研究使用口服和外用阿昔洛韦,然而指南并不推荐外用阿昔洛韦,因为临床证据表明其对带状疱疹治疗无效[5]。另外许多研究还将抗病毒治疗与维生素 B_1 或维生素 B_{12}(或甲钴胺)联合应用,虽然国内常用维生素 B_1 和维生素 B_{12} 辅助神经修复[7-8],但尚未有临床证据评估其对带状疱疹的疗效。

中医药治疗带状疱疹的最佳证据来自对照组抗病毒药物使用指南推荐剂量的研究中,但该类研究的数量相对较少。结果提示在减少疼痛缓解时间、皮损结痂时间、止疱时间、脱痂时间,降低后遗神经痛发生率(治疗后 4 周 ~ 40 天发生的后遗神经痛),以及临床有效率方面,中西医结合治疗(口服中药联合西药)的疗效更佳。然而,所有纳入的研究均未对生活质量的指标进行测量与评价。众所周知，带状疱疹常给患者带来明显的精神和生活负担，故今后的临床研究应尽可能纳入对患者生活质量的评价。

参 考 文 献

[1] KONGKAEW C, CHAIYAKUNAPRUK N. Efficacy of Clinacanthus nutans extracts in patients with herpes infection: Systematic review and meta-analysis of randomised clinical trials [J]. Complementary Therapies in Medicine, 2011, 19 (1): 47-53.

[2] 徐蕾 . 活血化瘀法治疗带状疱疹随机对照试验的系统评价 [D]. 成都 : 成都中医药大学 , 2009.

[3] CHEN N, LI Q, YANG J, et al. Antiviral treatment for preventing postherpetic neuralgia [J]. Cochrane Database of Systematic Reviews, 2014 (2).

[4] DUBINSKY R M, KABBANI H, EL-CHAMI Z, et al. Practice parameter: treatment of postherpetic neuralgia: an evidence-based report of the Quality Standards Subcommittee of the American Academy of Neurology [J]. Neurology, 2004, 63 (6): 959-965.

[5] DWORKIN R H, JOHNSON R W, BREUER J, et al. Recommendations for the management of herpes zoster [J]. Clin Infect Dis, 2007, 44 (Suppl 1): S1-S26.

[6] GROSS G, SCHÖFER H, WASSILEW S, et al. Herpes zoster guideline of the German Dermatology Society (DDG)[J]. Journal of Clinical Virology, 2003, 26 (3): 277-289.

[7] 陈前明 , 吴波 , 蒋存火 . 口服及肌注维生素 B_{12} 和维生素 B_1 对治疗带状疱疹疼痛的疗效比较 [J]. 现代临床医学 , 2006, 32 (3): 195.

[8] 张红星 , 黄国付 , 杨敏 . 中西医结合治疗带状疱疹的临床研究进展 [J]. 中国组织工程研究与临床康复 , 2007, 11 (29): 5810-5813.

第六章　带状疱疹常用中药的药理研究

导语：现代实验研究对许多临床研究常用的中药进行了疗效机制的探索。第五章已对中药治疗带状疱疹的临床疗效和安全性进行了评价，并对中药进行了频数分析，本章拟对使用频次最高的 11 种中药的药理作用进行实验研究证据汇总，以探究其对带状疱疹可能的作用机制。纳入的实验研究结果表明，中药主要通过抗病毒和抗炎机制发挥作用，这在带状疱疹的治疗中尤为关键。

一、甘草

甘草包括三萜皂苷、类黄酮和香豆素衍生物[1]。甘草及其化合物常用于包括带状疱疹在内的多种皮肤病的治疗，动物和细胞实验研究提示其有抗病毒和止痛的作用。

甘草可降低急性期带状疱疹患者外周血 $CD8^+$ T 细胞中 $HLA\text{-}DR^+$ 的表达，这通常与疼痛的减轻有关[2]。该文献作者认为 HLA-DR+ 表达的降低可能反映了甘草的抗炎作用。另外，该研究结果表明甘草具有抗病毒活性，因为 $CD8^+$ T 细胞有助于控制急性期水痘 - 带状疱疹病毒的复制[3]。

当带状疱疹病毒感染的人类胚胎成纤维细胞（human embryonic fibroblast，HEF）经过预处理并用甘草酸（glycyrrhizin，GL，甘草中的核心成分）处理后，结果显示甘草酸可抑制带状疱疹病毒的复制[4]。当感染后 16 小时加入甘草酸时，也可抑制病毒的传播。该文献作者认为甘草酸的作用机制可能是抑制带状疱疹病毒颗粒的渗透、脱壳或释放。

有研究利用水痘儿童患者的疱液在 Vero 细胞上培养水痘 - 带状疱疹病毒以验证甘草酸的抗病毒活性[5]。研究表明：甘草酸的抗病毒活性（平均病毒滴度对数）低于阿昔洛韦和干扰素的抗病毒活性，但该文献作者认为这可能是因为使用的是甘草粉提取物而不是单纯的甘草酸。甘草酸可通过诱导细胞凋亡，从而抑制背侧或脑神经节中潜在的带状疱疹病毒活性。在 BALB/c 小鼠中，体外成熟的脾和胸腺淋巴细胞可诱导凋亡细胞死亡[6]。

甘草也有一定的止痛作用。在炎症大鼠模型中，甘草次酸（glycyrrhetinic acid，GA）、亚油 -11，13（18）- 内酯 -3β、30-O- 二邻苯二甲酸酯（化合物 5）可剂量依赖地抑制辣椒素诱导的退缩行为[7]。化合物 5 还可抑制福尔马林试验后期的疼痛行为（退缩），并可抑制速激肽诱导的中国仓鼠卵巢细胞（Chinese hamster ovary cells，CHO）-K1 表达的速激肽受体（疼痛感知的神经递质）数量的增加。

二、黄芩

黄芩中含有黄酮、黄酮苷、查耳酮等多种化合物[1]。实验研究表明，黄芩具有抗炎和免疫调节作用。黄芩苷（类黄酮）可抑制白细胞介素（interleukin，IL）-6 活性，可剂量依赖性地促进 $CD4^{+}CD25^{-}$ 小鼠 T 细胞中 $Foxp3^{+}$ 的表达，并促进 T 细胞的分化和调节[8]。T 细胞调控已被确定为免疫系统稳态的关键机制。

研究显示：黄芩素可以减少一氧化氮（nitric oxide，NO）的产生（由吞噬细胞产生，作为免疫应答的一部分）和脂多糖（lipopolysaccharide，LPS）诱导的小鼠胶质细胞凋亡[9]。在同一研究中发现，黄芩素可抑制 LPS 诱导的小鼠胶质 BV-2 细胞中 NF-κB 活性。2 种类黄酮，黄芩素和汉黄芩素可浓度依赖性地抑制 LPS 诱导的小鼠 RAW 264.7 巨噬细胞中 NO 产生。但作用时间短，仅发生在 LPS 刺激 RAW 264.7 细胞后不久将黄芩素和汉黄芩素加入时[9]。与黄芩素相比，汉黄芩素的作用更强。2 种化合物都能抑制诱导型一氧化氮合酶（inducible nitric oxide synthase，iNOS）的产生[10]。

三、柴胡

柴胡主要含三萜皂苷和挥发性油[1]。D- 柠檬烯是许多中药包括柴胡中

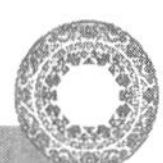

常见的化合物，有关柴胡的大部分研究均集中在 D- 柠檬烯方面，其免疫调节作用已被证实。D- 柠檬烯及其代谢物苎烯 -1,2- 二醇和紫苏酸（人体中主要的循环代谢产物）可抑制 $CD3^+$ $CD4^+$ T 细胞中 γ 干扰素（interferon-γ，IFN-γ）、IL-2、IL-4、IL-13 和肿瘤坏死因子 -α（tumor necrosis factor，TNF-α），以及 $CD3^+$ $CD8^+$ T 细胞中 IFN-γ、IL-2 和 TNF-α 的产生[11]。

在 LPS 刺激的小鼠巨噬细胞 RAW 264.7 细胞中也观察到类似的结果。D- 柠檬烯可剂量依赖性地降低 IL-1β、IL-6 和 TNF-α 的表达[12]。在同一研究中发现，D- 柠檬烯还可抑制 NO 和前列腺素（prostaglandin，PG）E_2 的产生，并且可剂量依赖性地降低 iNOS 和环氧合酶 -2（cyclooxygenase-2，COX-2）蛋白的表达。

紫苏酸可抑制人促分裂原活化 T 细胞和外周血单个核细胞（peripheral blood mononuclear cell，PBMC）中 IL-2 和 IL-10 的产生，并且可剂量依赖性地降低磷酸化的丝裂原活化蛋白激酶（mitogen-activated protein kinase，MAPK）的水平[13]。柠檬烯还具有免疫调节作用[14]，在 BALB/c 小鼠中 D- 柠檬烯和紫苏酸可增加白细胞、骨髓细胞、脾脏斑块形成细胞和循环抗体的计数。

四、龙胆

龙胆的主要成分是萜苷类[1]。环烯醚萜苷和裂环烯醚萜苷可能是龙胆中主要的抗炎成分。许多萜苷类化合物可抑制 LPS 诱导的小鼠巨噬细胞 RAW264 细胞中 IL-6 和 NO 的产生，这些均是免疫应答的介质[15]；生物测定时发现其对 TNF-α 也有一定的抑制作用。

在 LPS 刺激的野生小鼠骨髓来源树突状细胞（bone marrow-derived dendritic cells，BMDCs）中，对环烯醚萜苷和裂环烯醚萜苷进行抗炎活性的检测，结果显示其可显著抑制 IL-6、IL-12p40 和 TNF-α 的产生[16]。

五、生地黄

地黄主要含 4 类化学成分：环烯醚萜类和环烯醚萜苷、糖类、有机酸和氨基酸[1]。一项研究表明：地黄具有免疫调节作用，地黄多糖（rehmannia glutinosa polysaccharides，RGP）可通过促进小鼠脾脏中B细胞和T细胞增殖，进而增强细胞和体液免疫[17]。当LPS作用于B细胞和植物血凝素（phytohemagglutinin，PHA）作用于T细胞时，RGP的作用显著增强，表明RGP与其他有丝分裂原具有协同作用。在同一研究中发现，RGP也有上调T细胞中IL-2和IFN-γ表达的作用。

六、栀子

栀子的抗炎作用已得到了广泛的研究。栀子中的多种成分均有抗炎和免疫调节的作用，这在一定程度上解释了其在带状疱疹急性期治疗的作用机制。其中，京尼平和栀子苷都是许多实验研究的核心成分。京尼平是一种环烯醚萜类化合物，可抑制LPS诱导的NO释放，减少LPS诱导的TNF-α、IL-1β、PGE_2和细胞内活性氧（reactive oxygen species，ROS）的产生，以及降低大鼠脑小胶质细胞中NF-κB的活性[18]。

在同一研究中，京尼平可减少神经性疼痛模型小鼠小胶质细胞的活化。京尼平可浓度依赖性地降低NO释放和iNOS表达，并且抑制LPS刺激的RAW 264.7细胞中NF-κB的活性[19]。Koo等人[19]也发现，局部外用京尼平可缓解巴豆油引起的小鼠耳部水肿。在后来的研究中也发现了类似的作用，京尼平较栀子苷可显著抑制角叉菜胶诱导的大鼠爪部水肿[20]。该文献作者认为，京尼平在急性炎症中的作用机制可能是阻断COX-2的表达。同一研究还发现，在角叉菜胶引起的急性气囊炎模型中，京尼平作用强度与地塞米松相似，均可减少渗出和亚硝酸盐的含量，其作用机制可能是抑制NO生成和COX-2表达。虽然Koo等人[20]发现栀子苷的作用不及京尼平，但栀子苷也可抑制LPS刺激的小鼠RAW 264.7巨噬细胞和腹膜巨噬细胞中的NO、PGE_2、TNF-α和IL-6的表达[21]。与LPS相比，栀子苷可下调mRNA、iNOS和COX-2表达。栀子的6种主要成分在人类T细胞中均表现出对IL-2的抑制作用，这包括：栀子苷、京尼平龙胆双糖苷、6α-羟基栀子苷、6β-羟基栀子苷、龙船花苷和山栀苷[22]。

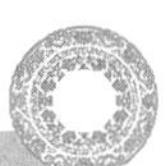

七、当归

当归的组成成分除氨基酸、糖和甾醇外，还含有许多挥发性油[1]，有抗炎和免疫调节的作用。一项研究观察了当归的4种水溶性成分（当归多糖、当归低聚糖、当归蔗糖和当归总氨基酸）对雌性ICR小鼠（Institute for Cancer Research mice）巨噬细胞中细胞增殖的影响[23]。结果显示：4种成分均可剂量依赖性地促进细胞增殖，其中当归多糖的效果尤甚。与LPS相比，4种高浓度当归水溶性成分均可增加吞噬溶酶体活性和H_2O_2的产生。

Yang等人[24]对当归多糖的作用进行了研究。在BALB/c小鼠中，当归多糖可促进总脾细胞群、巨噬细胞耗竭的细胞群、腹膜巨噬细胞和巨噬细胞/B细胞耗竭的细胞群的细胞增殖。当归多糖可剂量依赖性地增加总脾细胞中IL-2和IFN-γ的含量，其中IL-2的浓度随时间递增，IFN-γ的浓度在12小时后达到峰值并持续维持高浓度。

在感染新城鸡瘟的鸡体内，3种硒酸化的当归多糖可促进淋巴细胞增殖、增加血清抗体滴度以及IFN-γ和IL-6的产生[25]。酸性当归多糖可通过调节iNOS的表达剂量依赖性地增加体外小鼠腹膜巨噬细胞中的溶酶体酶活性、溶酶体活性和NO的产生[26]。研究还报道巨噬细胞产生的TNF-α有所增加。

除了多糖外，当归中的其他成分也存在潜在的疗效。正丁亚基邻苯二甲酰胺可增加LPS刺激的小鼠树突状细胞（dendritic cells，DCs；特别是DC2.4细胞）的内吞作用，降低IL-6和TNF-α产生，抑制主要组织相容性复合体（major histocompatibility complex，MHC）Ⅱ类分子、CD86和CD40表达，以及降低DCs的抗原呈递作用[27]。藁本内酯可抑制LPS诱导的小鼠RAW267.7细胞中NO、PGE_2和TNF-α的产生，以及iNOS和mRNA的表达，这可能提示藁本内酯通过转录调控NO的产生[28]。此外，经藁本内酯预处理的细胞可显著抑制NF-κB p65表达和降低c-Jun的核水平（指示激活蛋白1的转录），这提示藁本内酯可能通过抑制NF-κB和AP-1通路发挥其作用。

八、泽泻

现有研究表明，泽泻具有免疫调节和抗炎作用。泽泻醇和泽泻醇B单乙酸酯2种主要成分可剂量依赖性地抑制LPS和IFN-γ刺激的RAW 264.7细胞中NO产生，并降低iNOS mRNA水平[29]。

泽泻醇B单乙酸酯可诱导细胞凋亡，降低A7r5大鼠主动脉平滑肌细胞和人CEM淋巴细胞线粒体细胞膜电位[30]。泽泻中一些顺式萜烯和三萜烯成分可抑制LPS刺激的小鼠巨噬细胞中NO产生，泽泻醇和泽泻醇F可抑制iNOS的表达[31]。

九、板蓝根

板蓝根含有生物碱、氨基酸和糖苷等成分[1]。实验研究结果表明，板蓝根可增强细胞和体液免疫。板蓝根中的一些成分可以保护Vero细胞免受单纯疱疹病毒1型（HSV-1）病毒的感染[32]。板蓝根的甲醇提取物在LPS刺激的RAW 264.7鼠巨噬细胞中可剂量依赖性地抑制NO和PGE_2的产生，减少iNOS和COX-2蛋白的表达；可缓解12-氧十四烷酰佛波醇-13-乙酸酯（12-O-tetradecanoylphorbol-13-acetate，TPA）诱导的小鼠耳部炎症水肿[33]；可减少促炎细胞因子TNF-α和IL-6的产生；在LPS刺激后30分钟内，可抑制蛋白质Iκ-B（可使NF-κB转录因子失活）的降解。

进一步研究证实板蓝根提取物可抑制NO产生，但其作用程度随体外条件的变化而不同[34]。BALB/c小鼠腹腔注射制备的鸡红细胞溶液后，板蓝根的多糖提取物可增强其细胞吞噬作用和血清溶血素的产生（通过破坏细胞膜导致红细胞裂解）[35]；可剂量依赖性地促进淋巴细胞增殖以及IL-2和IFN-γ的表达。

十、车前子

车前子含有环烯醚萜烯酮、苯丙烷糖苷、有机酸和其他成分如β-谷甾

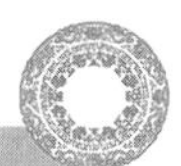

醇[1]，具有抗病毒和免疫调节作用。研究发现，车前子的热水提取物对单纯疱疹病毒2型（HSV-2）病毒的抗病毒活性较弱[36]；低剂量的车前子可增加PBMC的增殖，但大剂量（≥ 50μg/ml）时却表现出抑制作用；其对IFN-γ的抑制也随剂量的改变而发生变化。

车前子的种子提取物可增加$CD11c^+$ DCs MHC Ⅱ类分子的表达，增强丝裂霉素C处理的DCs促进同种异体T细胞增殖的能力，以及促进DCs抗原呈递能力[37]。研究表明，车前子提取物植物苷对蚕豆α-甘露糖苷酶活性具有抑制作用，但有待进一步研究[38]。植物苷可剂量依赖性地降低BALB/c小鼠的脾细胞中抗羊血红细胞（sheep red blood cell，SRBC）的抗原形成能力，并抑制由伴刀豆球蛋白A（concanavalin A，ConA）引起的T细胞增殖，但对由PHA或LPS引起的T细胞增殖无抑制作用。

十一、延胡索

延胡索中含有多种生物碱[1]，具有抗炎和止痛的作用。其中，单用脱氢丝氨酸或联合LPS均可降低RAW 246.7细胞活力，但对初级巨噬细胞的作用较弱[39]。在同一研究中，单用脱氢丝氨酸可抑制线粒体膜电位的升高，且可抑制体外LPS刺激的RAW 264.7巨噬细胞中IL-1β和IL-6的增加，以及体内IL-6的增加。

脱氢鼠尾草素可剂量依赖性地对急性疼痛模型CD1小鼠产生止痛作用，并且在μ阿片样受体上表现出微量的活性，其不被纳洛酮拮抗[40]。此外，脱氢菊酯可减少福尔马林试验后小鼠舔患肢的时间，提示其有急性镇痛作用。对脾巨噬细胞和DCs用小檗碱预处理，其IL-12的产生呈剂量依赖性增加，即使用LPS或热灭活的单核细胞增多性李斯特菌（heat-killed *Listeria monocytogenes*，HKL）刺激，IL-12的产生仍持续增加[41]。该研究发现IL-12的mRNA水平升高，提示其转录水平发生变化。

四氢巴马汀（dl-tetrahydropalmatine，dl-THP）有镇痛作用，可剂量依赖性减轻乙酸诱导的小鼠扭体，其血浆浓度也相应增加[42]。四氢巴马汀可剂量依赖性地抑制LPS诱导的人单核细胞系（THP-1）中IL-8的产生，并抑制细胞外信号调节激酶，从而阻断 MAPK 磷酸化[43]。

十二、中药复方的实验研究

中药复方的实验研究更具挑战性。在单味中药的实验研究中，其药理活性和化学成分较为单一，易于分析。但在中药复方的实验研究中，其药理作用很难简单归因为所有中药的协同作用。一项研究评估了龙胆泻肝汤在小鼠体内的作用[44]。结果显示，小鼠龙胆泻肝汤灌胃后 3~6 小时，可促进巨噬细胞的吞噬作用，并可剂量依赖地增强淋巴细胞的转化。

十三、常用中药的药理作用总结

实验研究表明，带状疱疹治疗的常用中药均可抑制 NO 和 iNOS 的产生，并减少促炎细胞因子的产生。许多临床试验中常用的中药也具有镇痛、抗炎和免疫调节的作用。

参 考 文 献

[1] BENSKY D, CLAVEY S, STÖGER E. Chinese herbal medicine: materia medica (Portable 3rd Ed)[M]. Seattle, US: Eastland Press, 2004.

[2] AIKAWA Y, YOSHIIKE T, OGAWA H. Effect of glycyrrhizin on pain and HLA-DR antigen expression on CD8-positive cells in peripheral blood of herpes zoster patients in comparison with other antiviral agents [J]. Skin Pharmacology and Physiology, 1990, 3 (4): 268-271.

[3] STEAIN M, SUTHERLAND J P, RODRIGUEZ M, et al. Analysis of T cell responses during active varicella-zoster virus reactivation in human ganglia [J]. Journal of Virology, 2014, 88 (5): 2704-2716.

[4] BABA M, SHIGETA S. Antiviral activity of glycyrrhizin against varicella-zoster virus in vitro [J]. Antiviral Research, 1987, 7 (2): 99-107.

[5] SHEBL R I, AMIN M A, EMAD-ELDIN A, et al. Antiviral activity of liquorice powder extract against varicella zoster virus isolated from Egyptian patients [J]. Chang Gung Medical Journal, 2012, 35 (3): 231-239.

[6] OH C, KIM Y, EUN J, et al. Induction of T lymphocyte apoptosis by treatment with glycyrrhizin [J]. The American Journal of Chinese Medicine, 1999, 27 (2): 217-226.

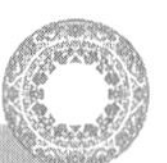

[7] AKASAKA Y, SAKAI A, TAKASU K, et al. Suppressive effects of glycyrrhetinic acid derivatives on tachykinin receptor activation and hyperalgesia [J]. Journal of Pharmacological Sciences, 2011, 117 (3): 180-188.

[8] YANG J, YANG X, LI M. Baicalin, a natural compound, promotes regulatory T cell differentiation [J]. BMC Complementary and Alternative Medicine, 2012, 12 (1): 64.

[9] SUK K, LEE H, KANG S S, et al. Flavonoid baicalein attenuates activation-induced cell death of brain microglia [J]. Journal of Pharmacology and Experimental Therapeutics, 2003, 305 (2): 638-645.

[10] WAKABAYASHI I. Inhibitory effects of baicalein and wogonin on lipopolysaccharide-induced nitric oxide production in macrophages [J]. Pharmacology & Toxicology, 1999, 84 (6): 288-291.

[11] LAPPAS C M, LAPPAS N T. d-Limonene modulates T lymphocyte activity and viability [J]. Cellular Immunology, 2012, 279 (1): 30-41.

[12] YOON W, LEE N H, HYUN C. Limonene suppresses lipopolysaccharide-induced production of nitric oxide, prostaglandin E2, and pro-inflammatory cytokines in RAW 264. 7 macrophages [J]. Journal of Oleo Science, 2010, 59 (8): 415-421.

[13] SCHULZ S, REINHOLD D, SCHMIDT H, et al. Perillic acid inhibits ras/MAPkinase-driven IL-2 production in human T lymphocytes [J]. Biochemical and Biophysical Research Communications, 1997, 241 (3): 720-725.

[14] RAPHAEL T J, KUTTAN G. Immunomodulatory Activity of Naturally Occurring Monoterpenes Carvone, Limonene, and Perillic Acid [J]. Immunopharmacology and Immunotoxicology, 2003, 25 (2): 285-294.

[15] HE Y, ZHU S, GE Y, et al. The anti-inflammatory secoiridoid glycosides from Gentianae Scabrae Radix: the root and rhizome of Gentiana scabra [J]. Journal of Natural Medicines, 2015, 69 (3): 303-312.

[16] LI W, ZHOU W, KIM S, et al. Three new secoiridoid glycosides from the rhizomes and roots of Gentiana scabraand their anti-inflammatory activities [J]. Natural Product Research, 2015, 29 (20): 1920-1927.

[17] HUANG Y, JIANG C, HU Y, et al. Immunoenhancement effect of rehmannia glutinosa polysaccharide on lymphocyte proliferation and dendritic cell [J]. Carbohydrate Polymers, 2013, 96 (2): 516-521.

[18] NAM K N, CHOI Y, JUNG H, et al. Genipin inhibits the inflammatory response of rat brain microglial cells [J]. International Immunopharmacology, 2010, 10 (4): 493-499.

[19] KOO H, SONG Y S, KIM H, et al. Antiinflammatory effects of genipin, an active principle of gardenia [J]. European Journal of Pharmacology, 2004, 495 (2-3): 201-208.

[20] KOO H, LIM K, JUNG H, et al. Anti-inflammatory evaluation of gardenia extract, geniposide and genipin [J]. Journal of Ethnopharmacology, 2006, 103 (3): 496-500.

[21] SHI Q, CAO J, FANG L, et al. Geniposide suppresses LPS-induced nitric oxide, PGE2 and inflammatory cytokine by downregulating NF-κB, MAPK and AP-1 signaling pathways in macrophages [J]. International Immunopharmacology, 2014, 20 (2): 298-306.

[22] CHANG W, WANG H, SHI L, et al. Immunosuppressive iridoids from the fruits of Gardenia jasminoides [J]. Journal of Natural Products, 2005, 68 (11): 1683-1685.

[23] CHEN Y, DUAN J, QIAN D, et al. Assessment and comparison of immunoregulatory activity of four hydrosoluble fractions of Angelica sinensis in vitro on the peritoneal macrophages in ICR mice [J]. International Immunopharmacology, 2010, 10 (4): 422-430.

[24] YANG T, JIA M, MENG J, et al. Immunomodulatory activity of polysaccharide isolated from Angelica sinensis [J]. International Journal of Biological Macromolecules, 2006, 39 (4-5): 179-184.

[25] QIN T, CHEN J, WANG D, et al. Selenylation modification can enhance immune-enhancing activity of Chinese angelica polysaccharide [J]. Carbohydrate Polymers, 2013, 95 (1): 183-187.

[26] YANG X, ZHAO Y, WANG H, et al. Macrophage activation by an acidic polysaccharide isolated from Angelica Sinensis (Oliv.) Diels [J]. BMB Reports, 2007, 40 (5): 636-643.

[27] FU R, HRAN H, CHU C, et al. Lipopolysaccharide-stimulated activation of murine DC2.4 cells is attenuated by n-butylidenephthalide through suppression of the NF-κB pathway [J]. Biotechnology Letters, 2011, 33 (5): 903-910.

[28] SU Y, CHIOU W, CHAO S, et al. Ligustilide prevents LPS-induced iNOS expression in RAW 264. 7 macrophages by preventing ROS production and down-regulating the MAPK, NF-κB and AP-1 signaling pathways [J]. International Immunopharmacology, 2011, 11 (9): 1166-1172.

[29] KIM N, KANG T, PAE H, et al. In vitro inducible nitric oxide synthesis inhibitors from Alismatis Rhizoma. [J]. Biological and Pharmaceutical Bulletin, 1999, 22 (10): 1147-1149.

[30] CHEN H, HSU M, CHIEN C, et al. Effect of alisol B acetate, a plant triterpene, on apoptosis in vascular smooth muscle cells and lymphocytes [J]. European Journal of Pharmacology, 2001, 419 (2-3): 127-138.

[31] MATSUDA H, KAGEURA T, TOGUCHIDA I, et al. Effects of sesquiterpenes and triterpenes from the rhizome of Alisma orientale on nitric oxide production in lipopolysaccharide-activated macrophages: absolute stereostructures of alismaketones-B 23-acetate and -C 23-acetate [J]. Bioorganic & Medicinal Chemistry Letters, 1999, 9 (21): 3081-3086.

[32] HE L, LIU H, CHEN Y, et al. Total synthesis and anti-viral activities of an extract of Radix isatidis [J]. Molecules, 2014, 19 (12): 20906-20912.

[33] SHIN E K, KIM D H, LIM H, et al. The anti-jnflammatory effects of a methanolic extract from Radix Isatidis in murine macrophages and mice [J]. Inflammation, 2010, 33 (2): 110-118.

[34] XIAO P, HUANG H, CHEN J, et al. In vitro antioxidant and anti-inflammatory activities of Radix Isatidis extract and bioaccessibility of six bioactive compounds after simulated gastro-intestinal digestion [J]. Journal of Ethnopharmacology, 2014, 157: 55-61.

[35] ZHAO Y, WANG J, SHAN L, et al. Effect of Radix Isatidis polysaccharides on immunological function and expression of immune related cytokines in mice [J]. Chinese Journal of Integrative Medicine, 2008, 14 (3): 207-211.

[36] CHIANG L, CHIANG W, CHANG M, et al. In vitro cytotoxic, antiviral and immunomodulatory effects of Plantago major and Plantago asiatica [J]. The American Journal of Chinese Medicine, 2003, 31 (2): 225-234.

[37] HUANG D, XIE M, YIN J, et al. Immunomodulatory activity of the seeds of Plantago asiatica L. [J]. Journal of Ethnopharmacology, 2009, 124 (3): 493-498.

[38] YAMADA H, NAGAI T, TAKEMOTO N, et al. Plantagoside, a novel α-mannosidase inhibitor isolated from the seeds of Plantago asiatica, suppresses immune response [J]. Biochemical and Biophysical Research Communications, 1989, 165 (3): 1292-1298.

[39] ISHIGURO K, ANDO T, MAEDA O, et al. Dehydrocorydaline inhibits elevated mitochondrial membrane potential in lipopolysaccharide-stimulated macrophages [J]. International Immunopharmacology, 2011, 11 (9): 1362-1367.

[40] ZHANG Y, WANG C, WANG L, et al. A novel analgesic isolated from a traditional Chinese medicine [J]. Current Biology, 2014, 24 (2): 117-123.

[41] KIM T S, KANG B Y, CHO D, et al. Induction of interleukin-12 production in mouse macrophages by berberine, a benzodioxoloquinolizine alkaloid, deviates CD4+ T cells from a Th2 to a Th1 response [J]. Immunology, 2003, 109 (3): 407-414.

[42] LIAO Z, LIANG X, ZHU J, et al. Correlation between synergistic action of Radix Angelica dahurica extracts on analgesic effects of Corydalis alkaloid and plasma concentration of dl-THP [J]. Journal of Ethnopharmacology, 2010, 129 (1): 115-120.

[43] OH Y, CHOI J, LEE Y, et al. Tetrahydropalmatine inhibits pro-inflammatory mediators in lipopolysaccharide-stimulated THP-1 cells [J]. Journal of Medicinal Food, 2010, 13 (5): 1125-1132.

[44] SHEN L L, WU H S, WANG X Y. The efficacy of LONG-DAN-XIE-GAN-TANG in the treatment of herpes zoster: a clinical trial and animal experimental data [J]. Journal of Tongji Medical University, 1986, 6 (2): 109-111.

第七章　针灸治疗带状疱疹的临床研究证据

导语：本章主要对针灸及相关疗法治疗带状疱疹的临床试验证据进行疗效和安全性，以及证据质量评价。通过全面检索 9 个中英文数据库，共命中 36 621 条题录，根据严格标准进行筛选后，最终纳入 65 项针灸治疗带状疱疹的临床研究。研究表明针刺、艾灸和梅花针等针灸疗法，可在一定程度上加速疼痛缓解和皮疹愈合，且耐受性较好。

广义的针灸包括一系列通过刺激穴位，纠正能量失衡，从而恢复身体健康的疗法。刺激穴位的方法包括以下几种。

- 针刺：将针灸针刺入穴位，这包括普通针刺（传统针刺行针）、围刺（在病变部位周围进行包围式针刺）和电针（在传统针刺疗法中加入电刺激）。
- 艾灸：将燃烧的艾蒿靠近皮肤，以产生温热感。
- 火针：火针法是将特制的金属粗针，用火烧红后迅速刺入一定部位以治疗疾病的方法。
- 穴位注射疗法：将药物，包括西药、中药、维生素或生理盐水，注入穴位。
- 埋线：使用羊肠线或其他可吸收线体埋入相应穴位区域。
- 梅花针：梅花针为丛针浅刺法，是集合多支短针浅刺人体一定部位和穴位的一种针刺方法。

这些疗法大多根源久远，但也有几种是上世纪才出现的新技术，包括穴位注射疗法和耳针疗法。

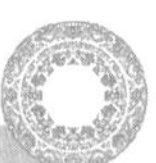

一、现有系统评价证据

在英文数据库中未发现针灸疗法治疗带状疱疹的系统评价。中文数据库检索发现了5篇相关系统评价[1-5]。该5篇系统评价主要是对比单用中医药疗法[1-5]或中西医结合疗法[1,4]与西药的疗效。干预组的中医疗法包括针灸疗法或联合其他中医疗法，例如针刺、火针、电针、耳针、艾灸、穴位注射、拔罐、放血、刺络拔罐疗等[1-5]；对照组措施包括抗病毒药（如阿昔洛韦、伐昔洛韦、利巴韦林）、消炎镇痛药（如吲哚美辛）[2,4-5]，但有2篇系统评价未说明对照组的具体药物[1,3]，其中阿昔洛韦、伐昔洛韦、吲哚美辛为指南推荐用药，而利巴韦林为非指南推荐的抗病毒药。Meta分析的结果均提示干预组在部分结局指标方面疗效优于对照组，例如提高临床有效率[1-5]，改善VAS评分[2-3]，缩短疼痛缓解时间[2,4]、皮损结痂时间[2,4]、皮损脱痂时间[3-4]。只有1篇系统评价提及了安全性评价，4例火针治疗后的不良反应，如头晕1例、乏力1例和白细胞轻度下降1例[4]。这些系统评价均提到纳入研究存在方法学缺陷，如随机方法信息不详、未描述分配隐藏或盲法、样本量较小等，提示读者参考和解释结果时需谨慎。

二、临床研究文献特征

9个中英文数据库共检出36 621篇文献，经过除重及标题摘要筛选后共有5 693篇文献需要进行全文筛选，按照指定的纳入排除标准进行全文筛选后（图7-1），最终纳入65项针灸治疗带状疱疹的临床研究（S164~S228）。其中，随机对照试验38项，非随机对照试验6项，无对照研究21项。所有研究均在我国进行，并以中文形式发表在国内学术期刊上。我们对针灸治疗带状疱疹的对照试验进行了Meta分析，而对无对照研究，仅总结了基本特征和进行了描述性分析。

这些研究共纳入4 848例急性期带状疱疹患者。治疗时间从5天（S164）到28天（S165）不等。5项研究将中医辨证分型作为患者的纳入标准或作为辨证论治的分型标准(S166~S170)。研究报道最常见的证型是气滞血瘀(2 项研究)(S166,S168),其他证型如脾虚湿阻(S166)、肝经郁热(S167)、肝胆风热(S168)、脾经湿热(S168)、肝胆火旺(S169)和肝胆湿热(S170)各有 1 项研究报道。

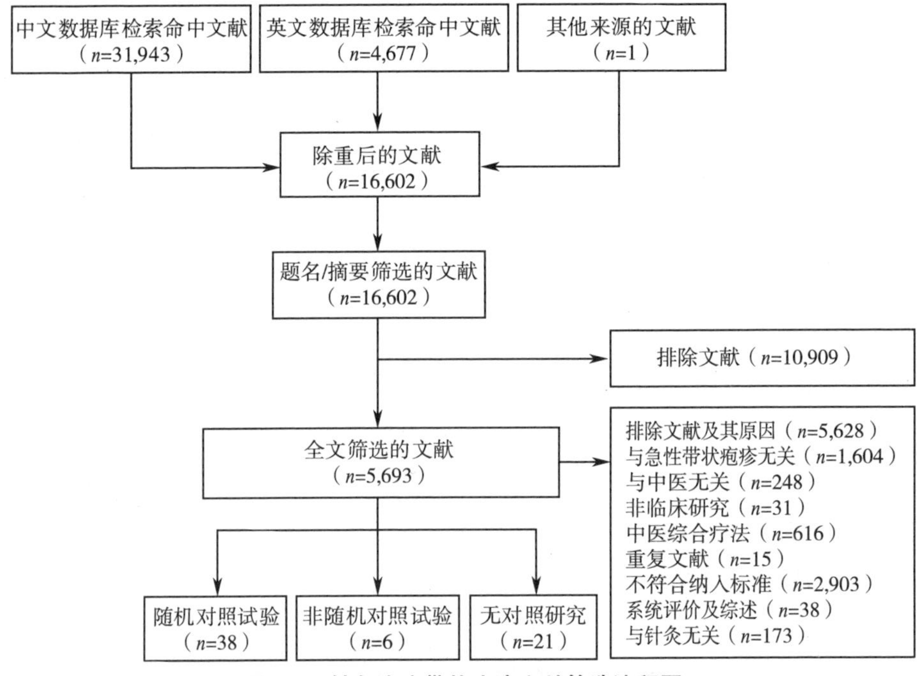

图 7-1　针灸治疗带状疱疹文献筛选流程图

临床研究中使用的干预措施包括针刺(包括普通针刺、围刺、电针)、火针、梅花针、艾灸、穴位注射和埋线。多数研究同时使用 2 种或以上的针灸疗法作为干预措施。其中,一项三臂随机对照试验将 2 组针灸联合疗法与对照组进行了疗效比较(S171)。在这些研究中,针刺是最常见的干预措施,有 40 项研究对单用针刺或针刺联合其他针灸疗法的疗效进行了评价。

研究共报道了 52 个针灸穴位(施术部位)。最常见的施术部位是皮损区域(43 项研究),其次是华佗夹脊穴(35 项研究)和阿是穴(疼痛部位,22 研究)。常见的穴位包括阳陵泉(17 项研究)、太冲(6 项研究)、足三里(15 项研究)、支沟(15 项研究)、曲池(12 项研究)、合谷(12 项研究)和外关(7 项研究)。

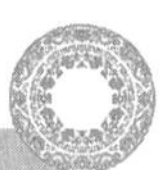

三、针灸治疗带状疱疹的临床证据——随机对照试验

38 项随机对照试验评价了针灸治疗带状疱疹的疗效和安全性(S164~S167,S171~S204)。其中,5 项研究设有 3 个或以上的干预组(S171~S175),其余研究均采用随机平行双臂对照试验设计。在三臂试验中,我们只将针灸疗法的数据纳入分析(即若干预组使用了中药加针灸治疗,则该干预组的数据不纳入本章节的分析,而是纳入综合疗法的章节分析)。

参与研究的患者年龄从 18 岁(S173~S180)至 82 岁(S164,S175,S181)不等,平均年龄中位数为 51 岁。其中,男性 1 006 人,女性 957 人。疗程范围为 5(S164)~28 天(S165),中位数为 10 天。

2 项研究将中医辨证分型作为患者的纳入标准或采用辨证论治的分型标准(S166,S167)。研究涉及的证型有脾虚湿阻、气滞血瘀(S166)和肝经郁热(S167)。

临床研究中使用的干预措施包括针刺(包括普通针刺、围刺、电针)、火针、梅花针、艾灸、穴位注射和埋线。19 项研究同时使用 2 种或以上的针灸疗法作为干预措施(S166,S171,S174,S176,S181~S195)。最常见的干预措施是针刺疗法(24 项研究,S165,S166,S171~S176,S180~S184,S186~S192,S194~S197)。最常用的针灸联合疗法是针刺加艾灸(9 项研究,S166,S171,S174,S176,S182,S184,S188~S190)。这些研究共报道了 43 个穴位(施术部位),最常见的施术部位是皮损区域(24 项研究)、华佗夹脊穴(23 项研究)、阿是穴(疼痛部位,15 项研究)、太冲(11 项研究)、支沟(11 项研究)、阳陵泉(9 项研究)、足三里(9 项研究)、曲池(8 项研究)、合谷(7 项研究)和三阴交(5 项研究)。

15 项研究使用针灸疗法与西药联合治疗即中西结合疗法(S165,S167,S175,S178~S181,S191~S194,S196~S199)。对照组包括单用抗病毒药(S179,S188,S190,S192,S193,S198~S202),抗病毒药加镇痛药(S182,S191,S194),抗病毒药加其他治疗如维生素(S165,S166,S171,S172,S176~S178,S180,S181,S183,S185~S187,S195~S197,S203),抗病毒加镇痛药以及其他治疗如维生素(S164,S167,S173,S174,S184,S189,S204),或其他止痛方式如神经

阻滞(S175)。6项研究使用了指南推荐的抗病毒药剂量(S165,S179,S190,S194,S197,S199)。未发现针灸疗法与安慰剂比较的文献。

(一)偏倚风险

纳入研究总体方法学质量各异(表7-1)。15项研究报道了随机序列产生的方法,包括随机数字表(S167,S172~S175,S177~S179,S181,S185,S189,S190,S194,S201)和中央随机法(S171),这些研究随机序列产生偏倚均为低风险(占全部纳入研究的39.5%)。6项研究(占15.4%)按就诊顺序分配受试者(S164,S187,S193,S195,S199,S200),随机序列产生偏倚被评为高风险,其余研究随机序列产生偏倚风险为不确定。使用中央分配的研究,其分配隐藏均为低风险偏倚(S171,S185)。大多数研究未对受试者或研究人员实施盲法,偏倚均为高风险。结局评估者盲法实施情况在多数研究中未提及,其偏倚风险为不确定。2项研究报告了数据缺失,但未报告其原因和采用ITT分析(S185,S189),因此其偏倚风险为不确定。1项研究报告了数据缺失的原因,并进行了ITT分析(S171),被评为低风险偏倚。其余研究报告无数据缺失,均被评为低偏倚风险。1项研究注册了试验方案(S171),但未报告所有预先设定的主要结局指标,因此其偏倚风险为不确定。其余研究均未提供或注册试验方案,其偏倚风险不清楚。

表7-1 针灸随机对照试验研究偏倚风险评估结果[项(%)]

评价条目	低风险偏倚	偏倚风险不确定	高风险偏倚
随机序列产生	15(39.5)	17(44.7)	6(15.8)
分配方案隐藏	2(5.3)	36(94.7)	0(0)
受试者盲法	0(0)	1(2.6)	37(97.4)
研究人员盲法	2(5.3)	1(2.6)	35(92.1)
结局评估者盲法	2(5.3)	36(94.7)	0(0)
不完全结局报告	36(94.7)	2(5.3)	0(0)
选择性报告研究结果	0(0)	38(100)	0(0)

(二)针刺疗法(或针刺联合其他针灸治疗)

24项研究使用了针刺疗法,包括普通针刺、围刺(环绕皮损部位针刺)和

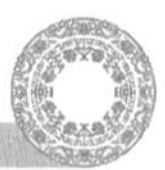

电针(S165,S166,S171~S176,S180~S184,S186~S192,S194~S197)。这些研究共纳入 2 333 名受试者。

针刺疗程最短为 7 天(S196),最长为 28 天(S165),平均疗程为 10 天。10 项研究报告了随访(S174,S175,S181,S182,S186,S190~S192,S194,S195),随访时间最短为 1 个月 /4 周(S186,S191,S192),最长为 6 个月(S181)。仅 1 项研究报道了辨证分型,包括脾虚湿阻和气滞血瘀(S166)。

对照组包括抗病毒药(S188,S190,S192),抗病毒药加镇痛药(S182,S191,S194),抗病毒药加其他治疗如维生素和抗组胺药(S165,S166,S172,S176,S180,S181,S183,S186,S187,S195~S197),抗病毒药加镇痛药及其他治疗(S173,S174,S184,S189),其他止痛手段如神经阻滞等(S175)。4 项研究使用了临床实践指南推荐的抗病毒药剂量(S165,S190,S194,S197)。

最常见的施术部位是皮损区域(18 项研究)、华佗夹脊穴(18 项研究)、阿是穴(12 项研究)。其他常用穴位包括太冲(10 项研究)、足三里(8 项研究)、支沟(8 项研究)、阳陵泉(8 项研究)、合谷(7 项研究)、曲池(6 项研究)和三阴交(6 项研究)。

1. 单用针刺

3 项研究比较了针刺与西药对带状疱疹的疗效(S171~S173)。对报道 VAS 评分的 2 项研究进行 Meta 分析(S171,S172)。结果提示:与西药组相比,针刺组治疗结束时 VAS 评分减少了 11.68 mm(包含 249 名受试者,[−12.12,−11.24],I^2 = 0%)。其中 1 项研究(S171)报道,治疗结束后 60 天疼痛仍有持续缓解,但缓解程度不大(*MD* −1.94mm [−3.55,−0.33])。

1 项研究(S171)结果提示针刺对皮损结痂时间(出疹至皮损结痂所需时间)和皮损脱痂时间(出疹至皮损脱痂所需时间)均有较好的改善,其中前者减少了 0.78 天([−0.89,−0.67]),后者减少 2.78 天([−3.10,−2.46]);但在止疱时间方面(出疹至无新皮损出现所需时间),西药疗效更佳(*MD* 0.19 天 [0.12,0.26])。另 1 项研究(S173)报道了皮损结痂时间和止疱时间,但未明确结局时间测量起始点,因此不纳入分析。接受针刺治疗的患者,其皮疹消退后 1 个月后遗神经痛发病率较低(*RR* 0.25 [0.12,0.50])。1 项研究(S171)报道了不良事件,针灸组出现 5 例针刺后局部出血。

2. 针刺疗法联合西药(中西医结合)

5 项研究使用针刺联合西药治疗(S165,S175,S180,S196,S197)。由于不同的结局测量时间会影响系统评价的结果,2 项研究未明确后遗神经痛发生率(S180)和皮损相关结局指标(S165)的测量时间起始点,因此这些研究不被纳入统计分析。1 项研究(S175)结果提示,针刺联合神经阻滞,可降低治疗结束时的 VAS 评分 1.12cm([-1.62,-0.62]),但是未能降低皮疹消退后 3 个月后遗神经痛发生率(*RR* 0.29 [0.06,1.29])。

3 项研究报道了临床有效率(S175,S196,S197),其中,1 项研究报道的有效率定义不明确(S196),2 项研究提及有效率参照 1994 年国家中医药管理局颁布的《中医病证诊断疗效标准》[6],但其实际使用的评估标准与指南不符,这些研究均不被纳入分析。因此针刺联合西药治疗对带状疱疹的总体疗效仍不明确。2 项研究(S175,S180)报道了试验期间未有不良事件发生。

3. 针刺联合艾灸疗法

9 项研究使用针刺联合艾灸治疗带状疱疹(S166,S171,S174,S176,S182,S184,S188~S190)。未明确结局测量起始时间的研究不被纳入分析(S174,S176,S189)。分别对报道后遗神经痛发生率和有效率的研究进行 Meta 分析(表 7-2),结果提示:与西药组相比,接受针刺联合艾灸治疗的患者脱痂后 1 个月后遗神经痛发生率较低(*RR* 0.29 [0.16,0.53],I^2=0%),但脱痂后 3 个月后遗神经痛发病率两组比较差异无统计学意义(*RR*0.16 [0.02,1.35],I^2=0%)。

表 7-2 针刺联合艾灸 vs. 西药:后遗神经痛发病率和有效率

结局指标	研究数量	受试者人数	*MD* [95% *CI*]	I^2 (%)	纳入研究
脱痂后 1 个月后遗神经痛	2	251	0.29 [0.16,0.53]*	0	S190,S171
脱痂后 3 个月后遗神经痛	2	116	0.16 [0.02,1.35]	0	S182,S174
有效率	5	541	2.67 [2.03,3.52]*	43	S166,S188,S189,S190,S174

注:* 有统计学意义。

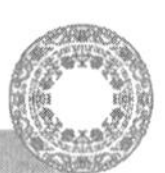

6 项研究报道的临床有效率有明确定义（S166，S174，S184，S18~S190）。1 项研究（S184）提及有效率评估标准参照 1994 年国家中医药管理局颁布的《中医病证诊断疗效标准》[6]，但其实际使用的评估标准与指南不符，该研究不被纳入分析。对其余 5 项研究（S166，S174，S188~S190）进行 Meta 分析，其结果提示：在皮损好转 30% 以上和疼痛明显缓解方面，针刺联合艾灸组的疗效是西药组的 2.67 倍（[2.03，3.52]，$I^2=43\%$）。

1 项研究（S171）结果提示，针刺联合艾灸对疼痛缓解效果更佳，该组患者治疗结束时 VAS 评分减少了 8.25mm（[-12.36，-4.14]）；而治疗结束 60 天后随访，VAS 评分与对照组比较差异无统计学意义（*MD* -1.62mm [-3.39，0.15]）。另 1 项研究（S190）结果提示：与口服和局部外用阿昔洛韦相比，针刺联合艾灸组患者疼痛缓解时间减少了 6.59 天（[-8.07，-5.11]）。

在皮损相关结局指标方面，1 项研究（S171）结果提示：与伐昔洛韦和维生素 B_1 治疗相比，针刺联合艾灸治疗可减少皮损结痂时间（出疹至皮损结痂所需时间）1.42 天（[-1.52，-1.32]），止疱时间（出疹至无新皮损出现所需时间）0.29 天（[-0.35，-0.23]），以及脱痂时间（从治疗开始到皮损脱痂所需时间）3.40 天（[-3.71，-3.09]）。另 1 项研究（S190）结果提示：与口服和局部外用阿昔洛韦相比，针刺联合艾灸治疗可减少皮损结痂时间（从治疗开始到皮损结痂所需时间）1.64 天（[-2.87，-0.41]），止疱时间（从治疗开始到无新皮损出现所需时间）1.26 天（[-2.16，-0.36]）。

1 项研究（S171）报道了干预组出现 2 例血肿和 5 例出血，对照组无不良事件发生。另 1 项研究（S174）报道了两组均无不良事件发生。

4. 针刺联合穴位注射

2 项研究（S186，S187）对针刺联合穴位注射治疗带状疱疹的疗效进行了评价。1 项研究（S187）报道了皮损结痂时间和止疱时间，但未明确结局测量时间，因此这部分数据不被纳入分析。这些研究报道的有效率均参照 1994 年国家中医药管理局颁布的《中医病证诊断疗效标准》[6]，Meta 分析结果提示：在皮损好转 30% 或以上和疼痛明显缓解方面，针刺联合穴位注射与西药的疗效比较差异无统计学意义（包含 306 名受试者，*RR* 1.20 [0.98，1.47]，$I^2=66\%$）。I^2 值大于 50% 提示异质性显著，但由于研究数量不足无法进行亚组分析。2 项研究均未报道不良事件。

5. 针刺加穴位注射联合西药(中西医结合)

3 项研究使用针刺加穴位注射联合西药治疗带状疱疹,并报道了大量结局指标(S181,S191,S194)。所有研究均报道了皮损相关结局指标,但未明确结局测量起始时间,因此这部分数据不被纳入分析。2 项研究(S181,S194)结果提示:与西药比较,中西医结合组治疗结束时 VAS 评分减少了 2.08cm(包含 130 名受试,[-2.83,-1.32],I^2 = 72%)。I^2 值大于 50% 提示异质性显著,但由于研究数量不足无法进行亚组分析。

1 项研究(S194)结果显示:中西医结合组的患者,治疗结束 36~48 天后随访,VAS 评分仍持续减少(*MD* -1.93 [-2.44,-1.42])。另 1 项研究(S191)报道了语言分级评分法(verbal rating scale,VRS)(0 = 无疼痛,1 = 轻度疼痛,2 = 中度疼痛,3 = 重度疼痛,4 = 非常严重的疼痛),该研究结果提示:中西医结合组治疗结束时和 1 个月随访时均可降低 VRS 评分(治疗结束时 *MD* -0.58 [-1.00,-0.16],随访时 *MD* 为 -0.59 [-1.03,-0.15])。

1 项研究(S181)结果提示:与西药相比,中西医结合组在皮疹消退后 3 个月后遗神经痛发生率较低(*RR* 0.38 [0.15,0.98])。2 项研究报道了不良事件,1 项研究(S191)报道了干预组出现 2 例晕针患者,对照组出现 2 例头痛和口干患者。另 1 项研究(S194)报道了 3 例恶心患者和 2 例头晕患者,但未说明来自哪个组。

6. 针刺加梅花针联合西药(中西医结合)

1 项研究使用针刺加梅花针联合西药治疗带状疱疹,共纳入 105 名受试者(S192)。该研究报道了皮损结痂时间和止疱时间,但未明确结局测量的时间,因此这部分结局指标数据不被纳入分析。该项研究结果提示:与单用阿昔洛韦相比,中西医结合组患者皮疹消退后 1 个月后遗神经痛的发生率较低(*RR* 0.11 [0.01,0.83]),研究未报道不良事件。

7. 针刺联合梅花针及艾灸疗法

2 项研究比较了针刺联合梅花针及艾灸与西药(伐昔洛韦联合维生素 B_1 和甲钴胺)治疗带状疱疹的疗效(S183,S195)。2 项研究均报道了疼痛评分、皮损结痂时间和止疱时间,但未明确结局测量的时间,因此这部分结局指标数

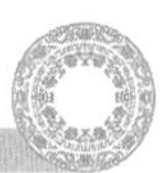

据不被纳入分析。Meta 分析结果提示：与西药组相比，针灸组治疗结束时的 VAS 评分减少了 1.73cm（包含 150 名受试者，[−2.91，−0.56]，I^2 = 89%）。I^2 值大于 50% 提示异质性显著，但由于研究数量不足，无法进行亚组分析。

1 项研究（S195）报道了皮疹消退后 3 个月内后遗神经痛的发病率，并参照 1994 年国家中医药管理局颁布的《中医病证诊断疗效标准》[6]报道了有效率。研究结果提示：与西药（伐昔洛韦联合维生素 B_1 和甲钴胺）治疗相比，两组后遗神经痛发生率比较差异无统计学意义（*RR* 0.14 [0.01，2.63]）。在临床有效率方面（皮损好转 30% 或以上和疼痛明显缓解），两组比较差异无统计学意义（*RR* 1.20 [0.97，1.48]）。2 项研究均未报道不良事件。

8. 针刺联合火针

1 项三臂试验研究使用了针刺联合火针疗法（S171）。研究结果提示：与伐昔洛韦联合维生素 B_1 和生理盐水冲洗治疗相比，针刺联合火针治疗组的患者治疗结束时和治疗结束 60 天后的疼痛评分分别降低了 9.29mm（[−13.15，−5.43]）和 1.99mm（[−3.62，−0.36]）；皮损结痂时间（出疹至皮损结痂所需时间）减少了 0.87 天（[−0.99，−0.75]）；皮损脱痂时间（出疹至皮损脱痂所需时间）减少了 4.14 天（[−4.46，−3.82]）；皮疹消退后 1 个月后遗神经痛发生率更低（*RR* 0.19 [0.08，0.43]）。在止疱时间方面，两组疗效比较差异无统计学意义（*MD* 0.04 [−0.02，0.10]）。该研究报道了干预组出现了 4 例治疗部位出血。

9. 阳性结果 Meta 分析的随机对照试验所含针刺穴位总结（针刺疗法或针刺联合其他针灸疗法）

根据结局指标分类（详见第五章），对在 Meta 分析中提示针刺治疗带状疱疹疗效较好的穴位进行频次分析。这主要包括两部分：一是使用针刺或与其他针灸疗法的研究 Meta 分析疗效较好的穴位；二是针刺疗法联合西医治疗的研究 Meta 分析疗效较好的穴位。

单用针刺或与其他针灸疗法联合治疗的研究中，均选择了皮损区域和华佗夹脊穴作为施术部位（表 7-3）。常用频次高的穴位包括阿是穴（疼痛部位）、支沟和太冲，可能提示这些穴位在阳性结果中起主要作用。由于每项结局指标纳入的研究数量不多，因此限制了 Meta 分析得出的结论的可靠性。

表 7-3　阳性结果 Meta 分析的随机对照试验所含针刺穴位总结表
（针刺疗法或针刺联合其他针灸疗法）

结局指标	Meta 分析数量	研究数量	穴位	使用频次
疼痛	2 （见“单用针刺”；“针刺 + 梅花针 + 艾灸”）	4	皮损区域	4
			华佗夹脊穴（EX-B2）	2
			曲池（LI11）	2
			合谷（LI4）	2
			太冲（LR3）	2
			后溪（SI3）	2
			三阴交（SP6）	2
			足三里（ST36）	2
			支沟（TE6）	2
后遗神经痛	2 （见“针刺 + 艾灸”）	4	阿是穴（疼痛部位）	3
			华佗夹脊穴（EX-B2）	2
			皮损区域	2
			支沟（TE6）	2
有效率	2 （见“针刺 + 艾灸”；“针刺 + 穴位注射”）	7	皮损区域	6
			阿是穴（疼痛部位）	4
			华佗夹脊穴（EX-B2）	4
			阳陵泉（GB34）	2
			太冲（LR3）	2

对于针刺疗法联合西医（中西医结合）治疗带状疱疹中的研究中，仅有 1 个阳性结果（VAS 评分），普通针刺加穴位注射联合西医治疗带状疱疹的 2 项研究均使用了华佗夹脊穴。

10. GRADE 评价

采用 GRADE 临床证据的结果总结表呈现针刺疗法治疗带状疱疹的主要证据。为了更好地反映临床实践，专家组一致认为需呈现针刺疗法与抗病毒药联合镇痛药对比的结果。但纳入的针刺疗法相关研究中未发现对照组使用抗病毒药联合止痛治疗，因此最后我们未能呈现相关临床证据的结果总结

表，该部分临床证据质量仍不确定。

（三）艾灸

18 项研究使用了艾灸疗法，包括单用艾灸（S164，S203，S204），联合针刺疗法（S166，S171，S174，S176，S182，S184，S188~S190），联合针刺加梅花针疗法（S183，S195），联合梅花针疗法（S185），联合穴位注射疗法（S193），或联合抗病毒药如泛昔洛韦（S179，S199）。由于艾灸联合针刺疗法，以及艾灸联合针刺加梅花针疗法在前文已有论述，因此本节不再赘述，本节共纳入 7 项研究做分析（S164，S179，S185，S193，S199，S203，S204），共纳入 574 名受试者。疗程在 5 天（S164）至 20 天（S203）不等，所有研究均未报道中医证型。随访时间在 14 天（S179，S199）至 30 天（S185，S204）不等。对照组治疗包括单用抗病毒药（S179，S193，S199），抗病毒加其他治疗如维生素（S185，S203），或抗病毒药加止痛及其他治疗（S164，S204）。最常报道的施术部位是皮损区域（4 项研究），其次是华佗夹脊穴（3 项研究），曲池、太冲、支沟和阳陵泉各有 2 项研究报道。

1. 单用艾灸

3 项研究比较了艾灸与西药治疗带状疱疹的疗效，其中西药包括抗病毒药加其他治疗（S203）和抗病毒药加止痛及其他治疗（S164，S204）。所有研究均报道了有效率，其中 1 项研究（S204）提及有效率评估标准参照 1994 年国家中医药管理局颁布的《中医病证诊断疗效标准》[6]，但其实际使用的评估标准与指南不符，该研究不被纳入分析。其余研究有效率均参照《中医病证诊断疗效标准》[6]（S164，S203），Meta 分析结果提示：与西药治疗相比，在皮损好转超过 30% 或以上和疼痛明显缓解方面，艾灸疗效更佳（2 项研究，包含 158 名受试者，*RR* 1.19［1.01，1.41］，I^2 = 36%）。

2 项研究报道了后遗神经痛的发生率（S203，S204），但均未明确结局测量时间起始点，因此这些研究不被纳入 Meta 分析。1 项研究（S204）报道试验期间无不良事件发生。

2. 艾灸联合西药治疗（中西医结合）

2 项研究使用艾灸联合泛昔洛韦（指南推荐剂量）治疗带状疱疹（S179，S199）。这些研究均报道了疼痛缓解时间、皮损结痂时间和止疱时间，但均未明确结局测量时间起始点，因此这些研究不被纳入 Meta 分析。故艾灸联合西药对带状疱疹的疗效证据仍未明确。

3. 艾灸加穴位注射联合西药

1 项研究报道了艾灸加穴位注射联合西药治疗带状疱疹的疗效（S193）。该研究报道了皮损结痂时间、止疱时间和后遗神经痛发生率，但均未明确结局测量时间起始点，因此这些研究不被纳入 Meta 分析。研究报道干预组和抗病毒药组各出现 1 例头晕和头痛。

4. 单用艾灸联合梅花针

1 项研究比较了艾灸联合梅花针与口服和外用阿昔洛韦加维生素 B_1 治疗带状疱疹的疗效（S185）。与对照组相比，干预组患者治疗结束时的 VAS 评分减少了 19.55mm（[–24.02，–15.08]），现存疼痛强度（present pain intensity，PPI）也较低（*MD* –0.91，[–1.09，–0.73]）。该研究提及有效率参照《中医病证诊断疗效标准》[6]，但原文实际内容与标准不符，因此不被纳入 Meta 分析。该研究报道了 6 例不良事件包括头晕、恶心和腹泻，但未说明是哪一组出现的不良事件。

5. 艾灸治疗带状疱疹的穴位频次分析

1 项 Meta 分析对艾灸治疗带状疱疹的有效率进行了评价。该 Meta 分析仅纳入 2 项研究，且各自使用的穴位未有重叠，因此无法进行穴位频次分析。

（四）火针

4 项研究使用了火针疗法（S171，S177，S178，S201）。1 项研究（S171）使用了针刺联合火针疗法，在前文已有论述，因此本节不再赘述。故本节共纳入 3 项研究分析，共 227 名受试者，疗程为 1 天 1 次（S177）或隔天 1 次（S201），共 10 天。所有研究均未报道中医证型。纳入研究分别比较了火针与抗病毒药（S201），火针与抗病毒药及其他治疗（维生素 B_1）（S177），火针联合西药[抗病毒药及其他治疗（维生素 B_1）] 与单用西药的疗效（S178）。其中，2 项研究使用了阿是穴（S178，S201），其他穴位还包括支沟、后溪、华佗夹脊穴和皮损区域。

1. 单用火针

1 项研究（S177）结果提示：与伐昔洛韦加维生素 B_1 相比，火针治疗组患者，治疗结束时疼痛评分减少了 0.78cm（[–1.07，–0.47]）；疼痛缓解时间（疼

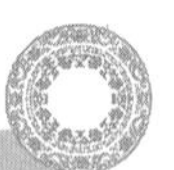

痛发作至疼痛消除所需时间）减少了 10.57 天（[-16.64，-4.50]）；皮损结痂时间（从出疹至皮损结痂所需时间）减少了 2.20 天（[-3.37，-1.03]）；止疱时间减少了 1.50 天（[-2.43，-0.57]）；皮损脱痂时间减少了 3.40 天（[-5.42，-1.38]）；但皮疹消退后 3 个月后遗神经痛发生率与西药组比较差异无统计学意义（*RR* 0.50 [0.05，5.22]）。另外提及有效率评估标准参照《中医病证诊断疗效标准》[6]，但原文实际内容与标准不符，该指标不被纳入分析。2 项研究报告在试验期间均未发生不良事件（S177，S201）。

2. 火针联合西药治疗（中西医结合）

1 项研究使用火针联合西药（伐昔洛韦和维生素 B_1）治疗带状疱疹，共纳入 79 名受试者（S178）。与单用西药相比，干预组患者治疗结束时的疼痛评分减少了 2.23cm（[-2.95，-1.51]）。该研究未报道不良事件。

（五）穴位注射

7 项研究使用了穴位注射疗法（S167，S181，S186，S187，S191，S193，S194）。其中，6 项研究（S181，S186，S187，S191，S193，S194）使用穴位注射疗法联合针刺或艾灸，在前文已有论述，因此本节不再赘述。1 项研究（S167）比较了穴位注射疗法联合西药（阿昔洛韦、布洛芬、维生素 B_1、甲钴胺、外用喷昔洛韦和夫西地酸）治疗肝经热盛型带状疱疹的疗效，共纳入 100 名受试者。穴位注射药物包括维生素 B_1 和甲钴胺，穴位选择足三里和曲池，每天 1 次，共治疗 7 天。该研究提及有效率评估标准参照《中医病证诊断疗效标准》[6]，但原文实际内容与标准不符，该部分数据不被纳入分析。该研究未报道不良事件。

（六）埋线

1 项研究比较了埋线与口服和局部外用阿昔洛韦治疗带状疱疹的疗效（S200），共纳入 41 名受试者，但未描述纳入患者的中医证型。埋线疗程为每周 1 次，共治疗 3 周，穴位包括华佗夹脊穴和阿是穴。该研究提及有效率评估标准参照《中医病证诊断疗效标准》[6]，但原文实际内容与标准不符，该部分数据不被纳入分析。该研究未报道不良事件。

（七）梅花针

6 项研究使用了梅花针疗法（S183，S185，S192，S195，S198，S202）。其

中,3 项研究联合使用普通针刺和梅花针(S183,S192,S195),1 项研究使用艾灸联合梅花针(S185),这 4 项研究均在前文已有论述,因此本节不再赘述。剩余 2 项研究比较了梅花针与抗病毒药治疗带状疱疹的疗效(S198,S202)。1 项研究使用梅花针联合抗病毒药(S198),另 1 项研究单用梅花针治疗(S202),2 项研究共纳入 120 名受试者,梅花针部位为皮损区域,疗程为 1 周。前者(S198)未描述梅花针治疗的频次。后者(S202)则详细描述了梅花针的治疗频次,重度患者为每日 2 次,轻中度患者为每日 1 次。两者均未报道纳入患者的中医证型。

1. 单用梅花针

1 项研究(包含 70 名受试者)比较了梅花针与静脉滴注和局部外用阿昔洛韦治疗带状疱疹的疗效(S202)。该研究提及有效率评估标准参照《中医病证诊断疗效标准》[6],但原文实际内容与标准不符,该部分数据不被纳入分析。该研究未报道不良事件。

2. 梅花针联合西药治疗(中西医结合)

1 项研究报道了梅花针联合泛昔洛韦加生理盐水冲洗治疗带状疱疹的疗效(S198)。该研究报道了皮损结痂时间和止疱时间,但这些数据无法进行二次分析。因此梅花针联合西药治疗带状疱疹的临床疗效证据仍未明确。该研究未报道不良事件。

(八) 针灸疗法与指南推荐的抗病毒治疗对比

6 项随机对照试验研究使用了国际临床实践指南推荐的抗病毒药使用剂量(S165,S179,S190,S194,S197,S199)。这些研究为针灸疗法与标准西医抗病毒治疗的疗效比较提供了最佳的证据。干预措施包括针刺联合西药(S165,S197),艾灸联合西药(S179,S199),针刺联合艾灸(S190),以及针刺加穴位注射联合西药(S194)。

4 项研究报道了疼痛和皮损相关结局指标,但均未明确结局指标测量的时间起始点,因此这些数据不被纳入分析(S165,S179,S194,S199)。另 1 项研究(S197)报道了临床有效率,提及评估标准参照《中医病证诊断疗效标准》[6],但其原文实际内容与标准不符,该部分数据亦不被纳入分析。

最终本节纳入剩余的 2 项研究,分别是针刺联合艾灸与西药比较(S190),

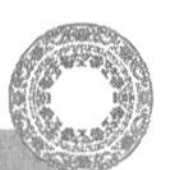

以及针刺加穴位注射联合西药与西药比较（S194）。前者比较了针刺联合艾灸与口服阿昔洛韦（800mg，每日 5 次）及外用阿昔洛韦乳膏治疗带状疱疹的疗效（S190）。结果显示，针刺联合艾灸组的疼痛缓解时间（从开始治疗到疼痛消退所需时间）、皮损结痂时间和止疱时间分别减少了 6.59 天（[–8.07，–5.11]）、1.64 天（[–2.87，–0.41]）和 1.26 天（[–2.16，–0.36]）。临床有效率评估标准参照《中医病证诊断疗效标准》[6]，结果提示在皮损好转超过 30% 或以上和疼痛明显缓解方面，针刺联合艾灸的有效率是西药的 3.23 倍（[1.86，5.60]）。但在皮疹消退后 1 个月后遗神经痛发生率方面，两组的结果比较差异无统计学意义（*RR* 0.16，[0.02，1.22]）。后者运用了针刺加穴位注射联合西药[口服阿昔洛韦（0.6~0.8mg，每日 4~5 次）与曲马多]治疗带状疱疹（S194），结果提示：中西医结合组治疗结束时和治疗结束后 36~48 天随访时的 VAS 评分，分别减少了 2.08cm（[–2.83，–1.32]）和 1.93cm（[–2.44，–1.42]）。

四、针灸治疗带状疱疹的临床证据——非随机对照试验

本章共纳入 6 项非随机对照试验（S168，S205~S209）。所有研究均在中国进行，共纳入 612 名受试者，其中 2 项研究招募的受试者全部来自门诊部（S205，S207），另 1 项研究受试者全部来自住院部（S206），剩余 3 项研究受试者同时来自住院部和门诊部（S168，S208，S209）。病程从 1 小时（S207）到 2 周（S168）不等，其中 1 项研究纳入的受试者病程均为出疹后 72 小时内（S209），这也是指南推荐开始使用抗病毒治疗的时间。

患者以男性居多（男性 308 人，女性 244 人），年龄从 18 岁（S208）到 80 岁（S209）不等，平均年龄中位数为 45 岁。疗程为 7 天（S205~S207）至 14 天（S168，S208）不等。1 项研究报道了治疗结束后随访情况（S208）。

只有 1 项研究报道了纳入患者的中医证型（S168），包括肝胆风热、脾经湿热和气滞血瘀。干预措施包括针刺联合艾灸（S207）、火针（S168，S208）、梅花针（S205）和艾灸（S206，S209）。其中，2 项研究使用针刺联合西药的中西医结合治疗（S205，S208）。对照组治疗包括单用抗病毒药（S205，S206，S209），抗病毒药联合镇痛药（S207），抗病毒联合维生素 B_1（S208）或维生素 B_{12}（S168）。

所有研究中的抗病毒治疗均未使用指南推荐的剂量。6 项研究共报道了 22 个穴位(施术部位),最常用的是皮损区域(5 项研究),其次是足三里(3 项研究)、膈俞(2 项研究)、华佗夹脊穴(2 项研究)、太冲(2 项研究)、血海(2 项研究)和阴陵泉(2 项研究)。

2 项研究报道了疼痛和皮损相关结局指标,但未明确结局测量的时间起始点,因此这些数据不被纳入分析(S206,S208)。1 项研究未明确后遗神经痛的判定标准(S208),该部分数据也不被纳入分析。2 项研究提及有效率评估标准参照《中医病证诊断疗效标准》[6],但其原文实际内容与标准不符,该部分数据不被纳入分析(S205,S208)。

仅临床有效率这一结局指标被纳入分析。1 项研究结果提示:在皮损好转超过 30% 或以上和疼痛明显缓解方面,单用火针治疗疗效更佳(*RR* 1.53,[1.25,1.86])(S168)。另外 2 项研究结果提示,火针联合西药治疗与西药治疗(口服和外用阿昔洛韦)的效果比较差异无统计学意义(*RR* 1.21,[1.00,1.46],$P = 0.05$);针刺联合艾灸与西药(利巴韦林、干扰素和吲哚美辛)的疗效比较差异无统计学意义(*RR* 1.05 [0.96,1.15])(S207)。

4 项研究报道了不良事件(S206~S209),其中 1 项研究报道无不良事件发生(S206)。其余 3 项研究报道干预组出现头痛、疲劳和白细胞计数轻微减少各 1 例。西药组出现不良事件 36 例,包括恶心、上腹不适等胃肠道反应 17 例,发热、疲劳等全身不适症状 16 例和头晕 3 例。

五、针灸治疗带状疱疹的临床证据——无对照研究

针灸疗法治疗带状疱疹的无对照研究有 21 项(S169,S170,S210~S228),共纳入 905 名受试者。1 项研究为病例个案报告(S170),其余研究均为病例系列报告。纳入研究样本量在 1 人(S170)到 100 人(S210)不等,样本量中位数为 40 人。

仅少数研究报道了纳入患者的中医证型。2 项研究将中医辨证分型作为患者的纳入标准或辨证论治的分型标准,包括肝胆风热(S169)和肝胆湿热(S170)。11 项研究单用针刺疗法(S169,S211~S220),10 项研究使用针刺联合

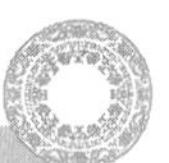

西药治疗(S170,S210,S221~S228)。

最常用的干预措施是针刺疗法,包括单用普通针刺(9项研究,S169,S170,S213,S214,S217,S222~S225),或联合艾灸(3研究,S215,S221,S226),或联合火针(S220),或联合梅花针治疗(S218),或联合穴位注射治疗(S228)。其他干预措施包括火针(2项研究,S211,S219)、艾灸(2项研究,S216,S227)、梅花针(S212)和穴位注射(S212)。最常用的穴位(施术部位)是皮损区域(14项研究),其次是华佗夹脊穴(10项研究),阳陵泉(7项研究),阿是穴(6项研究),合谷(4项研究),曲池(3项研究),足三里(3项研究),支沟(3项研究)和太冲(3项研究)。5项研究报道未有不良事件发生(S169,S210~S212,S225)。

六、针灸治疗带状疱疹的临床研究证据汇总

本章总结了针灸疗法治疗带状疱疹的各类型证据,虽然治疗措施存在多样性,但各治疗措施所选择的针刺穴位或施术部位之间的差异性较小。疗程通常较短(7~10天),这与带状疱疹“发病急,病程短,自限性”的特点一致。仅少数研究采用中医辨证分型或辨证论治,这可能与针灸疗法治疗带状疱疹常采取对症治疗有关,如纳入研究常选用阿是穴(疼痛部位)和皮损区域进行治疗。最常用的干预措施是针刺和艾灸,最常用的施术部位是皮损区域、阿是穴(疼痛部位),其次是华佗夹脊穴、阳陵泉、太冲、足三里和支沟。

许多研究报道了疼痛和皮损相关结局指标,呈现了不少有前景的研究结果。一些研究表明针灸治疗可以减缓疾病的严重程度和持续时间。这些研究结果提示医师在临床实践时可考虑使用针刺、艾灸、穴位注射和梅花针来治疗带状疱疹。可用的最佳证据来自少数使用指南推荐剂量的抗病毒治疗的研究,研究结果提示:针灸疗法可更大程度地缓解疼痛,并加速皮损愈合。

对需要明确测量时间起始点的结局指标如疼痛缓解时间、皮损脱痂时间、结痂时间、止疱时间等,由于研究本身未明确结局测量的时间点,部分研究数据不被纳入分析,一些结果的解释因此受到限制。通过Meta分析进一步明确针灸疗法的治疗效果需基于以下信息:症状(皮疹或疼痛)、随机化情况、

治疗开始的时间或其他相关时间点。原则上，进行测量的时间点不应晚于治疗开始的时间，否则研究结果有可能会低估针灸对带状疱疹的疗效，然而这一观点仍未能被证实。

由于带状疱疹的疼痛或皮损相关结局指标尚未确定最小临床重要性差异，因此不同研究结果的临床重要性差异很大。例如，某项研究结果提示治疗结束时干预组疼痛缓解时间减少了 6.59 天，此结果显然具有重要的临床意义。然而如果两组疼痛缓解时间的差异不到 1 天，即便是差异有统计学意义，其对临床的实际意义仍不明确。另外，所有纳入的研究均未对生活质量的指标进行测量与评价。众所周知，带状疱疹常给患者带来明显的精神和生活负担，故今后的临床研究应尽可能纳入对患者生活质量的评价。

参 考 文 献

[1] 黄国付，杨金梅．不同针灸方法治疗带状疱疹的循证医学研究及 Meta 分析 [C]// 中国针灸学会．2011 中国针灸学会年会论文集．北京：中国针灸学会，2011: 217-225.

[2] 陈立志，谢伟想，樊莉，等．电针治疗带状疱疹随机对照试验系统评价 [J]. 河北中医，2013, 35 (4): 593-596.

[3] 韩正军，任超展，杜小正．针灸治疗带状疱疹急性期随机对照临床试验的 Meta 分析 [J]. 中医研究，2013, 26 (2): 56-59.

[4] 王静华，陈洪沛，陈佳．火针为主治疗带状疱疹随机对照试验的系统评价 [J]. 针灸临床杂志，2009, 25 (6): 16-18.

[5] 郑春爱，徐立．艾灸治疗带状疱疹的临床随机对照试验 Meta 分析 [J]. 针灸临床杂志，2011, 27 (11): 48-50.

[6] 国家中医药管理局．中医病证诊断疗效标准 [M]. 南京：南京大学出版社，1994.

第八章　其他中医疗法治疗带状疱疹的临床研究证据

导语：本章主要概括了除中药和针灸外的其他中医疗法治疗带状疱疹的疗效和安全性，并对证据质量进行评价。全面检索 9 个中英文电子数据库，共命中 36 621 条题录，根据严格标准进行筛选后，最终纳入 10 项临床研究。其中对 7 项随机对照试验进行了系统评价和 Meta 分析。现有证据表明，刺络放血疗法可以加速皮疹愈合，但有关这些疗法的安全性信息仍不足。

除了中药和针灸治疗，带状疱疹的治疗还包括一系列其他中医疗法。

- 刺络放血疗法：使用“三棱针”刺破浅静脉放出一定量的血液，以治疗疾病的一种疗法。
- 刺络拔罐放血疗法：使用“三棱针”刺破浅静脉后拔罐，放出一定量的血液，以治疗疾病的一种疗法。

一、现有系统评价证据

在英文数据库中检索发现 1 篇其他中医疗法治疗带状疱疹的系统评价，在中文数据库中检索未发现相关系统评价。Cao 等人[1]对 8 篇刺络拔罐放血疗法或联合西医治疗儿童和成人带状疱疹的随机对照试验进行了评价，西医治疗措施包括口服或静脉滴注阿昔洛韦、吲哚美辛、维生素 B_1、维生素 B_{12}、甲钴胺、西咪替丁，外用阿昔洛韦乳膏、炉甘石洗剂，紫外线照射等。Meta 分析显示：单用刺络拔罐放血疗法与西医治疗比较可以提高治愈率、改善症状和降低后遗神经痛发生率，刺络拔罐放血疗法联合西医常规治疗也可提高治愈率，上述疗法均未发生不良事件。但该文献作者指出，由于研究纳入样本量小，且存在偏倚风险，故结果解释应审慎。

二、临床研究文献特征

对 5 693 篇文献进行全文筛选，按照指定的纳入排除标准进行全文筛选后（图 8-1），最终纳入 10 项其他中医疗法治疗带状疱疹的临床研究（改为 S229~S238），包括随机对照试验 7 项（S229~S235）和无对照研究 3 项（S236~S238），未纳入相关的非随机对照试验研究。我们对随机对照试验进行了 Meta 分析，而对无对照研究，仅总结了基本特征和进行了描述性分析。

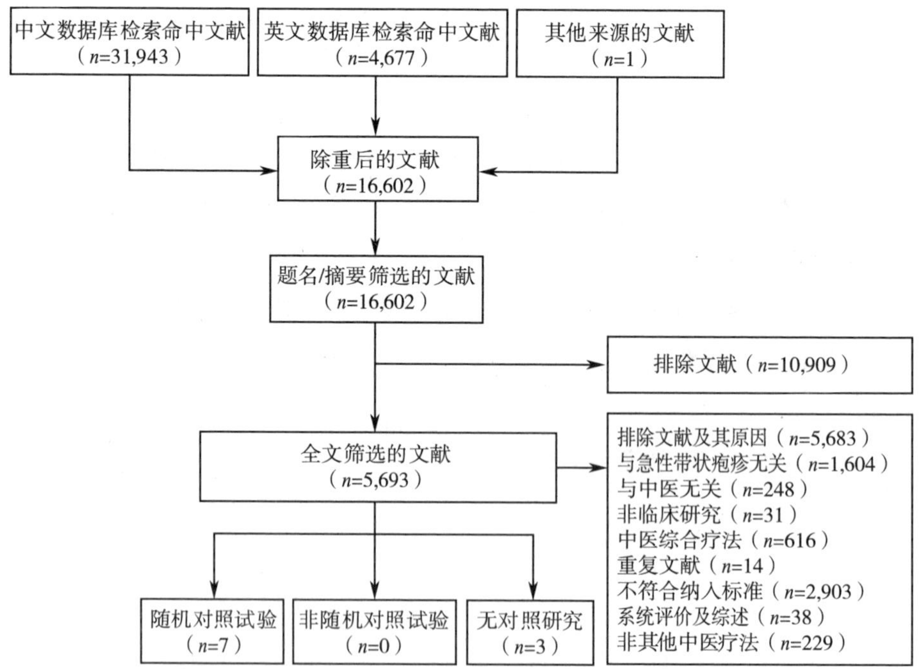

图 8-1　其他中医疗法治疗带状疱疹文献筛选流程图

这些研究共纳入了 664 名带状疱疹患者。由于带状疱疹存在自限性的特点，这些研究疗程均较短，从 7 天到 14 天不等。3 项研究报告了纳入患者

的中医辨证分型，包括肝经热盛（2 项研究）和肝胆湿热（1 项研究）。最常用的干预措施是刺络拔罐放血疗法（7 项研究）。最常用的施术部位是皮损区（或阿是穴）。

三、其他中医疗法治疗带状疱疹的临床证据——随机对照试验

7 项随机对照试验评价了其他中医疗法治疗带状疱疹的疗效和安全性，共纳入 619 名受试者（S229~S235）。1 项研究同时在门诊部和住院部进行（S232），其余 6 项均在门诊部进行。3 项研究提及纳入了免疫功能缺陷患者（S230，S232，S234），其余 4 项研究未提及。样本量中位数为 70 人，从 60 人（S229，S232）至 150 人（S231）不等。

受试者年龄从 18 岁（S230，S232，S233，S235）至 72 岁（S229）不等。男性多于女性（男性 174 人，女性 147 人）。病程从 12 小时（S235）至 15 天（S233）不等，平均病程从 3.5 天（S229）至 5.2 天（S233）不等。疗程从 7 天（S231）至 14 天（S230）不等。2 项研究分别报告了 30 天和 1 个月后的随访情况（S232，S234）。

2 项研究报告了肝经热盛型带状疱疹（S232，S233）。所有纳入研究对照组治疗措施包括单用抗病毒药（S229~S231，S235）或联合其他治疗如维生素 B_1、维生素 B_{12}（S232~S234）或西咪替丁（S233）。其中，2 项研究使用了临床实践指南推荐的抗病毒药物剂量（S230，S234）。所有研究均使用了刺络拔罐放血法。其中，1 项研究使用刺络拔罐放血疗法联合抗病毒药（阿昔洛韦）、维生素 B_1 和腺苷钴胺（维生素 B_{12}）（S234）；1 项研究使用刺络拔罐放血疗法联合口服和外用阿昔洛韦和维生素 B_1（S232）；1 项研究使用“蛇头穴”刺络放血（S235），蛇头穴位于拇指指间关节背面两尖端静脉怒张处。其余研究刺络拔罐放血部位均为皮损区域（或阿是穴）。

（一）偏倚风险

纳入研究总体方法学质量各异（表 8-1）。3 项研究使用随机数字表产生随机序列（S230~S232），其随机序列产生偏倚均为低风险。所有研究均未报

告分配方案隐藏,该条目偏倚风险不确定。1 项研究提及单盲(S232),但未明确分配方案隐藏实施情况,故该研究受试者、研究者和结局评估者盲法实施偏倚风险为不确定。其余研究由于干预措施本身的性质,导致盲法难以实施,且均未提及受试者和研究者的盲法实施情况,故为高偏倚风险。所有研究对结果评估者的盲法实施偏倚风险均为不确定。6 项研究报告未发生数据缺失(S229~S233,S235),其不完全结局报告为低偏倚风险。1 项研究报告发生失访,但未提及失访的原因,且未对缺失数据进行分析(S234),其结果数据的完整性偏倚风险为不确定。所有研究均未发表相关研究方案或进行试验注册,其选择性结果报告偏倚风险为不确定。

表 8-1 其他中医疗法随机对照试验研究偏倚风险评估结果[项(%)]

评价条目	低风险偏倚	偏倚风险不确定	高风险偏倚
随机序列产生	3(42.9)	4(57.1)	0(0)
分配方法隐藏	0(0)	7(100)	0(0)
受试者盲法*	0(0)	1(14.3)	6(85.7)
研究人员盲法*	0(0)	1(14.3)	6(85.7)
结局评估者盲法	0(0)	7(100)	0(0)
不完全结局报告	6(85.7)	1(14.3)	0(0)
选择性报告研究结果	0(0)	7(100)	0(0)

注:* 由于干预措施本身的性质,且研究者通常会接受干预措施的相关操作培训,因此受试者和研究者的盲法实施难度较大。

(二)刺络拔罐放血疗法

1. 单用刺络拔罐放血疗法

4 项研究报告了临床有效率(S229,S231,S233,S235)。其中,1 项研究仅提及“治愈”的定义,其数据不纳入分析(S231)。其余 3 项研究均提及有效率参照 1994 年国家中医药管理局颁布的《中医病证诊断疗效标准》[2]。Meta 分析结果提示(表 8-2):与西药相比,刺络拔罐放血疗法疗效更佳(*RR* 1.21[1.11,1.31],I^2=0%)。

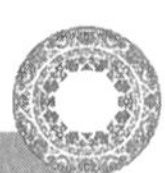

表 8-2　单用刺络拔罐放血疗法 vs. 西药：有效率

对照组	结局指标	研究数量	受试者人数	效应量 *RR*［95% *CI*］	I^2 (%)	纳入研究
西药	有效率	3	275	*RR* 1.21［1.11,1.31］*	0	S229,S233,S235

注：* 有统计学意义。

某些研究结果提示：刺络拔罐放血疗法的疗效常优于西药。2 项研究均报告了皮损结痂时间和止疱时间（S230,S233）。其中，1 项研究未明确结局测量时间的起始点，其数据不纳入分析（S233）。1 项研究结果提示：与泛昔洛韦相比，治疗组皮损结痂时间（从治疗开始到皮损结痂所需时间）缩短了 1.42 天（［-1.74,-1.10］）；但在止疱时间方面，两者疗效比较差异无统计学意义（*MD* -0.05 天［-0.39,0.29］）（S230）。

2 项研究报告了后遗神经痛的发生率（S231,S233），但均未明确后遗神经痛的测量时间点，这些研究数据不纳入分析。所有研究均未报告不良事件，因此刺络放血拔罐疗法治疗带状疱疹的安全性尚不清楚。

2. 刺络拔罐放血疗法联合西药（中西医结合）

2 项研究使用刺络拔罐放血疗法联合西药治疗带状疱疹（S232,S234）。Meta 分析结果提示：在皮疹消退后 1 个月后遗神经痛发生率方面，刺络拔罐放血疗法联合西药与单用西药的疗效比较差异无统计学意义（包括 130 名受试者，*RR* 0.46［0.15,1.41］，I^2=0%）。

2 项研究比较了刺络拔罐放血疗法联合西药治疗与抗病毒药联合维生素 B_1 和维生素 B_{12} 的疗效。1 项研究提示治疗结束时疼痛评分减少了 1.45cm（［-2.12,-0.78］），止疱时间缩短了 0.52 天（［-1.00,-0.04］），皮损结痂时间（从治疗开始到皮损结痂所需时间）缩短了 2.76 天（［-3.51,-2.01］）（S234）。另外 1 项研究提示皮损结痂时间（从出疹到皮损结痂所需时间）缩短了 1.47 天（［-2.66,-0.28］），而在临床有效率方面与对照组比较差异无统计学意义（*RR* 1.00［0.91,1.10］），此研究报告无不良事件发生（S232）。

四、其他中医疗法治疗带状疱疹的临床证据——非随机对照试验

在中英文数据库中未检出符合纳入标准的非随机对照试验。

五、其他中医疗法治疗带状疱疹的临床证据——无对照研究

有关其他中医疗法的无对照研究甚少，本章仅纳入 3 项研究（S236~S238）。所有研究均在中国进行，均评价了刺络拔罐放血疗法治疗急性期带状疱疹的疗效，共纳入 45 名受试者。其中，2 项研究为病例报告（S237，S238），1 项研究为病例系列报告（S236）。1 项研究将中医辨证分型作为患者的纳入标准或辨证论治的分型标准（S238），证型为湿热证。

刺络拔罐放血疗法仅在 1 项研究（S237）中单独使用，在其余研究中均联合西药使用。其治疗频次为每天（S236）或隔天（S237，S238）1 次，围绕皮损区域进行治疗。1 项研究报告无不良事件发生（S236）。

六、其他中医疗法治疗带状疱疹的临床研究证据汇总

所有类型的临床研究均对刺络拔罐放血疗法治疗带状疱疹的疗效进行了评价。中医专业教科书和临床实践指南也建议采用这种疗法，且有相关随机对照试验证据支持其疗效。纳入研究涉及的带状疱疹证型与中医专业教科书中描述的基本一致。

Meta 分析结果提示，单用刺络拔罐放血疗法可提高有效率；但配合西药治疗，未能显著降低皮疹消退后 1 个月后遗神经痛的发生率。一些研究结果提示刺络拔罐放血疗法存在某些潜在疗效，但仍需进一步证明。纳入的 10 项研究中，仅 2 项研究报告了安全性结局指标，均无不良事件发生。目前关于刺络拔罐放血疗法的疗效和安全性证据尚不充足。除刺络拔罐放血疗法外，临

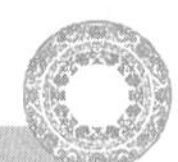

床实践中常用的其他中医疗法仍缺乏相关临床证据。

本章纳入研究分析结果提示，刺络拔罐放血疗法可缓解带状疱疹的症状，常用施术部位为皮损区域或阿是穴。由于目前其他疗法治疗带状疱疹的临床研究证据尚不充足，因此临床医师在临床实践中可结合自身经验来选择相关的中医疗法。

参考文献

[1] CAO H, ZHU C, LIU J. Wet cupping therapy for treatment of herpes zoster: a systematic review of randomized controlled trials [J]. Altern Ther Health Med, 2010, 16 (6): 48-54.

[2] 国家中医药管理局 . 中医病证诊断疗效标准 [M]. 南京 : 南京大学出版社 , 1994.

第九章　中医综合疗法治疗带状疱疹的临床研究证据

导语：在中医临床实践中常采用中医综合疗法(指2种或2种以上不同类别的中医干预措施联合使用,如中药联合针灸)治疗带状疱疹。通过对9个数据库的全面检索,根据严格的纳入标准,最终纳入56项随机对照试验。最常用的中医综合疗法是针刺与梅花针联合拔罐。Meta分析结果提示一些中医综合疗法的疗效显著,且患者的耐受性良好。

中医综合疗法是指2种或2种以上不同类别的中医干预措施联合使用(这里所指的类别是根据本书第四章里划分的中药、针灸疗法、其他中医疗法),具体措施如中药联合针灸、中药联合气功等,这种疗法在临床实践中很常用。本章仅对中医综合疗法治疗带状疱疹的随机对照试验临床证据进行了评价。

一、临床研究文献特征(中医综合疗法随机对照试验)

经过对5 693篇文献进行全文筛选,最后纳入56项随机对照试验(S8,S171,S172,S174,S239~S290)(图9-1),共包括4 673名受试者。所有试验均在中国进行,以医院门诊和住院部为主。除1项研究是三臂试验(S239)外,其余研究均为双臂试验。病程从1天(S171,S174,S240~S256)至28天(S257)不等。

男性受试者多于女性(男2 369人,女2 154人),但并非所有研究都报告了所有入组受试者的性别和人数,一些研究仅报告了完成研究的受试者基本

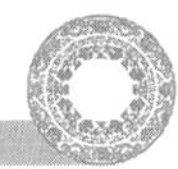

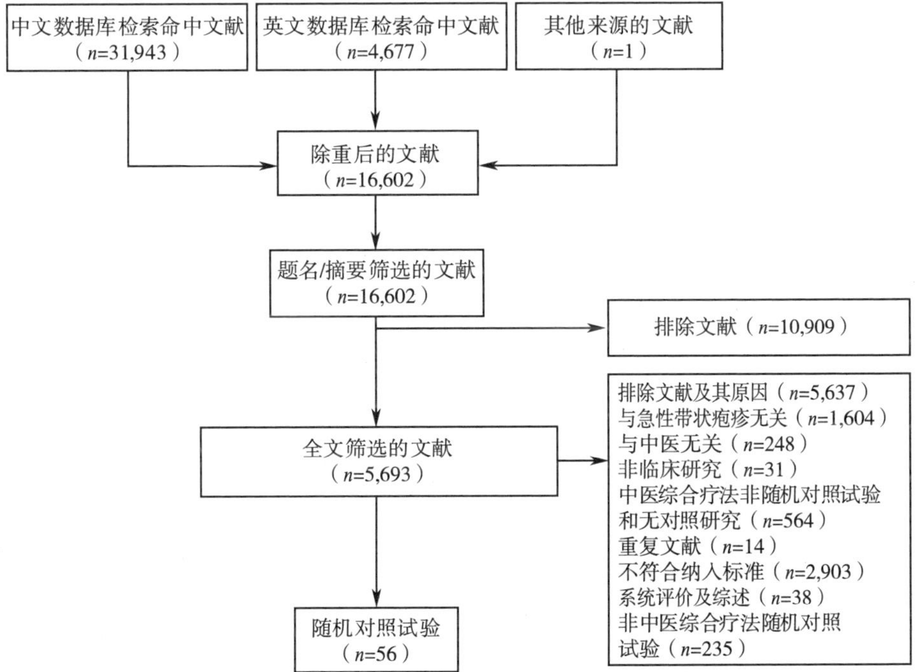

图 9-1　中医综合疗法治疗带状疱疹文献筛选流程图

信息。受试者年龄从 18 岁(S8,S171,S241~S243,S248,S251,S258~S265)至 85 岁(S265)不等,平均年龄中位数为 48.5 岁。疗程从 6 天(S253)至 28 天(S245)不等,疗程中位数为 10 天。17 项研究(S8,S171,S174,S243,S246,S250,S256~S258,S261,S265~S271)完成了治疗后的随访评估,随访时间从治疗结束后 10 天(S8)至 90 天(或 3 个月)(S171,S174,S243,S265,S268,S270)不等。

6 项研究将中医辨证分型作为患者的诊断标准和 / 或辨证论治的分型标准(S243,S261,S263,S269,S271,S272)。这些研究报告的证型包括气滞血瘀证(5 项研究)(S243,S263,S269,S271,S272),脾虚湿阻证(4 项研究)(S261,S263,S269,S271),肝经郁热证(3 项研究)(S261,S263,S272),肝经湿热证(2 项研究)(S269,S271),风火热毒证(S243),湿热郁阻证(S243),湿毒内积证(S272)。

中医治疗措施包括中药、针刺、火针、艾灸、穴位注射、梅花针、刺络拔罐放血和拔罐(表 9-1)。最常用的中医综合疗法是针刺与梅花针联合拔罐

(10 项研究,S171,S174,S239,S241,S244,S247,S252,S273~S275)。1 项研究(S271)使用中药联合针灸疗法,因未明确针灸疗法的具体治疗形式,该研究不纳入分析。8 项研究评价了中医综合疗法配合西药(中西医结合)治疗带状疱疹的疗效(S247,S254,S256,S266,S268,S276,S278,S279)。

研究涉及的中药干预措施包括 5 种常用方剂或中成药,一些研究同时使用多个方剂加减治疗。这些方剂包括:龙胆泻肝汤(8 项研究,S8,S248,S256,S263,S269,S270,S271,S276),季德胜蛇药片(2 项研究,S249,S277),板蓝根颗粒(1 项研究,S264),板蓝根注射液(1 项研究,S278),除湿胃苓汤(2 项研究,S269,S271)和复方四黄外洗液 / 复方四黄液(2 项研究,S269,S271)。这些方剂共使用了 60 种中药,最常用的中药有甘草、柴胡、生地黄、栀子、当归、泽泻和龙胆(表 9-2)。

最常用的针灸疗法和其他中医疗法分别是针刺(36 项研究)和拔罐(33 项研究)。最常用施术部位是皮损部位(38 项研究)、阿是穴(23 研究)和华佗夹脊穴(19 项研究)。最常用的穴位是支沟(8 项研究)、曲池(7 项研究)和阳陵泉(7 项研究)(表 9-3)。

对照组治疗措施包括:单用抗病毒药(S8,S246,S247,S256,S260,S261,S263,S264,S276,S280~S282),抗病毒药联合维生素、西咪替丁或卡马西平等其他治疗方法(S171,S172,S239,S241,S242,S244,S248,S250,S253~S255,S257~S259,S262,S266,S268,S272~S275,S277~279,S283~S286),抗病毒药加镇痛药(S243,S249,S265,S287),抗病毒药加镇痛药及其他治疗如维生素或卡马西平(S174,S240,S245,S251,S252,S267,S269~S271,S288~S290)。5 项研究的抗病毒治疗使用了指南推荐的剂量(S8,S242,S247,S252,S287)。

表 9-1　中医综合疗法干预措施汇总表

干预措施	纳入研究	参考文献
针刺 + 梅花针 + 拔罐	10	S273,S241,S239,S274,S244,S275,S247,S174,S171,S252
针刺 + 刺络拔罐放血	7	S260,S242,S172,S268,S253,S290,S286
中药 + 针刺	4	S269,S248,S264,S256

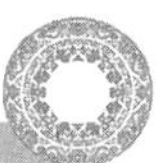

续表

干预措施	纳入研究	参考文献
中药 + 梅花针 + 拔罐	3	S251,S285,S282
针刺 + 艾灸 + 拔罐	3	S243,S246,S265
火针 + 拔罐	3	S288,S257,S261
梅花针 + 拔罐	3	S266,S245,S281
中药 + 火针	2	S262,S8
中药 + 艾灸	2	S278,S270
中药 + 针刺 + 拔罐	2	S279,S277
中药 + 刺络拔罐放血	2	S287,S289
针刺 + 梅花针 + 艾灸 + 拔罐	2	S259,S255
梅花针 + 艾灸 + 拔罐	2	S283,S284
中药 + 针刺 + 火针	1	S263
中药 + 针刺 + 穴位注射	1	S276
中药 + 针灸(具体不详)	1	S271
中药 + 针刺 + 刺络拔罐放血	1	S272
中药 + 针刺 + 艾灸 + 拔罐	1	S249
针刺 + 火针 + 刺络拔罐放血	1	S258
针刺 + 火针 + 拔罐	1	S250
针刺 + 火针 + 梅花针 + 拔罐	1	S239
火针 + 刺络拔罐放血	1	S280
梅花针	1	S240
针刺 + 刺络拔罐放血	1	S254
穴位注射 + 刺络拔罐放血	1	S267

表 9-2　中医综合疗法治疗带状疱疹随机对照试验常用中药汇总表

中药名	基源	研究数量
甘草	*Glycyrrhiza spp.*	14
柴胡	*Bupleurum spp.*	13
生地黄	*Rehmannia glutinosa* Libosch.	13

续表

中药名	基源	研究数量
栀子	*Gardenia jasminoides* Ellis	12
当归	*Angelica sinensis*（Oliv.）Diels	11
泽泻	*Alisma orientalis*（Sam.）Juzep.	11
龙胆	*Gentiana scabra* Bge.	11
车前子	*Plantago spp.*	8
黄芩	*Scutellaria baicalensis* Georgi	8
板蓝根	*Isatis indigotica* Fort.	8
延胡索	*Corydalis yanhusuo* W.T.Wang	7
赤芍	*Paeonia spp.*	7
大青叶	*Isatis indigotica* Fort.	6
白芍	*Paeonia lactiflora* Pall.	5
黄柏	*Phellodendron chinense* Schneid.	5
陈皮	*Citrus reticulata* Blanco	4

表 9-3　中医综合疗法治疗带状疱疹随机对照试验常用穴位汇总表

穴位名称	研究数量
皮损区域	38
阿是穴	23
华佗夹脊	19
支沟	8
曲池	7
阳陵泉	7
足三里	6
合谷	6
太冲	6
血海	5

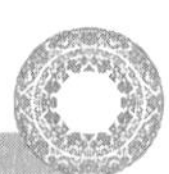

二、中医综合疗法治疗带状疱疹的临床证据——随机对照试验

（一）偏倚风险

纳入研究的方法学质量各异（表 9-4）。16 项研究使用适当的方法产生随机序列，其随机序列产生偏倚为低风险（S171，S172，S174，S245，S249，S252，S257，S258，S260，S261，S263，S265，S266，S272，S278，S288）。2 项研究提及采用不透光的密封信封（S261）或中央随机化（S171）实施分配方案隐藏，偏倚被评为低风险。由于干预措施本身的性质，导致受试者盲法难以实施，因此所有研究的受试者盲法实施均为高偏倚风险。1 项研究提及对研究人员和结局评估者实施盲法，偏倚被评为低风险（S171）。其余研究的研究人员盲法均为高风险偏倚，结局评估者盲法为不确定。4 项研究报告了数据缺失，但未说明其原因（S8，S242，S251，S258），另外 1 项研究报告了缺失数据及其原因（S240），但该 5 项研究均未对缺失数据进行分析，故不完全结局报告偏倚风险均为不确定。1 项研究报告了数据缺失及其原因，并采用适当方法处理缺失数据，偏倚被评为低风险（S171）。其他研究均报告无数据缺失，偏倚被评为低风险。1 项研究完成了临床试验注册（S171），但未详细报道各项结局指标，其选择性报告研究结果偏倚风险为不确定。其他研究均未发表相关研究方案或进行试验注册，其选择性报告研究结果偏倚风险亦为不确定。

表 9-4　中医综合疗法随机对照试验研究偏倚风险评估结果［项（%）］

评价条目	低风险偏倚	偏倚风险不确定	高风险偏倚
随机序列产生	16（28.6）	33（58.9）	7（12.5）
分配方案隐藏	2（3.6）	54（96.4）	0（0）
受试者盲法	0（0）	0（0）	56（100）
研究人员盲法	1（1.8）	0（0）	55（98.2）
结局评估者盲法	1（1.8）	55（98.2）	0（0）
不完全结局报告	51（91.1）	5（8.9）	0（0）
选择性报告研究结果	0（0）	56（100）	0（0）

（二）中医综合疗法

1. 疼痛评分

23 项研究报告了治疗结束时的疼痛评分。20 项研究比较了中医综合疗法与西药的疗效（S8，S171，S172，S240，S241，S244，S246，S251，S252，S257，S261，S262，S268，S269，S271，S273，S274，S281，S283，S284，S290）。其中，2 项研究报告的数据无法进行二次分析（S257，S261），故不纳入统计。VAS 评分单位统一换算成“厘米（cm）”以便进行 Meta 分析。本节针对 5 种中医综合疗法对疼痛评分的影响进行了 Meta 分析（表 9-5）。

与西药相比，中药联合火针（*MD*−1.48cm［−2.11，−0.85］，I^2=79%），针刺联合刺络拔罐放血（*MD*−2.19cm［−2.68，−1.70］，I^2=92%），针刺与梅花针联合拔罐（*MD*−1.36cm［−1.84，−0.88］，I^2=92%）和梅花针与艾灸联合拔罐（*MD*−2.63cm［−2.93，−2.32］，I^2=6%）均可显著降低治疗结束时的 VAS 评分。虽然不少 Meta 分析存在显著的统计学异质性，但由于研究数量有限，并非所有研究可进行亚组分析。对于运用针刺与梅花针联合拔罐的研究，按照对照组措施进行亚组分析，虽然抗病毒药及其他疗法亚组可改善 VAS 评分，但统计学异质性仍较显著。

表 9-5　中医综合疗法 vs. 西药：VAS 评分

干预措施	Meta 分析	研究数量	受试者人数	效应量 *MD*［95%CI］	I^2（%）	参考文献
中药＋火针	所有研究	2	128	−1.48［−2.11，−0.85］*	79	S262，S8
针刺＋刺络拔罐放血	所有研究	2	122	−2.19［−2.68，−1.70］*	92	S172，S290
针刺＋梅花针＋拔罐	所有研究	6	606	−1.36［−1.84，−0.88］*	92	S273，S241，S274，S244，S171，S252
	亚组：对照组为抗病毒药及其他疗法	5	544	−1.24［−1.73，−0.75］*	91	S273，S241，S274，S244，S171
梅花针＋艾灸＋拔罐	所有研究	2	192	−2.63［−2.93，−2.32］*	6	S283，S284

注：* 有统计学意义。

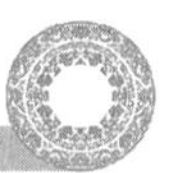

除 Meta 分析外，部分单个研究结果也提示：与西药组相比，中医综合疗法组患者治疗结束时疼痛评分显著降低，中医综合疗法包括：中药联合针刺（*MD*–2.41cm［–2.84，–1.98］）（S269），中药与梅花针联合拔罐（*MD*–2.02cm［–2.35，–1.69］）（S251），针刺与艾灸联合拔罐（*MD*–3.04cm［–4.39，–1.69］）（S246），针刺与穴位注射联合拔罐（*MD*–0.70cm［–1.08，–0.32］）（S240）。此外，针刺与梅花针联合拔罐组患者治疗结束 60 天后随访，疼痛仍持续减轻（*MD*–1.89cm［–3.52，–0.26］）（S171）。但梅花针联合拔罐（*MD*–0.46cm［–1.44，0.52］）对疼痛缓解无显著疗效（S281）。

3 项研究使用中医综合疗法配合西药（中西医结合）治疗带状疱疹（S266，S268，S276）。针刺加刺络拔罐放血疗法联合阿昔洛韦、卡马西平，可显著降低患者治疗结束时疼痛评分（*MD* 1.50cm［–2.40，–0.60］）（S268）。梅花针加拔罐联合阿昔洛韦组较西药组，治疗结束时疼痛评分降低了 2.31cm（［–2.86，–1.76］）；治疗结束 20 天后随访时，疼痛评分减少了 3.23cm（［–4.16，–2.30］）（S266）。与单用阿昔洛韦对比，中药与针刺联合穴位注射疗法配合阿昔洛韦可显著降低患者治疗结束时疼痛评分，疼痛评分降低了 1.31cm（［–1.81，–0.81］）（S276）。

2. 疼痛缓解时间

9 项研究报告了疼痛缓解时间（S241~S243，S257，S265，S270，S273，S285，S288），这些研究的治疗组和对照组干预措施分别是中医综合疗法和西药。其中，2 项研究报告的结局指标数据无法进行二次分析（S242，S243）；2 项研究的结果存在可疑性，与带状疱疹的临床实际情况不符（S270，S273）；2 项研究未报告结局测量时间的起始点（S285，S288），这些研究均不纳入分析。

2 项研究报告了疼痛缓解时间（从治疗开始到疼痛完全消失所需要的时间）（S241，S257）。其中 1 项研究结果提示：接受针刺与梅花针联合拔罐治疗的患者疼痛缓解时间较西药组减少了 16.53 天（［–19.47，–13.59］）（S241）。另 1 项研究结果提示：接受火针联合拔罐治疗的患者疼痛缓解时间较西药组减少了 18.10 天（［–22.02，–14.18］）（S257）。1 项研究结果提示针刺与艾灸联合拔罐可加速疼痛缓解，疼痛缓解时间（从疼痛出现到完全消失所需要的时间）减少了 12.70 天（［–14.29，–11.11］）（S265）。

3. 结痂时间

20项研究报告了结痂时间(S171,S174,S241,S246,S247,S249,S250,S254,S257~S262,S265,S270,S278,S284,S285,S289)。绝大部分研究(17项)是单独中医综合疗法与西药对比(S171,S174,S241,S246,S249,S250,S257~S262,S265,S270,S284,S285,S289)。1项研究以皮疹出现时间为测量起始点(S171),5项研究以治疗开始的时间为测量起始点(S241,S257,S270,S278,S289),剩余14项研究未明确结局测量的时间点(S174,S246,S247,S249,S250,S254,S258~S262,S265,S284,S285),故不纳入分析。

上述纳入分析的6项研究结果如下,1项研究结果提示针刺与梅花针联合拔罐治疗可缩短结痂时间(从皮疹出现至结痂所需要的时间)0.46天([-0.59,-0.33])(S171);与接受阿昔洛韦和维生素C治疗的患者相比,针刺与梅花针联合拔罐组结痂时间(从治疗开始至结痂所需要的时间)缩短3.88天([-5.04,-2.72])(S241);与接受阿昔洛韦、维生素C治疗的患者相比,火针联合拔罐组结痂时间缩短4.76天([-6.75,-2.77])(S257);与接受阿昔洛韦、布洛芬和聚肌苷酸治疗的患者相比,中药联合艾灸组结痂时间缩短0.88天([-1.25,-0.51])(S270)。与接受阿昔洛韦、泼尼松龙、布洛芬和甲钴胺治疗的患者相比,中药联合刺络拔罐放血疗法组未能显著改善结痂时间(*MD*-0.30天[-0.96,0.36])(S289)。

1项研究使用中医综合疗法联合西药(中西医结合)治疗带状疱疹(S278),结果提示:与阿昔洛韦、干扰素和维生素B_1治疗相比,中西医结合治疗可缩短结痂时间1.20天([-1.81,-0.59])(S278)。

4. 止疱时间

15项研究报告了止疱时间(S171,S174,S246,S247,S249,S250,S254,S258,S260~S262,S264,S270,S278,S289)。其中12项研究为单独中医综合疗法与西药对比(S171,S174,S246,S249,S250,S258,S260~S262,S264,S270,S289)。1项研究以皮疹出现时间为止疱时间测量的起始点(S171),4项研究以治疗开始时间为止疱时间测量的起始点(S264,S270,S278,S289)。其余未明确结局测量时间点的研究均不纳入分析。此外,1项研究报告的结局指标结果与带状疱疹临床实际情况不符,亦不纳入分析(S270)。最终纳入的

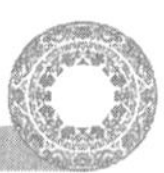

研究均无法进行 Meta 分析。

1 项研究结果提示，与阿昔洛韦、维生素 B_1 和外敷生理盐水相比，接受针刺与梅花针联合拔罐治疗的患者，止疱时间（从皮疹出现至无新起水疱所需要的时间）增加了 0.22 天（[0.15，0.29]）（S171）。虽然该研究结果在统计学上提示中医综合疗法有优势，但 0.22 天（约 5 小时）的差异从临床角度上看两组的止疱时间差异不大。1 项研究结果提示，中药加艾灸联合西药治疗可缩短止疱时间（从治疗开始至无新起水疱所需要的时间）1.40 天（[–1.99，–0.81]）（S278）。1 项研究结果提示，中药联合刺络拔罐放血治疗与西药对比，在止疱时间（从治疗开始至无新起水疱所需要的时间）方面的疗效比较差异无统计学意义（*MD*–0.20 天[–0.73，0.33]）（S289）。另 1 项研究结果提示，中药联合针刺治疗与西药对比，未能缩短止疱时间（*MD* 0.05 天[–0.44，0.54]）（S264）。

5. 脱痂时间

10 项研究报告了脱痂时间（S171，S246，S254，S258，S261，S262，S265，S285，S288，S289）。除 1 项研究（S254）外，其余 9 项研究比较了单独中医综合疗法与西药治疗带状疱疹的疗效。其中 1 项研究以皮疹出现为测量的起始点（S171），另外 1 项研究以治疗开始为测量的起始点（S289）。其余未明确结局测量时间点的研究均不纳入分析。

上述纳入分析的 2 项研究结果如下：1 项研究提示与西药相比，针刺与梅花针联合拔罐可显著缩短结痂时间（*MD*–3.21 天[–3.54，–2.88]）（S171）。另 1 项研究提示中药联合刺络拔罐放血疗法与西药在脱痂时间方面的疗效比较差异无统计学意义（*MD*–0.40 [–1.74，0.94]）（S289）。

6. 带状疱疹后遗神经痛发生率

14 项研究报告了带状疱疹后遗神经痛的发生率，所有研究均以带状疱疹临床治愈（皮损愈合）时间为后遗神经痛发生的起始点（S8，S171，S174，S243，S246，S250，S252，S256，S258，S261，S265，S267，S268，S270）。其中 12 项研究比较了单独中医综合疗法与西药的疗效（S8，S171，S174，S243，S246，S250，S252，S258，S261，S265，S267，S270）。1 项研究未明确定义后遗神经痛的时间范围，故不纳入分析（S252）。2 项研究 Meta 分析结果提示（表 9-6）：针刺与艾灸联合拔罐治疗可降低皮损愈合后 3 个月后遗神经痛的发生率(*RR* 0.08［0.01,0.63］,I^2=0%)。

表 9-6　针刺 + 艾灸 + 拔罐 vs. 西药：后遗神经痛(临床治愈后 3 个月内)

研究数量	受试者人数	效应量 *RR*［95%*CI*］	I^2(%)	参考文献
2	140	0.08［0.01,0.63］*	0	S243,S265

注：* 有统计学意义。

在皮损愈合后 3 个月后遗神经痛的发生率方面,1 项研究提示针刺与梅花针联合拔罐与西药的差异无统计学意义(*RR* 0.33［0.01,7.87］)(S174),另 1 项研究提示中药联合艾灸与西药对比亦无统计学差异(0.33［0.04,3.03］)(S270)。

在皮损愈合后 1 个月后遗神经痛的发生率方面,中药联合火针(*RR* 0.10［0.01,0.74］)(S262),针刺与火针联合刺络拔罐放血(*RR* 0.05［0.00,0.81］)(S258),针刺与梅花针联合拔罐(*RR* 0.27［0.14,0.54］)(S171)均有显著疗效;而火针联合拔罐(*RR* 0.07［0.00,1.14］)(S250),针刺与火针联合拔罐(*RR* 0.25［0.03,2.12］)(S261)以及穴位注射联合刺络拔罐放血(*RR* 0.60［0.29,1.25］)(S267)与西药对比差异无统计学意义。

1 项研究使用了不同的后遗神经痛定义,在皮损愈合后 60 天后遗神经痛的发生率方面,针刺与艾灸联合拔罐与西药的疗效比较差异无统计学意义(*RR* 0.17［0.02,1.30］)(S246)。

2 项研究使用中医综合疗法联合西药(中西医结合)治疗带状疱疹(S256,S268)。1 项研究结果提示,针刺与拔罐联合阿昔洛韦、卡马西平与单用西药对比,可显著降低皮损愈合后 3 个月后遗神经痛的发生率(*RR* 0.13［0.02,0.91］)(S268)。另 1 项研究结果提示,中药与针刺联合阿昔洛韦对比阿昔洛韦可显著降低皮损愈合后 1 个月后遗神经痛的发生率(*RR* 0.07［0.01,0.51］)(S256)。

7. 有效率

34 项研究报告了临床有效率,文中有提及有效率的定义和标准(S174,S239,S241,S242,S244,S248~S253,S255,S258,S259,S262,S263,S267,S268,S270,S272,S273,S275~S286,S290)。6 项研究引用的有效率参照标准为自拟标准或无注明参考出处,内容各异,故不能纳入 Meta 分析。1 项研究

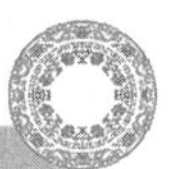

的文章内容数据有误，结果与受试者的例数不一致，故不纳入分析（S283）。

28 项研究的有效率参照了 1994 年国家中医药管理局颁布的《中医病证诊断疗效标准》[1]。其中，25 项研究为单独中医综合疗法与西药的比较（S174，S239，S241，S242，S244，S248~S253，S255，S259，S262，S263，S267，S272，S273，S277，S280，S282，S284~S286，S290）。剩余 3 项研究为中医综合疗法联合西药（中西医结合）与西药的对比（S268，S278，S279）。对单用中医综合疗法的研究进行 Meta 分析（表 9-7），其结果提示：在皮损好转 30% 或以上和疼痛明显缓解方面，针刺与梅花针联合拔罐（*RR* 1.20［1.11，1.30］，I^2=0%）以及针刺加梅花针加艾灸联合拔罐治疗（*RR* 1.16［1.05，1.28］，I^2=0%）较西药均有显著疗效；但中药与梅花针联合拔罐（*RR* 1.13［0.93，1.37］，I^2=90%），以及针刺联合刺络拔罐放血治疗（*RR* 1.22［0.93，1.62］，I^2=92%）在此方面无明显改善。

Meta 分析为阴性结果的研究之间存在显著的统计学异质性，因此进一步进行亚组分析。根据对照组（抗病毒药及其他治疗）和疗程（10 天或 ≥ 14 天）进行亚组分析。部分亚组分析结果显示统计学异质性较低，且 Meta 分析结果呈阳性。在皮损好转 30% 或以上和疼痛明显缓解方面，中药与梅花针联合拔罐治疗疗程 14 天者较对照组疗效更优（*RR* 1.19［1.06，1.34］，I^2=37%）；针刺联合刺络拔罐放血治疗疗程 10 天者（*RR* 1.15［1.01，1.32］，I^2=0%）和 14 天以上者（*RR* 1.46［1.17，1.81，I^2=0%］）均优于对照组。从亚组分析的结果可见，疗程长短并不是影响总体阴性结果的因素，临床医生在临床实践中可根据自身的经验决定干预措施的疗程。

表 9-7　中医综合疗法 vs. 西药：有效率

干预措施	Meta 分析	研究数量	受试者人数	效应量 *RR*［95%*CI*］	I^2 (%)	参考文献
中药 + 梅花针 + 拔罐	所有研究	3	400	*RR* 1.13［0.93，1.37］	90	S251，S285，S277
	亚组：抗病毒药及其他治疗	2	300	*RR* 1.07［0.88，1.29］	90	S285，S277
	亚组：疗程 14 天	2	340	*RR* 1.19［1.06，1.34］*	37	S251，S285

续表

干预措施	Meta 分析	研究数量	受试者人数	效应量 *RR* [95%*CI*]	I^2 (%)	参考文献
针刺 + 刺络拔罐放血	所有研究	5	372	*RR* 1.22 [0.93, 1.62]	92	S242, S268, S253, S290, S286
	亚组：抗病毒药及其他治疗	4	310	*RR* 1.26 [0.85, 1.87]	95	S242, S268, S253, S286
	亚组：疗程 10 天	2	116	*RR* 1.15 [1.01, 1.32]*	0	S290, S286
	亚组：疗程≥14 天	2	96	*RR* 1.46 [1.17, 1.81]*	0	S242, S268
针刺 + 梅花针 + 拔罐	所有研究	6	410	*RR* 1.20 [1.11, 1.30]*	0	S273, S241, S239 I1, S244, S174, S252
针刺 + 梅花针 + 艾灸 + 拔罐	所有研究	2	170	*RR* 1.16 [1.05, 1.28]*	0	S259, S255

注：* 有统计学意义。

部分单个研究发现，单用中医综合疗法的临床有效率更高，如针刺与火针联合拔罐（*RR* 1.24 [1.04, 1.47]）（S250）和针刺联合刺络拔罐放血疗法（*RR* 1.43 [1.18, 1.72]）（S280）。除此之外，以下中医综合疗法的有效率与对照组比较差异无统计学意义。

- 中药联合针刺（*RR* 1.07 [0.94, 1.22]）（S248）。
- 中药联合火针（*RR* 1.08 [0.91, 1.28]）（S262）。
- 中药与针刺联合火针（*RR* 1.17 [0.96, 1.43]）（S263）。
- 中药与针刺联合刺络拔罐放血（*RR* 1.19 [1.00, 1.42]）（S272）。
- 中药加针刺加艾灸联合拔罐（*RR* 1.19 [0.96, 1.46]）（S249）。
- 中药与针刺联合拔罐（*RR* 1.00 [0.94, 1.07]）（S277）。
- 针刺加火针加梅花针联合拔罐（*RR* 1.42 [0.98, 2.07]）（S239）。
- 梅花针与艾灸联合拔罐（*RR* 1.08 [0.97, 1.19]）（S284）。
- 穴位注射联合刺络拔罐放血（*RR* 1.11 [0.99, 1.24]）（S267）。

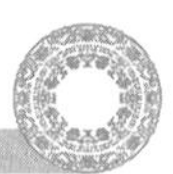

3 项运用中西医结合治疗的研究中(S268,S278,S279),1 项研究结果提示中药加艾灸联合阿昔洛韦、干扰素和维生素 B_1 的有效率更高(*RR* 1.11［1.01,1.21］)(S278)。1 项研究结果提示针刺加刺络拔罐放血联合阿昔洛韦和卡马西平的有效率更优(*RR* 1.58［1.09,2.30］)(S268)。1 项研究结果提示中药加针刺、拔罐联合口服和外用阿昔洛韦与维生素 B_1 及维生素 B_{12} 的有效率与对照组比较差异无统计学意义(*RR* 1.18［0.93,1.49］)(S279)。

(三) 中医综合疗法与指南推荐的抗病毒治疗对比

5 项研究比较了中医综合疗法与国际临床实践指南推荐的抗病毒药使用剂量的疗效(S8,S242,S247,S252,S287)。1 项研究报告了不良事件(S287),治疗组未发生不良事件,对照组［阿昔洛韦(每日 800mg)和布洛芬(30mg,每日 2 次)］出现 2 例轻度胃不适和 1 例轻度头痛。

4 项研究报告了疾病相关结局指标。1 项研究报告了皮损结局指标,但未明确测量时间点,其数据不纳入分析(S247)。另 1 项研究报告了后遗神经痛发生率,但未明确判定后遗神经痛的发生时间点,仅提及“临床治愈后”,故其数据亦不纳入分析(S252)。1 项研究结果提示,中药联合针刺可缓解疼痛和降低临床治愈后 1 个月后遗神经痛的发生率(*RR* 0.10［0.01,0.74］),患者治疗结束时的疼痛评分降低了 1.12cm(［-1.63,-0.61］)(S8)。临床有效率方面(皮损好转 30% 或以上和疼痛明显缓解),针刺联合刺络拔罐放血较口服阿昔洛韦(每日 800mg)、局部外用阿昔洛韦(每日 3~4 次)和口服维生素 B_1 的疗效更佳(S242)。另 1 项研究结果提示,与阿昔洛韦(每日 800mg)、吲哚美辛(25mg,每日 3 次)和局部外用阿昔洛韦(每日 5 次)相比,针刺与梅花针联合拔罐组治疗结束时疼痛评分下降了 1.89cm(［-2.34,-1.44］),临床有效率与对照组比较差异无统计学意义(*RR* 1.20［1.00,1.44］,*P*=0.05)(S252)。

(四) 中医综合疗法治疗带状疱疹的安全性

15 项研究(治疗组 636 名,对照组 634 名)报告了安全性指标(S8,S171,S174,S242,S245~S247,S249,S257,S260,S261,S264,S265,S276,S287)。6 项研究报告无不良事件发生(S174,S242,S247,S257,S264,S276)。中医综合疗法组共报告了 6 例不良事件,包括 5 例出血(干预措施:针刺联合梅花针、拔罐)和 1 例胃部不适(干预措施:中药联合火针)。西药组共报告了 33

例不良事件，包括胃肠道不适 12 例，失眠 10 例，头晕伴恶心 2 例，头晕 1 例，头痛 1 例，文中未说明具体不良事件者 7 例。根据现有数据提示中医综合疗法耐受性良好。

三、中医综合疗法治疗带状疱疹的临床研究证据汇总

较多随机对照试验评估了中医综合疗法治疗带状疱疹的疗效。其中，针灸疗法和其他中医疗法较中药更常用。在这些随机对照试验研究中，最常用的方剂是龙胆泻肝汤，最常用的针灸施术部位是皮损区域、阿是穴、华佗夹脊穴、支沟和曲池。建议临床医生根据中医辨证分型选择相应的治疗措施。

Meta 分析中具备阳性结果且统计学异质性低的研究提示中医综合疗法在以下方面疗效显著。

- 疼痛评分（梅花针联合艾灸）。
- 后遗神经痛的发生率（针刺与艾灸联合拔罐）。
- 临床有效率（针刺与梅花针联合拔罐；针刺加梅花针加艾灸联合拔罐）。

现有研究报告的不良事件提示中医综合疗法耐受性良好。

针刺与艾灸联合拔罐（单用或中西医结合）在 2 个带状疱疹相关结局指标方面疗效显著，且临床实践指南推荐使用针刺和艾灸治疗带状疱疹，这提示针刺联合艾灸可能是未来临床研究的主要方向。支持上述结论的最佳证据主要来源于 VAS 评分、后遗神经痛发生率和临床有效率的结果。Meta 分析结果提示，中医综合疗法可以减轻带状疱疹引起的急性疼痛，但多数相关 Meta 分析存在统计学异质性，因此中医综合疗法在疼痛缓解方面的疗效仍不确定，需要进一步研究证实。

只有少数研究对照组使用指南推荐的抗病毒治疗剂量，绝大多数研究使用的抗病毒药和镇痛药剂量小于指南推荐的剂量。这限制了现有研究结果在临床实践中的适用性，尤其是中医综合疗法联合西药使用的证据。在少数以指南推荐的抗病毒药治疗剂量作为对照组的研究中，中医综合疗法在缓解急性期疼痛和降低后遗神经痛发生率方面有较好的疗效。未来的临床研究应侧重于使用国际公认的抗病毒药治疗剂量作为对照措施，以提高中医药研究证

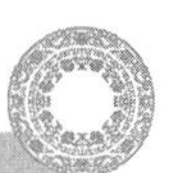

据的质量和临床适用性。

许多研究报告了疼痛和皮损相关的结局指标，但不少研究未明确结局指标测量的时间点，很多数据并未能纳入分析，这限制了对研究结果的阐释。因此在未来的临床试验中详细报告结局指标及对指标的测量做充分说明，对研究结论的可靠性和成果向临床实践的转化和指导意义至关重要。另外，所有研究均未有报告生存质量方面的指标。但由于带状疱疹及疼痛症状常给患者带来严重的精神和生活负担，故今后的临床研究应更多地去评估中医药治疗对带状疱疹患者的生活质量的影响。

参 考 文 献

[1] 国家中医药管理局. 中医病证诊断疗效标准(中华人民共和国中医药行业标准 ZY/T001. 1~001. 9—94)[S]. 南京: 南京大学出版社, 1994.

第十章　中医治疗带状疱疹的整体证据总结

导语：众多中医药疗法被用于治疗带状疱疹。尽管部分临床研究证据表明中药、针灸以及其他中医疗法的疗效具有优势，但将来仍需要高质量的临床研究去进一步证实。本章在总结前面章节的证据基础上，对中医药治疗带状疱疹的古今文献“整体证据”进行分析和总结，为临床决策提供参考依据。

带状疱疹是一种具有自限性的病毒性疾病，多侵犯皮肤及神经。对多数患者来说，该病一般预后良好且并发症较轻。但对于部分患者，皮疹和疼痛症状的严重程度对其生活质量产生巨大影响，特别是继发后遗神经痛给患者带来了严重的精神和生活负担[1]。规范的抗病毒治疗可以促进皮损愈合，国际临床实践指南推荐抗病毒治疗用于50岁以上的患者，或合并免疫缺陷，或恶性疾病，或脑神经受累，或侵犯多于1个皮肤节段的患者[2]。中医药治疗针对上述高风险的带状疱疹患者或者普通患者均具有一定的优势。

本章对中医药治疗带状疱疹的整体证据进行了分析和总结。这包括临床实践指南和专科教科书推荐的一系列中医疗法，如中药、针灸疗法和其他中医疗法。同时，中医古籍记载的大部分带状疱疹治疗方法在当今的临床实践中仍有广泛应用。我们所获得的临床研究证据提示，中药、针刺、艾灸和刺络放血疗法对急性期带状疱疹有较好的疗效。

一、中药疗法的整体证据

本节对第二、三、五和九章的研究证据进行总结。中药治疗带状疱疹已有悠久的历史，其中《华佗神方》对带状疱疹的治疗进行了描述。此外，现代

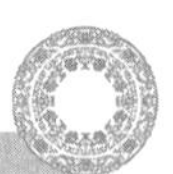

临床实践指南和专科教科书(详见第二章),根据本病的辨证分型推荐了一系列口服和外用方剂及中成药。本书共纳入 163 项关于中药治疗急性期带状疱疹的临床研究,大部分为随机对照试验,对中药的疗效和安全性进行了评价。

古籍文献条文提及的证型包括肝火、风湿、心脾风热以及脾热。上述部分证型与第二章现代中医认识部分里概括的证型相符合,但古籍文献对本病的描述更为具体。第二章阐述的指南和教科书的中医证型包括:肝经郁热证、肝胆湿热证、脾虚湿滞证和气滞血瘀证。在纳入的临床研究中常见的证型有:肝经郁热证、肝胆湿热证、气滞血瘀证和湿热证。

龙胆泻肝汤(加减)是临床研究中最常用的方剂,也是古代文献中出现频次最高的方剂,且被临床指南《中医皮肤科常见病诊疗指南》推荐使用[3]。古籍文献中出现频次最高的中药与现代临床研究文献中使用最多的中药基本一致,同时也与临床指南推荐方剂中绝大部分中药相同,这可能反映了古今医家对该病的认识、治则治法比较统一。临床常用的中药包括:甘草、黄芩、柴胡、栀子、生地黄、龙胆、当归、泽泻、车前子、川芎、黄连。上述大部分中药符合龙胆泻肝汤的组成,从另一个侧面反映了龙胆泻肝汤是古籍文献和现代临床研究中最常用的方剂。

不少随机对照试验研究报告了疼痛和皮损相关结局指标,但很少有研究报告生活质量方面的指标。现有获得的最佳证据是口服中药、外用中药或口服、外用中药结合治疗对于部分皮损相关结局指标是有益的。口服中药亦可能更有效地降低后遗神经痛的发生率。Meta 分析结果显示龙胆泻肝汤(加减)可改善皮损相关指标,加味小柴胡汤可提高临床有效率(皮损好转 30% 或以上和疼痛明显缓解)。纳入研究的中药组(单用中药或中西医结合)发生不良事件的例数较少,这提示中药治疗带状疱疹的安全性良好。

常用方药的证据总结

口服和外用中药治疗带状疱疹存在各种类型证据。古代文献记载口服中药为主,现代指南、教科书以及临床研究除了口服中药外,还使用了多种中成药、中药注射液、外用中药制剂。来自第二章和第三章提及的方剂以及现代临床研究运用的方剂、中成药均呈现于表 10-1(口服中药类)和表 10-2(外用中药类)。从表 10-1 可见龙胆泻肝汤从古至今都是临床治疗带状疱疹最重要的方剂。其次为除湿胃苓汤,古籍文献、现代研究随机对照试验、指南均有证据支持。

除龙胆泻肝汤与除湿胃苓汤外,其他指南和教科书推荐的方剂尚缺乏与带状疱疹相关的古籍文献支持,其他口服及外用方剂或中成药亦缺少充足的临床研究证据。尽管有少数外用方剂被某些临床研究使用,但均为与口服中药联合应用,纳入的研究中未见单独评估外用中药的研究。因此大部分口服或外用方药的使用尚缺乏足够的证据支持,其疗效或优势尚不明确。

表 10-1　常用口服中药的证据总结表

方剂	临床实践指南和教科书推荐(第二章)	古籍引用(条文数)(第三章)	临床研究证据 *(第五章)			中医综合疗法(第九章)
			随机对照试验(篇)	临床对照试验(篇)	无对照研究(篇)	
板蓝根颗粒	是	0	0	0	0	2
柴胡疏肝散加桃红四物汤(加减)	是	0	0	0	1	0
除湿胃苓汤(加减)	是	3	4	0	4	2
大黄䗪虫丸	是	0	0	0	0	0
丹参注射液	是	0	0	0	0	0
黄芪注射液	是	0	0	0	0	0
季德胜蛇药片	是	0	1	0	2	2
六神丸	是	0	2	0	3	0
龙胆泻肝汤(加减)	是	10	23	1	13	8
龙胆泻肝丸	是	0	1	0	0	0
清开灵口服液	是	0	0	0	0	0
清开灵注射液	是	0	1	0	0	0
参苓白术丸	是	0	0	0	0	0
双黄连粉针剂	是	0	1	0	1	0
新癀片	是	0	2	0	0	0
血府逐瘀汤加金铃子散(加减)	是	0	0	0	0	0
血府逐瘀片	是	0	0	0	0	0
元胡止痛胶囊	是	0	0	0	0	0

注:* 部分研究运用了 2 个或以上的方药,这种情况下根据方药单独统计频次。

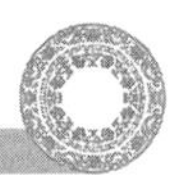

表 10-2　常用外用中药的证据总结表

方剂	临床实践指南和教科书推荐（第二章）	古籍引用（条文数）（第三章）	临床研究证据*（第五章）			中医综合疗法（第九章）
			随机对照试验（篇）	临床对照试验（篇）	非对照研究（篇）	
冰石散	是	0	0	0	0	0
颠倒散	是	0	0	0	0	0
二味拔毒散	是	0	0	0	0	0
复方黄柏液	是	0	0	0	0	0
黄连膏	是	0	0	0	1	0
黄灵丹	是	0	0	0	0	0
金黄散	是	0	0	0	0	0
青黛膏 / 油	是	0	0	0	0	1
清凉乳剂	是	0	0	0	0	0
三黄洗剂	是	0	0	0	0	0
湿润烧伤膏	是	0	1	0	0	0
双柏散	是	0	0	0	0	0
四黄膏	是	0	0	0	0	0
玉露膏	是	0	0	0	0	0
云南白药	是	0	1	0	1	1
紫草油	是	0	0	0	0	0

注：* 部分研究运用了 2 个或以上的方药，这种情况下根据方药单独统计频次。

二、针灸疗法的整体证据

本节总结了第二、三、七和九章的研究证据。一直以来，针灸是治疗带状疱疹的常用中医疗法之一。古籍和现代文献中均有关于针灸疗法治疗带状疱疹的证据。临床指南和教科书推荐了多种针灸疗法，除皮内针和穴位磁疗外均有相关临床研究证据支持（65 项研究），而针刺和艾灸在古籍文献中也有记载。另外，梅花针治疗带状疱疹也有相关临床研究证据支持，但在古籍中未发现与带状疱疹相关的条文，且临床实践指南和教科书也未做推荐。

现代临床指南和教科书对中医证型的描述很大程度上与临床研究报道相吻合。这些证型包括：气滞血瘀证、脾虚湿阻证、肝经郁热证、肝胆风热证、脾经湿热证和肝胆火盛，以及湿热证。临床研究中最常用的穴位是皮损区域、华佗夹脊穴、阿点穴（疼痛部位）、阳陵泉、太冲、足三里、支沟、曲池、合谷和外关。当中对皮损区域进行针灸治疗是源远流长的，古籍和现代文献中均有描述，临床研究与临床实践均为常用治疗部位。

尽管各类针灸疗法存在多样化，但从纳入的临床研究中看，在对针灸方案的选择和取穴方面各研究之间亦存在共性。来自随机对照试验（使用指南推荐剂量的抗病毒治疗）的最佳证据表明，针刺联合艾灸或针刺联合穴位注射治疗可降低疼痛评分和加快皮损愈合。

- 针刺与艾灸联合抗病毒治疗，可缩短疼痛缓解时间、结痂时间和止疱时间（均以治疗开始时间为测量起始点），并可提高临床有效率（皮损好转 30% 或以上和疼痛明显缓解）。
- 针刺与穴位注射联合抗病毒药和镇痛药，可减少治疗结束时和随访时的 VAS 评分，并可缩短结痂时间和止疱时间。

然而，总体纳入研究的方法学质量不高，临床医生应谨慎参考上述结论。65 项研究中仅有 19 项研究报告了不良事件，而且发生不良事件例数均较少，提示针灸疗法的安全性较好。

常用针灸疗法的证据总结

现代科技的发展意味着一些新兴的针灸疗法已成为包括带状疱疹在内的许多疾病的治疗手段之一，如分别在 20 世纪 50 年代[4]和 70 年代[5]发展起来的耳针和头针。从表 10-3 可见，在带状疱疹相关的古籍文献中关于针刺疗法的条文并不多，绝大部分证据来自现代临床研究，当中针刺与艾灸疗法是最常用的治疗措施。临床指南和教科书推荐的 4 种针灸疗法，包括耳针、头针、皮内针和穴位磁疗，均未发现符合纳入标准的临床研究，其中的原因之一可能是针灸治疗带状疱疹常用的施术部位是皮损区域，因此使用耳针或头皮针的临床研究甚少。

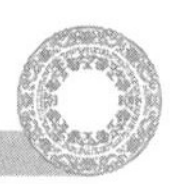

虽然临床指南和教科书未有推荐单用梅花针疗法，但分别有7项临床研究单独评估了梅花针以及在22项研究里与其他疗法联用。第七章的部分研究评价了梅花针联合针刺和/或艾灸治疗带状疱疹的疗效。另外，也有专科著作[6]推荐使用梅花针联合拔罐治疗带状疱疹。第九章中有3项临床研究结果提示，梅花针联合拔罐疗法在缓解疼痛方面有一定的疗效。但单用梅花针治疗带状疱疹的临床证据仍不足。

表 10-3　常用针灸疗法的证据总结表

干预措施	临床实践指南和教科书推荐(第二章)	古籍引用(条文数)(第三章)	临床研究证据 *(第七章)			中医综合疗法(第九章)*
			随机对照试验 *(篇)	临床对照试验(篇)	非对照研究 *(篇)	
针刺(含电针)	是	4	25	1	15	36
耳针	是	0	0	0	0	0
头针	是	0	0	0	0	0
穴位注射	是	0	6	0	1	3
艾灸	是	3	19	3	2	10
火针	是	0	4	2	2	10
皮内针	是	0	0	0	0	0
穴位磁疗	是	0	0	0	0	0
埋线	是	0	1	0	0	0
梅花针	否	0	5	1	1	22

注：* 部分研究运用了2个或以上的针刺方法，这种情况下根据治疗措施单独统计频次。

三、其他中医疗法的整体证据

本节总结了第二、三、八和九章的研究证据。临床实践指南和教科书推荐了多种其他中医疗法，然而均缺乏足够的古籍和临床研究证据支持。仅少数临床研究对其他中医疗法治疗带状疱疹的疗效进行了评估。这些临床研究报道的中医证型很大程度上与现代临床指南和教科书相吻合，这包括肝经郁热证和肝经湿热证。其他中医疗法的常用施术部位与针灸疗法大致相同，包括皮损区域和阿是穴。

指南和教科书推荐的一些干预措施如刺络拔罐放血疗法在无对照研究中也有使用，但由于数据未符合我们制订的结局指标纳入标准，故未对其结果进行分析。刺络拔罐放血疗法的随机对照试验研究表明，在提高临床有效率方面（皮损好转 30% 或以上和疼痛明显缓解），单用刺络拔罐放血疗法有一定的疗效。但由于研究的数量较少，且存在方法学缺陷，因此该疗法的潜在疗效和优势未能充分证实。

常用其他中医疗法的证据总结

仅少数临床研究对其他中医疗法治疗带状疱疹的疗效进行了评估。从表 10-4 可见，尽管临床指南和教科书推荐了数种其他中医疗法，但只有刺络拔罐放血与梅花针联合拔罐治疗有临床研究证据支持。另外，刺络放血法虽然未被指南或教材推荐，但有 7 项随机对照试验研究运用了此疗法。对于其他提及的疗法均缺少古籍文献与现代临床研究证据的支持。

表 10-4　其他中医疗法的证据总结表

干预措施	临床实践指南和教科书推荐（第二章）	古籍引用（条文数）（第三章）	临床研究证据（第八章）			中医综合疗法（第九章）*
			随机对照试验（篇）	临床对照试验（篇）	非对照研究（篇）	
刺络拔罐放血	是	0	0	0	3	14
耳穴放血	是	0	0	0	0	0
梅花针联合拔罐	是	0	0	0	0	8
入地金牛酊加红外线照射治疗	是	0	0	0	0	0
划痕针刺法	是	0	0	0	0	0
刮痧	是	0	0	0	0	0
刺络放血	否	0	7	0	0	0

注：* 部分研究运用了 2 个或以上的其他中医疗法，这种情况下根据治疗措施单独统计频次。

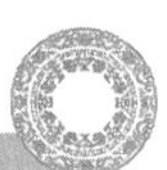

四、临床指导意义

医疗卫生保健越来越多地转向循证实践，这意味着中医药研究的发展将越来越多地依赖于临床研究证据的支持。中医是一门独立的医学，已作为许多疾病的主要治疗方案之一，另外在西医领域中也常规作为主要辅助治疗措施，因此应从整体角度去考虑和探索中医药治疗的优势。随着新证据的出现，人们能够更好地理解中医药在哪些方面或作用机制上治疗带状疱疹及改善皮损和症状。而且应强调中医药作为一种独立的治疗方法在带状疱疹整体医疗管理过程中的重要性。

结合临床指南、教科书（第二章）、古籍文献（第三章）以及现代临床研究证据（第五、七、八、九章），我们发现带状疱疹的中医分型大体上是以脏腑风火、脾虚湿蕴、气滞血瘀为基础。由古至今对带状疱疹的认识与治则治法相对一致，其中以龙胆泻肝汤和除湿胃苓汤为主要方剂，皮损部位针刺与艾灸疗法为常用措施。

从获得的临床研究证据提示，部分中药方剂与针灸疗法在改善带状疱疹疼痛状态、促进皮损愈合、降低后遗神经痛发生率方面具有益处和优势，这些疗法可供临床医生参考并作为治疗带状疱疹的措施。另外，针对并发症风险低，或 50 岁以上的高龄患者，或合并免疫缺陷、恶性疾病、脑神经受累等，以及不适合使用西药时，中医药治疗可作为替代或辅助方案使用。

纳入的许多临床研究均使用了中药自拟方，并且将中医辨证分型作为患者的纳入标准或辨证论治的分型标准，这非常符合临床实践的真实性，并为研究证据向临床实践的转化提供条件。然而一些疗法暂时缺乏或没有足够的证据来支持其使用，临床医生可根据自身的临床经验判断是否使用。纳入的文献证据提示中医药治疗带状疱疹的不良事件发生率较低，安全性较好。

五、研究指导意义

越来越多的临床研究对中医治疗带状疱疹的疗效和安全性进行评价。

中药和针灸疗法的阳性结果令人鼓舞，而其他中医疗法仍需要更多的证据进一步证实。中医临床研究的 2 个关键问题是对结局指标的定义和测量标准，以及与西药的合并使用。虽然许多研究报告的结局指标相同，例如疼痛缓解时间、脱痂时间和止疱时间等，但各个指标的测量时间起始点在不同研究中定义不尽相同，而且许多研究未明确测量的时间点。对于某些缺乏有效结局指标的临床研究，更应详细报道结局指标的定义和测量标准，以便合理地综合分析临床研究的结果。

另外，在纳入的大部分临床研究中，只有少数研究使用国际临床指南推荐的抗病毒药物剂量，其原因尚不清楚。但是为了日后更合理地比较中医与抗病毒药物的疗效，并得出有临床意义的结论，建议今后临床研究使用符合指南规定的抗病毒药物剂量。

从临床研究文献进行统计分析得出的部分高频中药，现有相关实验室研究证据支持其治疗带状疱疹的潜在疗效机制。然而其他缺乏实验室证据的中药，作用机制仍不清楚，因此日后需要更多的实验室研究去进一步阐述其作用机制。

许多纳入研究存在方法学缺陷以及样本量较小的不足。应采用科学严谨的方法设计随机对照试验，尤其要注意足够的检验效能和适当的样本量估算。绝大部分纳入的研究均未进行临床试验注册，亦未发表相关的试验方案。临床试验应公开发表试验方案，并在实施前进行注册登记，以提高报告的透明度。只有极少数临床研究报告了生活质量指标。已知带状疱疹常给患者带来严重的精神和生活负担，研究人员在规划研究设计时应考虑纳入生活质量相关的结局指标。对于带状疱疹的临床研究应同时关注后遗神经痛的发生，根据目前国际常用的后遗神经痛定义，设置皮损愈合后 3 个月或以上的随访时间以便观察是否继发后遗神经痛。

自古以来中医药治疗均讲究理法方药，故研究者应解释选择干预措施的原因，并提供详细的治疗信息，如不同针灸疗法的穴位选择、中药的用药剂量和给药途径等。为进一步阐述中药的疗效机制，应对中药方的组成成分进行鉴定和描述，包括活性成分的具体含量。部分纳入的研究有将辨证分型作为患者的纳入标准或有描述中医证型及对应的方药，但仍有部分研究没有提及

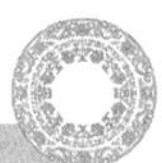

辨证分型，故今后临床研究应严格遵守辨证论治的原则，明确受试者的证型，以便更好地向临床实践转化。

由于报告的临床研究信息不足如随机化和盲法等关键细节，许多随机对照试验研究的偏倚风险被评估为不确定，然而这些信息对合理地解释研究结果并保证其可靠性至关重要。因此研究报告应遵循 CONSORT（Consolidated Standards of Reporting Trials）声明中药扩展版[7]要求，STRICTA（Standards for Reporting Interventions in Clinical Trials of Acupuncture）关于针刺临床试验[8]的要求和 CONSORT 声明艾灸扩展版[9]要求。此外，研究者应提供更多有关具体方剂和穴位处方的加减等修改细节，以更好地指导临床实践。

当代中医治疗带状疱疹的许多研究结果令人鼓舞。然而，由于研究存在方法学缺陷如分配方案隐藏和盲法的实施，这限制了研究结论的可靠性和在临床实践中的适用性。同时，临床指南和教科书推荐的许多疗法仍缺乏有力的临床证据支持，今后应侧重于这些疗法的临床研究。

参 考 文 献

[1] VOLPI A, GROSS G, HERCOGOVA J, et al. Current management of herpes zoster [J]. American Journal of Clinical Dermatology, 2005, 6 (5): 317-325.

[2] DWORKIN R H, JOHNSON R W, BREUER J, et al. Recommendations for the management of herpes zoster [J]. Clin Infect Dis, 2007, 44 (Suppl 1): S1-S26.

[3] 中华中医药学会 . 中医皮肤科常见病诊疗指南 [M]. 北京 : 中国中医药出版社 , 2012.

[4] GORI L, FIRENZUOLI F. Ear acupuncture in European traditional medicine [J]. Evidence-Based Complementary and Alternative Medicine, 2007, 4 (s1): 13-16.

[5] ALLAM H, ELDINE N G, HELMY G. Scalp acupuncture effect on language development in children with autism: a pilot study [J]. The Journal of Alternative and Complementary Medicine, 2008, 14 (2): 109-114.

[6] 欧阳卫权 . 皮肤病中医外治特色疗法精选 [M]. 广州 : 广东科技出版社 , 2015.

[7] GAGNIER J J, BOON H, ROCHON P, et al. Reporting randomized, controlled trials of herbal interventions: an elaborated CONSORT statement [J]. Annals of Internal Medicine, 2006, 144 (5): 364-367.

[8] MACPHERSON H, ALTMAN D G, HAMMERSCHLAG R, et al. Revised standards for reporting interventions in clinical trials of acupuncture (STRICTA): extending the CONSORT statement [J]. Journal of Evidence-Based Medicine, 2010, 3 (3): 140-155.

[9] CHENG C, FU S, ZHOU Q, et al. Extending the CONSORT statement to moxibustion [J]. Journal of Integrative Medicine, 2013, 11 (1): 54-63.

下　篇

带状疱疹后遗神经痛

第十一章　带状疱疹后遗神经痛的现代医学认识概述

导语：本章概述了带状疱疹后遗神经痛的临床表现与诊断、流行病学、疾病负担、危险因素，同时描述了本病涉及的病理过程，与国际临床实践指南的治疗方案。

一、概述

(一) 临床表现

带状疱疹后遗神经痛是带状疱疹常见的一个后遗症(带状疱疹相关的内容详见第一章)。后遗神经痛最主要的特征是疼痛[1]，通常发生在皮损的同一部位[2]。疼痛可以是间断性或者持续性的，可被描述为烧灼感、悸动、剧烈瘙痒、疼痛、抽痛以及电掣样疼痛[1-3]。疼痛可以伴随麻木、刺痛和异常性疼痛(对正常情况下的无痛刺激感到疼痛，又称为痛觉超敏)[1-4]。同时也可伴有其他症状，如睡眠障碍、慢性疲劳、食欲不振、体重减轻以及抑郁症[1]。

后遗神经痛的病程一般变化很大[5]，症状可持续至数年[6]，甚至无限期[7]。一份纵向研究提示有 48% 的患者在发病后 1 年内仍有症状[5]。在 1 年后症状自然缓解的可能性是有限的[3,6]。后遗神经痛属于难治性疾病之一，对于许多后遗神经痛患者能获得确切有效的治疗措施是相对困难的[8]。

目前对后遗神经痛的定义较多，疼痛持续时间从皮损愈合后 1 个月到 6 个月不等[5]。德国皮肤病学会将后遗神经痛定义为“疼痛持续超过 4 周，或者在无疼痛间隔后 4 周再次出现疼痛”[9]。Dworkin 和 Portenoy[4]提出的定

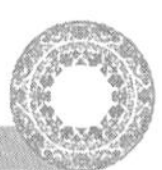

义——“疼痛持续超过皮损发生后 120 天以上”目前被普遍认可和应用于临床及科研[5,10]。后遗神经痛的多种定义影响了对其患病率的计算。

（二）流行病学

后遗神经痛的患病率根据使用的定义不同而变化很大[8,10]，影响因素包括计算患病率的时间点以及是否将疼痛程度最小值作为额外的纳入条件。欧洲数据显示 50 岁以上的带状疱疹患者有 10%~20% 发生后遗神经痛（基于疼痛持续至少 3 个月的定义）[11]，但对于 80 岁以上的带状疱疹患者则上升至 80%[12]。类似的结果亦被 Volpi 等人所报道[8]，其进一步表明后遗神经痛对于 40 岁以下的患者很少见。50 岁以上的人群后遗神经痛（定义为发生带状疱疹后 60 天）的患病率比 50 岁以下的高 27.4 倍[13]。

（三）疾病负担

与后遗神经痛相关的疾病负担是很大的[10]。后遗神经痛与明显的功能丧失、生活质量下降以及经济负担相关[3]，当中最大的经济负担与用于缓解疼痛的费用相关[8]。随着对于后遗神经痛的定义不同，直接费用变化很大，定义为带状疱疹确诊后 1 个月的后遗神经痛平均直接花费 341 欧元，定义为带状疱疹确诊后 6 个月的后遗神经痛平均直接花费为 397 欧元[14]。直接费用随着疼痛的严重程度而升高[14]。因后遗神经痛对卫生保健服务的利用明显高于带状疱疹，基于带状疱疹后 1 个月和 3 个月的后遗神经痛患者分别有 11.9 次和 12.0 次就诊于家庭医生[15]。

后遗神经痛影响精神健康，患者可能伴随慢性疲倦、食欲不振、体重下降、睡眠障碍、日常生活能力以及体力下降[16]。后遗神经痛患者在健康调查简表（SF-36）各项条目都比年龄相配的正常人群的分数要差，而且在欧洲五维健康量表（EQ-5D）的自身相关健康和健康状态指数中的分数更差[17]。由于后遗神经痛造成的健康负担同样包括心理健康与人际关系方面。43% 的后遗神经痛患者报道伴有中度焦虑症或抑郁症[18]。

二、危险因素

从带状疱疹急性期发展到后遗神经痛比较明确的危险因素包括年龄，

带状疱疹前驱期疼痛，带状疱疹急性期更严重的皮损和剧烈的疼痛[3,7-8,10]。其他少见因素包括带状疱疹急性期出现发热[7-8]，受累皮肤节段感觉功能障碍[7]，眼部带状疱疹[9,19]，女性[8-9,20]，外周血存在水痘 - 带状疱疹病毒[3]，胸部带状疱疹[2]，外伤[2]，皮损出现时间延长以及头颅部或骶部出现带状疱疹皮损[21-22]，心理应激[16,19,23]。

尽管以前曾被认为是危险因素，但近期的证据则使人怀疑心理应激是否为后遗神经痛的危险因素[24]。其他可能的危险因素包括就业状况，人口流动性，以及疼痛对于社交造成的影响[25]。免疫缺陷的患者发生后遗神经痛的风险没有增加[8-9]。

三、发病机制

后遗神经痛的病理生理机制尚不清楚[19,26]。疼痛的性质可随时间而变化，并且不同患者之间亦有区别[27]。数种针对病理性疼痛特别是带状疱疹后遗神经痛的机制理论已被提出[1,28-29]，包括：①外周神经系统的神经损伤[29-30]，②中枢神经系统的敏感性[29-30]，③持续的病毒复制引起慢性神经节炎[28]。前两者是公认的被用于解释后遗神经痛的病理生理过程，而后者则没有在文献里被经常报道。

对于周围神经系统，炎症引起的神经损伤导致痛觉感受器(引发痛觉的细胞)的兴奋，痛觉感受器被激活的阈值偏低。这样则导致脊髓背角中枢痛觉感受器兴奋性的增加[31]。一旦中枢敏感性产生，轻微的接触就可产生疼痛。对于中枢神经系统，中枢致敏的发生是由于伤害性神经元的变性[1]。免疫组化研究显示伴有持续性疼痛的后遗神经痛患者存在显著的神经元变性[32]，并且在受累组织出现功能丧失[33]。在后遗神经痛患者的受累皮肤节段中发现对热刺激的异常性疼痛的反应受损[34]，以及皮肤传入神经的 C 纤维缺失[35]。

第三个假设与水痘 - 带状疱疹病毒有关。Gilden 等[26]提出后遗神经痛患者的疼痛可能由于神经节持续的或者低度的感染引起。后遗神经痛患者死后的病理研究显示神经节周围存在炎症细胞[36-37]。此外，慢性后遗神经痛

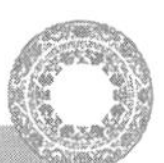

患者的病毒学结果显示单核细胞里存在水痘 - 带状疱疹病毒 DNA，而带状疱疹没有继发后遗神经痛的患者或者没有带状疱疹病史的患者则没有这样的发现[38]。在长时间后遗神经痛病史的老龄患者，亦发现单核细胞里存在有水痘 - 带状疱疹病毒 DNA[28]。在使用泛昔洛韦治疗后，反复的试验没有检测到水痘 - 带状疱疹病毒 DNA。Gilden 等[26]提出水痘 - 带状疱疹病毒引起的神经节炎是最有可能解释使用泛昔洛韦治疗后出现水痘 - 带状疱疹病毒 DNA 消失的原因。

四、诊断

后遗神经痛的诊断主要基于临床表现，但需考虑到对其不同的定义。部分研究者建议后遗神经痛只纳入疼痛评分量表（总分为 10 分）在 3 分以上的被认为有临床价值的疼痛[39-40]。这个建议尚未被临床实践指南采纳。2007 年 Robert Johnson 提出对带状疱疹后遗神经痛形成一个达到一致共识的定义[3]，然而一直未有结果。

因为诊断基于临床表现，需要排除其他可能引起神经痛的原因，其中包括肿瘤性、中毒性、创伤性以及压力性原因[2]。可利用各类的评价工具例如 VAS 疼痛评分量表、McGill 疼痛问卷以及带状疱疹简明疼痛量表（ZBPI）评价和描述疼痛性质以便于诊断，亦可用于动态监测疼痛程度。

五、预防

因为后遗神经痛是带状疱疹的后遗症之一，对于体弱的患者使用疫苗预防带状疱疹是降低后遗神经痛发生率的第一步。在急性期积极治疗带状疱疹可能预防后遗神经痛的发生[3]。有报道提出在皮损发生 72 小时内开始抗病毒治疗可以降低继发后遗神经痛的可能[5]，尽管近期一个 Cochrane 系统评价发现口服阿昔洛韦并没有降低后遗神经痛发生率的作用[41]。而其他抗病毒药物是否对降低后遗神经痛发生率有效则尚不清楚。

此外，在皮损发生 72 小时内开始抗病毒治疗是一个主观的用于临床试验的标准，可能并不能反映病毒复制的结束[10]。在皮损发生72小时后开始抗病毒治疗的获益仍未清楚，尽管如此，由于抗病毒药物具有良好的耐受性，此疗法也可能是值得考虑的[10]。

六、疾病管理

与后遗神经痛相关的临床实践指南有4个[5,42-44]。美国神经病学学会（American Academy of Neurology，AAN）编写的指南有特别针对带状疱疹后遗神经痛的[5]。其他3个指南主要围绕神经性疼痛的治疗，但亦有特别提到带状疱疹后遗神经痛的。这3个指南分别由国际神经痛特殊利益集团协会（Neuropathic Pain Special Interest Group of the International Association for the Study of Pain，NeuPSIG）[43]、加拿大疼痛学会（Canadian Pain Society，CPS）[44]以及欧洲神经病学学会联合会（European Federation of Neurological Societies Task Force，EFNS）[42]编写。

临床实践指南提供三线治疗方案，然而针对后遗神经痛选择合适的治疗方案需要考虑到几个因素。Dworkin等[43]提出治疗方案的选择应该考虑到潜在的不良反应、合并症的治疗例如抑郁症和睡眠障碍，与其他药物的相互作用，药物误用和滥用的风险，以及治疗的费用。药物相互作用是尤其重要的，因为多重用药对于后遗神经痛患者是常见的[7]，有报道指出每个患者平均使用5种不同的药物[45]。为了充分控制疼痛，可能需要使用综合疗法，因为没有一种单独药物是普遍有效的[43]。

（一）药物治疗

美国神经病学学会（AAN）编写的指南根据疗效、证据强度以及副作用分级将治疗措施分为4组[5]。第1组治疗措施为中度至高度的疗效并具有良好的证据以及较弱的副作用。该级别的治疗措施包括三环类抗抑郁药、加巴喷丁、普瑞巴林、利多卡因贴剂、羟考酮控释片或者硫酸吗啡控释片。阿司匹林乳膏或软膏、外用辣椒素和鞘内注射甲泼尼龙被归为第2组治疗措施，它们的疗效比第1组的药物要差，且证据强度有限，或者有值得关注的副作用。

在各个指南里，三环类抗抑郁药、加巴喷丁与普瑞巴林已被视为治疗后

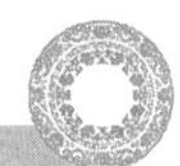

遗神经痛的一线用药(表 11-1)。与阿片类药物以及曲马多相关的各类药物被推荐为一线[5]或二线[42-44]治疗。外用辣椒素被推荐为二线[42]或三线[43]用药。

表 11-1　指南推荐治疗方案总结表

治疗推荐	美国神经病学学会(AAN)(2004)[5]	加拿大疼痛学会(CPS)(2014)[44]	欧洲神经病学学会联合会(EFNS)(2010)[42]	国际神经痛特殊利益集团协会(NeuPSIG)(2010)[43]
一线用药	加巴喷丁 * 利多卡因贴剂 * 羟考酮或者硫酸吗啡 * 普瑞巴林 * 三环类抗抑郁药 *	加巴喷丁 * 普瑞巴林 * 三环类抗抑郁药 * 选择性去甲肾上腺素再摄取抑制剂(SNRIs)#	加巴喷丁 * 利多卡因贴剂 * 普瑞巴林 * 三环类抗抑郁药 *	加巴喷丁# 利多卡因贴剂 * 普瑞巴林# 三环类抗抑郁药(仲胺类三环类抗抑郁药)#
二线用药	-	曲马多# 阿片类镇痛药 *	阿片类镇痛药 * 辣椒素 *	阿片类镇痛药# 曲马多#
三线用药	-	大麻素类#	-	部分抗抑郁药# 部分抗惊厥药#(包括卡马西平) 外用低浓度辣椒素# 右美沙芬# 美金刚# 美西律#
四线用药	-	美沙酮# 选择性 5- 羟色胺再摄取抑制药(SSRIs)# 部分抗惊厥药# 外用利多卡因 * 其他止痛成分 *	-	-

注:* 推荐用于带状疱疹后遗神经痛;# 推荐用于神经性疼痛;SNRIs:selective noradrenaline reuptake inhibitors;SSRIs:selective serotonin reuptake inhibitors。

治疗后遗神经痛的主要药物类别包括三环类抗抑郁药、抗抑郁药、阿片类和类阿片样药物以及外用镇痛药。三环类抗抑郁药已经被用于多种神经性疼痛,尽管它的作用机制仍未明确[46]。三环类抗抑郁药的止痛作用被认为是基于去甲肾上腺素和5-羟色胺再摄取的抑制[47]。阿米替林、去甲替林、地昔帕明与麦普替林对后遗神经痛均有效[5],尽管去甲替林与地昔帕明的安全性更好[2]。

抗惊厥药物加巴喷丁与普瑞巴林是钙离子通道调节剂,能结合电压门控钙通道并且抑制神经递质的释放[43]。对比安慰剂与去甲替林,加巴喷丁的疗效已被证实[2]。加巴喷丁的药代动力学是非线性的,其滴定需要达到可以接受的疼痛缓解,并且副作用可耐受[43]。这方面的需求可以通过新配方的加巴喷丁缓释片来达到,这种加巴喷丁的前体对后遗神经痛有效,并且提供持续的药物暴露水平[48]。

阿片类镇痛药在外周和中枢神经系统中具有多种作用机制[10]。长期使用阿片类镇痛药以致副作用的风险与对该药滥用的担忧已经被关注[10,43],因此,NeuPSIG指南推荐阿片类药物为二线治疗[43]。曲马多是一种人工合成的药物,它显示出阿片样特性和模仿部分三环类抗抑郁药的特性[44]。曲马多是一个弱μ受体激动剂,能阻断去甲肾上腺素和5-羟色胺的再摄取[10,46]。外用利多卡因,是一种钠通道阻断剂,提供有效的疼痛缓解而且很少有系统性影响[2,44]。

Moulin等[44]以及Dworkin等[43]编写的指南描述了给药方案。许多药物需要累积到一定的剂量以达到缓解疼痛的疗效,并且副作用是可耐受的。此外,大部分的证据是基于短时间的临床试验(12周或少于12周)[43,49],因此关于镇痛药物治疗后遗神经痛长期疗效的证据是很少的。

(二)非药物治疗

美国神经病学学会(AAN)编写的指南描述了对后遗神经痛的非药物疗法,但其疗效是有限的,不足的,或者没有证据的[5]。国际神经痛特殊利益集团协会(NeuPSIG)推荐后遗神经痛使用介入疗法以阻断交感神经[50]。Johnson等[3]认为有效地治疗后遗神经痛需要一个多模态的方法。除了镇痛药物以外,健康宣教、咨询与支持可能对后遗神经痛有好处。其中包括建议进行体育活动、社交互动、使用冰袋和穿戴天然纤维的衣服[3]。

疼痛管理项目是针对那些通过常规治疗或者替代治疗均未获得足够的

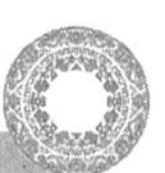

疼痛控制的患者[3]。难治性的后遗神经痛患者也可能受益于心理支持[3]。

七、预后

在带状疱疹皮损愈合后疼痛的发生率会随着时间而减少,大部分患者能够自行缓解。5%~10% 的患者会在 12 个月后仍持续伴有疼痛,在这个时间段内疼痛自行缓解的可能是非常有限的,而且很难治疗[8]。对药物治疗的个体反应是多样化的,40%~50% 的后遗神经痛患者可能对任何治疗均无反应[12]。

即使在常规医学指导下使用多种镇痛药物治疗,大部分后遗神经痛患者仍几乎在全部时间内经历疼痛[17]。专门的疼痛管理服务可能为难治性患者提供帮助[51]。取得有效的疼痛缓解对于医生和患者都是一个挑战,而且它依然是一个尚未被满足的临床需求[1]。本章关于带状疱疹后遗神经痛现代医学的内容小结详见表 11-2。

表 11-2　带状疱疹后遗神经痛现代医学认识小结

带状疱疹后遗神经痛的定义	• 尚未达到共识 • 目前被普遍接受的定义是带状疱疹皮损愈合后疼痛持续超过 120 天
诊断	• 基于临床表现
治疗	• 药物治疗 • 三环类抗抑郁药:阿米替林、地昔帕明、麦普替林、去甲替林 • 抗惊厥药:加巴喷丁、普瑞巴林 • 阿片类镇痛药 • 曲马多 • 外用利多卡因 • 非药物治疗 • 患者健康教育,疼痛管理服务,心理支持

参考文献

[1] JOHNSON R W. Zoster-associated pain: what is known, who is at risk and how can it be managed? [J]. Herpes, 2007, 14 (Suppl 2): 30-34.

[2] TONTODONATI M, URSINI T, POLILLI E, et al. Post-herpetic neuralgia [J]. International Journal of General Medicine, 2012, 5: 861-871.

[3] JOHNSON R W, WHITTON T L. Management of herpes zoster (shingles) and postherpetic neuralgia [J]. Expert Opinion on Pharmacotherapy, 2004, 5 (3): 551-559.

[4] DWORKIN R H, PORTENOY R K. Pain and its persistence in herpes zoster [J]. Pain, 1996, 67 (2): 241-251.

[5] DUBINSKY R M, KABBANI H, EL-CHAMI Z, et al. Practice parameter: treatment of postherpetic neuralgia: an evidence-based report of the Quality Standards Subcommittee of the American Academy of Neurology [J]. Neurology, 2004, 63 (6): 959-965.

[6] DWORKIN R H, GNANN J W, OAKLANDER A L, et al. Diagnosis and assessment of pain associated with herpes zoster and postherpetic neuralgia [J]. The Journal of Pain, 2008, 9 (1): 37-44.

[7] KAYE A D, ARGOFF C E. Postherpetic neuralgia [M]. Cambridge: Cambridge University Press, 2014: 1-15.

[8] VOLPI A, GROSS G, HERCOGOVA J, et al. Current management of herpes zoster [J]. American Journal of Clinical Dermatology, 2005, 6 (5): 317-325.

[9] GROSS G, SCHÖFER H, WASSILEW S, et al. Herpes zoster guideline of the German Dermatology Society (DDG)[J]. Journal of Clinical Virology, 2003, 26 (3): 277-289; discussion 91-93.

[10] DWORKIN R H, JOHNSON R W, BREUER J, et al. Recommendations for the management of herpes zoster [J]. Clinical Infectious Diseases, 2007, 44 (Supplement_1): S1-S26.

[11] MICK G, HANS G. Postherpetic neuralgia in Europe: the scale of the problem and outlook for the future [J]. Journal of Clinical Gerontology and Geriatrics, 2013, 4 (4): 102-108.

[12] ROWBOTHAM M C, PETERSEN K L. Zoster-associated pain and neural dysfunction [J]. Pain, 2001, 93 (1): 1-5.

[13] CHOO P W. Risk factors for postherpetic neuralgia [J]. Archives of Internal Medicine, 1997, 157 (11): 1217-1224.

[14] GAUTHIER A, BREUER J, CARRINGTON D, et al. Epidemiology and cost of herpes zoster and post-herpetic neuralgia in the United Kingdom [J]. Epidemiology and Infection, 2009, 137 (1): 38-47.

[15] GIALLORETI L E, MERITO M, PEZZOTTI P, et al. Epidemiology and economic burden of herpes zoster and post-herpetic neuralgia in Italy: a retrospective, population-based study [J]. BMC Infectious Diseases, 2010, 10 (1): 230.

[16] SCHMADER K E. Epidemiology and impact on quality of life of postherpetic neuralgia and painful diabetic neuropathy [J]. The Clinical Journal of Pain, 2002, 18 (6): 350-354.

[17] SERPELL M, GATER A, CARROLL S, et al. Burden of post-herpetic neuralgia in a sample of UK residents aged 50 years or older: findings from the zoster quality of life (ZQOL) study [J]. Health and Quality of Life Outcomes, 2014, 12 (1): 92.

[18] GATER A, UHART M, MCCOOL R, et al. The humanistic, economic and societal burden of herpes zoster in Europe: a critical review [J]. BMC Public Health, 2015, 15 (1):

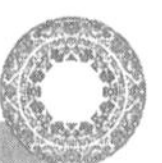

193.

[19] JEON Y H. Herpes zoster and postherpetic neuralgia: practical consideration for prevention and treatment [J]. The Korean Journal of Pain, 2015, 28 (3): 177-184.

[20] JUNG B F, JOHNSON R W, GRIFFIN D R J, et al. Risk factors for postherpetic neuralgia in patients with herpes zoster [J]. Neurology, 2004, 62 (9): 1545-1551.

[21] FORBES H J, THOMAS S L, SMEETH L, et al. A systematic review and meta-analysis of risk factors for postherpetic neuralgia [J]. Pain, 2016, 157 (1): 30-54.

[22] MEISTER W, NEISS A, GROSS G, et al. A prognostic score for postherpetic neuralgia in ambulatory patients [J]. Infection, 1998, 26 (6): 359-363.

[23] SCHMADER K, STUDENSKI S, MACMILLAN J, et al. Are stressful life events risk factors for herpes zoster ? [J]. Journal of the American Geriatrics Society, 1990, 38 (11): 1188-1194.

[24] HARPAZ R, LEUNG J W, BROWN C J, et al. Psychological stress as a trigger for herpes zoster: might the conventional wisdom be wrong ? [J]. Clinical Infectious Diseases, 2015, 60 (5): 781-785.

[25] KAWAI K, RAMPAKAKIS E, TSAI T, et al. Predictors of postherpetic neuralgia in patients with herpes zoster: a pooled analysis of prospective cohort studies from North and Latin America and Asia [J]. International Journal of Infectious Diseases, 2015, 34: 126-131.

[26] GILDEN D H, COHRS R J, MAHALINGAM R. VZV vasculopathy and postherpetic neuralgia: progress and perspective on antiviral therapy [J]. Neurology, 2005, 64 (1): 21-25.

[27] PAPPAGALLO M, OAKLANDER A L, QUATRANO-PIACENTINI A L, et al. Heterogenous patterns of sensory dysfunction in postherpetic neuralgia suggest multiple pathophysiologic mechanisms [J]. Anesthesiology, 2000, 92 (3): 691-698.

[28] GILDEN D H, COHRS R J, HAYWARD A R, et al. Chronic varicella-zoster virus ganglionitis—a possible cause of postherpetic neuralgia [J]. Journal of Neurovirology, 2003, 9 (3): 404-407.

[29] PETERSEN K L, FIELDS H L, BRENNUM J, et al. Capsaicin evoked pain and allodynia in post-herpetic neuralgia [J]. Pain, 2000, 88 (2): 125-133.

[30] WALL P D. Neuropathic pain and injured nerve: central mechanisms [J]. British Medical Bulletin, 1991, 47 (3): 631-643.

[31] TAL M, BENNETT G J. Extra-territorial pain in rats with a peripheral mononeuropathy: mechano-hyperalgesia and mechano-allodynia in the territory of an uninjured nerve [J]. Pain, 1994, 57 (3): 375-382.

[32] OAKLANDER A L. The density of remaining nerve endings in human skin with and without postherpetic neuralgia after shingles [J]. Pain, 2001, 92 (1): 139-145.

[33] ROWBOTHAM M C, FIELDS H L. The relationship of pain, allodynia and thermal sensation in post-herpetic neuralgia [J]. Brain, 1996, 119 (2): 347-354.

[34] NURMIKKO T J, RÄSAUANEN A, HÄKKINEN V. Clinical and neurophysiological

observations on acute herpes zoster [J]. The Clinical Journal of Pain, 1990, 6 (4): 284-290.

[35] BARON R, SAGUER M. Mechanical allodynia in postherpetic neuralgia: evidence for central mechanisms depending on nociceptive C-fiber degeneration [J]. Neurology, 1995, 45 (Suppl 8): S63-S65.

[36] SMITH F P. Pathological studies of spinal nerve ganglia in relation to intractable intercostal pain [J]. Surg Neurol, 1978, 10 (1): 50-53.

[37] WATSON C P N, DECK J H, MORSHEAD C, et al. Post-herpetic neuralgia: further post-mortem studies of cases with and without pain [J]. Pain, 1991, 44 (2): 105-117.

[38] MAHALINGAM R, WELLISH M, BRUCKLIER J, et al. Persistence of varicalla-zoster virus DNA in elderly patients with postherpetic neuralgia [J]. Journal of Neurovirology, 1995, 1 (1): 130-133.

[39] COPLAN P M, SCHMADER K, NIKAS A, et al. Development of a measure of the burden of pain due to herpes zoster and postherpetic neuralgia for prevention trials: adaptation of the brief pain inventory [J]. The Journal of Pain, 2004, 5 (6): 344-356.

[40] OXMAN M N, LEVIN M J, JOHNSON G R, et al. A vaccine to prevent herpes zoster and postherpetic neuralgia in older adults [J]. N Engl J Med, 2005, 352 (22): 2271-2284.

[41] CHEN N, LI Q, YANG J, et al. Antiviral treatment for preventing postherpetic neuralgia [J]. Cochrane Database of Systematic Reviews, 2014 (2).

[42] ATTAL N, CRUCCU G, BARON R, et al. EFNS guidelines on the pharmacological treatment of neuropathic pain: 2010 revision [J]. European Journal of Neurology, 2010, 17 (9): 1113.

[43] DWORKIN R H, O'CONNOR A B, AUDETTE J, et al. Recommendations for the pharmacological management of neuropathic pain: an overview and literature update [J]. Mayo Clinic Proceedings, 2010, 85 (3): S3-S14.

[44] MOULIN D E, BOULANGER A, CLARK A J, et al. Pharmacological management of chronic neuropathic pain: revised consensus statement from the Canadian pain society [J]. Pain Research and Management, 2014, 19 (6): 328-335.

[45] GATER A, ABETZ-WEBB L, CARROLL S, et al. Burden of herpes zoster in the UK: findings from the zoster quality of life (ZQOL) study [J]. BMC Infectious Diseases, 2014, 14 (1): 402.

[46] MOULIN D E, CLARK A J, GILRON I, et al. Pharmacological management of chronic neuropathic pain—consensus statement and guidelines from the Canadian Pain Society [J]. Pain Research and Management, 2007, 12 (1): 13-21.

[47] BASBAUM A I, FIELDS H L. Endogenous pain control mechanisms: review and hypothesis [J]. Annals of Neurology, 1978, 4 (5): 451-462.

[48] BACKONJA M M, CANAFAX D M, CUNDY K C. Efficacy of gabapentin enacarbil vs placebo in patients with postherpetic neuralgia and a pharmacokinetic comparison with oral gabapentin [J]. Pain Medicine, 2011, 12 (7): 1098-1108.

[49] FINNERUP N B, ATTAL N, HAROUTOUNIAN S, et al. Pharmacotherapy for neuro-

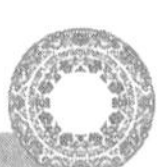

pathic pain in adults: a systematic review and meta-analysis [J]. The Lancet Neurology, 2015, 14 (2): 162-173.

[50] DWORKIN R H, O CONNOR A B, KENT J, et al. Interventional management of neuropathic pain: NeuPSIG recommendations [J]. Pain, 2013, 154 (11): 2249-2261.

[51] GILRON I, BAILEY J M, TU D, et al. Morphine, gabapentin, or their combination for neuropathic pain [J]. New England Journal of Medicine, 2005, 352 (13): 1324-1334.

第十二章 带状疱疹后遗神经痛的中医认识概述

导语：本章描述了在教材与临床诊疗指南中与带状疱疹后遗神经痛相关的辨证分型以及推荐的治疗措施。另外还提到后遗神经痛在中医古籍文献检索中存在的困难与局限性。后遗神经痛是由于带状疱疹急性期遗留未除的火毒之邪或情志障碍引起的。现代文献中治疗重点在于辨证论治，辨证分型通常包括气滞血瘀型和肝阴亏虚型。

一、概论

后遗神经痛作为带状疱疹最常见的后遗症之一，通常与带状疱疹一并介绍与讨论。中医材料与诊疗指南一般将带状疱疹急性期与后遗神经痛作为同一疾病的2个方面来描述，而且证候以及治疗方案均有一定程度的类似与重叠。在中医病名方面，如果疼痛的原因明确是带状疱疹引起，则后遗神经痛的病名也被称为"蛇串疮"，与带状疱疹的病名一样。因此，没有任何临床指南或教材是单独围绕后遗神经痛的。以下内容是选取自带状疱疹临床诊疗指南以及现代重点中医教材中带状疱疹的章节。

西医将带状疱疹急性期或者后遗神经痛出现的疼痛统称为带状疱疹相关疼痛，反映了从皮损发生到皮损愈合后疼痛症状的连续性。同样地，中医证候也可被视为具有连续性，随着时间变化，证候可能会持续或者改变，特别是在没有治疗的情况下。带状疱疹与后遗神经痛的主要证型以及治疗已在第二章阐述。

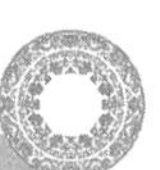

二、病因病机

后遗神经痛可以是由于带状疱疹急性期的症状未完全缓解而遗留下来，或者是在急性期愈合且疼痛消失一段时间后再次出现(带状疱疹急性期的中医病因病机详见第二章)。疼痛通常是由于情志障碍或者火邪阻滞气机所致。除了带状疱疹固有的病因病机之外，后遗神经痛亦可由于火热之邪耗伤阴液，情志不畅或者过劳而耗气，或者肝肾阴虚引起。

三、辨证论治

根据现代中医文献，后遗神经痛的治疗是依据现有症状而辨证论治的。带状疱疹急性期以及后遗神经痛的辨证分型与治疗已经在第二章详细阐述。目前诊疗指南尚没有特别针对后遗神经痛的证型论述，后遗神经痛常见的证型为：①气滞血瘀，②肝阴亏虚。上述证型相应的治疗方法详见表12-1。气滞血瘀证见于《中医皮肤科常见病诊疗指南》[1]，而肝阴亏虚证则见于黄尧洲主编的《皮肤病中医特色诊疗》[2]。《中医皮肤科常见病诊疗指南》与《皮肤病中医特色诊疗》均作为以下章节的主要参考文献之一。

注意：某些中草药可能在某些国家被禁用或限制使用。此外，某些中草药是被《华盛顿公约》(CITES)禁止使用的。建议读者使用中草药时必须遵守相关法规。

中医辨证论治

1. 气滞血瘀证

【临床表现】皮疹减轻或消退后遗留紫色斑疹及色素沉着，局部疼痛不止，痛不可忍，并放射至附近部位，重者可持续数月或更长时间，多见于年老体弱者。伴头晕，乏力，心烦，坐卧不安，便秘。舌质紫黯或有瘀斑，苔白，脉弦涩或弦细[3-5]。

【治疗原则】理气活血，通络止痛[3]。

【主方】柴胡疏肝散合桃红四物汤加减[3-5]。血府逐瘀汤合金铃子散加减[1]。

【组成】柴胡疏肝散合桃红四物汤加减：柴胡，赤芍，川芎，枳壳，陈皮，香附，甘草，桃仁，红花，生地黄，当归，白芍等。

血府逐瘀汤合金铃子散加减：桃仁，红花，当归，川芎，白芍，丹参，郁金，王不留行，延胡索，川楝子，香附，柴胡，陈皮，枳壳，甘草等。

主要药物功效：柴胡疏肝散合桃红四物汤：陈皮、香附、枳壳以理气，赤芍、川芎、红花、桃仁以活血化瘀，当归、白芍以养血，柴胡以和解表里，生地黄以清热凉血，甘草以调和诸药。

血府逐瘀汤合金铃子散：陈皮、川楝子、香附、枳壳以理气，川芎、丹参、红花、桃仁、王不留行、延胡索、郁金以活血化瘀，当归、白芍以养血，柴胡以和解表里，甘草以调和诸药。

【中成药】新癀片，血府逐瘀片，大黄䗪虫丸，元胡止痛胶囊[1,6]。丹参注射液[7]。

2. 肝阴亏虚证

【临床表现】疱疹消退后，胸胁隐痛，或如针刺，口干咽燥。舌质黯，苔花白或少津，脉弦细[2]。

【治疗原则】滋阴疏肝，通络止痛[2]。

【主方】一贯煎[2]。

【用药】生地黄，沙参，麦冬，枸杞子，当归，川楝子。

【组成】生地黄、沙参、麦冬以滋阴，枸杞子以补肾阴、养肝血，当归以养血，川楝子以疏肝理气。

【中成药】无。

肝经郁热证或肝胆湿热证以及脾虚湿蕴证的治疗方法详见第二章。

表 12-1　带状疱疹后遗神经痛主要中药方剂总结表

辨证分型	治疗原则	方药
气滞血瘀证	理气活血，通络止痛	柴胡疏肝散合桃红四物汤；血府逐瘀汤合金铃子散
肝阴亏虚证	滋阴疏肝，通络止痛	一贯煎

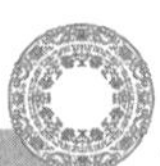

四、针灸与其他疗法

由于大多数现代中医教材与诊疗指南将带状疱疹急性期与后遗神经痛融合在一起论述，目前尚未有专门针对后遗神经痛的针灸与其他疗法的指南。与带状疱疹相关的现代文献里推荐的疗法均很可能适用于后遗神经痛。下面内容描述临床实践指南与教材中推荐用于带状疱疹以及后遗神经痛的治疗手段。临床医生在治疗后遗神经痛患者时应根据每种疗法的适应证而做出判断。

治疗后遗神经痛的针灸疗法包括针刺（体针、耳针和头皮针），穴位注射，艾灸，火针，磁疗以及埋线疗法。穴位的选择可以疼痛区域的阿是穴为基础，或者以特定穴位为基础，或者上述 2 种方法结合在一起。被多数参考文献推荐使用的穴位以及功效描述见下文。许多被推荐用于带状疱疹急性期的中医其他疗法亦可能适用于后遗神经痛（详见第二章）。

穴位以及功效[8]如下。

- 曲池：清热，除湿，凉血，调和气血，祛风。
- 内关：宽胸，调节疏通三焦，安神，和胃。
- 三阴交：祛湿，滋阴养血，凉血，止痛，健脾。
- 足三里：滋补气血，健脾益胃，祛风除湿，调节营卫，祛寒。

五、预防调护

鼓励患者积极参与康复治疗。在临床就诊过程中为患者提供生活调理以及饮食指导。注意气候变化，及时增减衣物，防止感冒的发生，特别是春秋两季更要注意。生活要有规律，防止过度疲劳。增强体质，提高机体免疫功能。发病后注意休息，避免精神刺激，培养宽阔胸怀，注意劳逸结合[7]。

忌食肥甘厚味和鱼腥海味之物，饮食宜清淡，多吃蔬菜、水果[3]。根据中医理论的食疗也是一种患者自我调理的方法。①莶根炖猪蹄：豨莶根 60g，猪蹄 1 只，黄酒 100ml。以上用料同入瓦锅中，加水适量，文火炖至猪蹄熟烂，一日内分 2 次食用。用于带状疱疹各型，更适用于疼痛明显者。②三七木瓜酒：三七 15g，木瓜 35g，白酒 500ml。把三七、木瓜同时放入白酒中，加盖密封，浸泡 15 天后，每天少量饮用。用于带状疱疹后遗神经痛，疼痛明显者[7]。

六、古代文献

中医现代文献已对带状疱疹以及后遗神经痛的临床治疗进行详细的论述。然而针对古代文献的检索就较难实行，若是以疼痛为检索词，则很有可能会检索出所有病因引起的疼痛，从中很难将带状疱疹继发的疼痛与其他原因引起的疼痛分开。另一种方法是在原有带状疱疹的古代文献中筛选与后遗神经痛有关的条文，而结果是所有命中的条文里面描述疼痛的内容均与带状疱疹急性期疼痛无关。因此，尚未有很好的方法在古代文献里研究后遗神经痛。

参考文献

[1] 中华中医药学会 . 中医皮肤科常见病诊疗指南 [M]. 北京 : 中国中医药出版社 , 2012.
[2] 黄尧洲 . 皮肤病中医特色诊疗 [M]. 北京 : 人民军医出版社 , 2008.
[3] 李曰庆 , 何清湖 . 中医外科学 [M]. 北京 : 中国中医药出版社 , 2012.
[4] 陈德宇 . 中西医结合皮肤性病学 [M]. 北京 : 中国中医药出版社 , 2012.
[5] 杨志波 , 范瑞强 , 邓丙戌 . 中医皮肤性病学 [M]. 北京 : 中国中医药出版社 , 2010.
[6] 刘巧 . 中医皮肤病诊疗学 [M]. 北京 : 人民卫生出版社 , 2014.
[7] 陈达灿 , 范瑞强 . 皮肤性病科专病中医临床诊治 [M]. 北京 : 人民卫生出版社 , 2013.
[8] MACIOCIA G. The foundations of Chinese medicine [M]. Edinburgh, UK: Churchill Livingstone, 1989.

第十三章　临床研究证据评价方法

导语：本章介绍了中医治疗带状疱疹后遗神经痛（以下简称后遗神经痛）临床研究证据检索和评价的方法和过程。通过对数据库进行全面的检索，根据纳入标准筛选文献，再评价纳入文献的方法学质量，最后通过数据整合以评价不同中医干预措施的疗效。

鉴于带状疱疹和后遗神经痛是同时检索（数据库检索自收录起始时间至2015年2月的文献，未设任何限定条件），因此检索策略与检索过程可参见上篇第四章。通过以下的纳入及排除标准筛选出后遗神经痛的相关文献。

一、文献纳入标准

- 患者：符合以下后遗神经痛诊断条件之一的成人患者（年龄≥18岁）。

（1）带状疱疹皮损愈合后疼痛持续超过3个月或90天以上。

（2）带状疱疹皮损出现后疼痛持续超过4个月或120天以上。

（3）带状疱疹皮损愈合后疼痛持续超过1个月或30天以上。

（4）带状疱疹皮损出现后疼痛持续超过2个月或60天以上。

（5）其他诊断条件（见后续内容）。

- 干预组措施：中草药疗法，针灸疗法及相关疗法，其他中医治疗（表13-1），或上述多种疗法相结合的综合疗法。可单用中医药治疗，或采用中西医结合疗法。中西医结合疗法的研究中，干预组的西医治疗必须与对照组的西医治疗一致。
- 对照组措施：安慰剂，空白对照，或临床实践指南推荐的治疗带状疱疹后遗神经痛[1]或者神经性疼痛[2-4]的西医疗法。

表 13-1　中医干预措施临床研究汇总

中草药	口服或外用
针灸及相关疗法	针刺(包括围刺和电针)、艾灸、火针、穴位注射、穴位埋线和梅花针
其他中医疗法	刺络拔罐疗法

- 结局指标：研究必须报告至少 1 个包含在表 13-2 中的结局指标。

表 13-2　拟纳入的疗效评价指标

结局指标	类型	得分
疼痛	①视觉模拟评分法(VAS)	① 0~10cm 或 0~100mm(数值越低越好)
	② McGill 疼痛问卷[5]	② 0~78 分(数值越低越好)
	③其他测量方法(如描述性疼痛的程度分级法)	③方法标准各异
健康相关生存质量	①带状疱疹简明疼痛量表(ZBPI)[6]	①见上篇第四章第一部分
	②带状疱疹影响程度问卷(ZIQ)[6]	②见上篇第四章第一部分
	③健康调查简表(SF-36)[7]	③每项 0~100 分(数值越高越好)
	④欧洲五维健康量表(EQ-5D)[8]	④ 0~5 分(数值越低越好)
症状评估	①汉密尔顿抑郁量表(HAMD)[9]	① 0~50 分(数值越低越好)
	②匹兹堡睡眠质量指数(PSQI)[10]	② 0~21 分(数值越低越好)
	③其他症状的评价方法	③研究者视情况而定
不良事件	纳入研究中报告的不良事情	

没有采用上述诊断标准的文献将被进一步审查是否符合后遗神经痛的诊断。典型的带状疱疹急性期病程通常为 1 个月(自皮损出现到皮损愈合)。因此，若文献里提及后遗神经痛的定义是在皮损愈合后出现的疼痛，而且纳入患者的病程不少于 1 个月，此类文献均被纳入。若文献只提及是在皮损愈合后出现的疼痛，但没有报道纳入患者的疼痛病程时间，则被排除。

临床实践指南推荐的西医治疗如下。

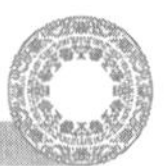

- 三环类抗抑郁药，如去甲替林、地昔帕明、阿米替林、马普替林。
- 抗惊厥药，如普瑞巴林、加巴喷丁、卡马西平。
- 阿片类药物，如羟考酮、吗啡。
- 曲马多。
- 外用利多卡因。
- 外用辣椒碱。
- 鞘内注射甲泼尼龙。

研究中的治疗措施可以是指南推荐的西医疗法联合其他治疗，如维生素 B_1 或者维生素 B_{12}，在国内维生素 B_1 和维生素 B_{12} 通常被用于辅助受损神经的修复，尽管此类药物对后遗神经痛的疗效仍未有确切的证据。

二、文献排除标准

- 带状疱疹急性期，以及带状疱疹相关并发症，如眼部带状疱疹、耳部带状疱疹（拉姆齐·亨特综合征）、带状疱疹性脑炎、无疹性带状疱疹、内脏带状疱疹、播散性带状疱疹（泛发性带状疱疹）。
- 免疫缺陷的患者，如合并人类免疫缺陷病毒（human immunodeficiency virus，HIV）感染、恶性肿瘤、糖尿病等，或孕妇、哺乳期妇女。
- 儿童患者（ <18 岁），或者研究中纳入儿童与成人患者，但结果没有分开报道。
- 对照组使用非指南推荐的镇痛药，带状疱疹疫苗，或者中医疗法。

三、疗效评价指标

主要结局指标是疼痛严重程度的评价，包括视觉模拟评分法（VAS）和 McGill 疼痛问卷[5]（表 13-2）。前者常用于带状疱疹后遗神经痛的评估（以厘米或毫米为单位计算）。

次要结局指标有健康相关生存质量量表（HRQoL）与不良事件。健康相关生存质量量表（HRQoL）包括：带状疱疹简明疼痛量表（ZBPI）[6]、带状疱疹影响程度问卷（ZIQ）[6]、健康调查简表（SF-36）[7]、欧洲五维健康量表（EQ-5D）[8]（以上 4 个量表可详见上篇第四章）。

另外与主观症状相关的量表问卷包括汉密尔顿抑郁量表（Hamilton Depression Scale，HAMD）[9]和匹兹堡睡眠质量指数（Pittsburgh sleep quality index，PSQI）[10]。汉密尔顿抑郁量表（HAMD）是临床上评定抑郁状态时应用得最为普遍的量表。本量表有 17 项条目、21 项条目和 24 项条目 3 种版本，这里介绍的是 17 项条目的版本。一般采用交谈与观察的方式，检查结束后，2 名评定者分别独立评分，评价前 1 周的抑郁症状情况[9]。分值范围为 0~50，0~7 分之间是正常值，表示无抑郁症状，7~17 分表示可能有抑郁症，17~24 分表示有抑郁症，>24 分表示严重抑郁症。匹兹堡睡眠质量指数（PSQI）常用于评估睡眠模式和质量，由 24 个条目组成[10]。评分从 7 个方面计算，包含主观睡眠质量、睡眠潜伏期、睡眠时间、习惯性睡眠效率、睡眠障碍、睡眠药物使用和日间睡眠功能障碍。7 个方面的分值总和范围为 0~21 分，≥5 分提示为睡眠障碍。

四、偏倚风险评估

对随机对照试验的方法学质量评价采用 Cochrane 协作网的偏倚风险评价工具[11]（具体内容详见上篇第四章）。

五、数据分析

我们对纳入研究的中医证型、方剂、中药和穴位的频次以统计描述的形式呈现。这包括 2 个或以上研究出现的中医证型、20 种高频中药和方剂以及 10 个高频穴位。当数据有限时，我们将提供单一报道的中医证型或穴位供读者参考。

关于统计分析的详细内容可见上篇第四章。全部分析均采用随机效应模型。根据疗程、中医证型、方剂、对照措施等情况进行亚组分析。

六、GRADE 评价

参考 GRADE 系统对关键和重要结局指标的证据质量进行评价，并以结果总结表的形式汇总呈现[12]。后遗神经痛的评价方法与前面带状疱疹相同，具体证据质量评价过程可详见上篇第四章。

参考文献

[1] DUBINSKY R M, KABBANI H, EL-CHAMI Z, et al. Practice parameter: treatment of postherpetic neuralgia: an evidence-based report of the Quality Standards Subcommittee of the American Academy of Neurology [J]. Neurology, 2004, 63 (6): 959-965.

[2] ATTAL N, CRUCCU G, BARON R, et al. EFNS guidelines on the pharmacological treatment of neuropathic pain: 2010 revision [J]. European Journal of Neurology, 2010, 17 (9): 1113.

[3] DWORKIN R H, O'CONNOR A B, AUDETTE J, et al. Recommendations for the pharmacological management of neuropathic pain: an overview and literature update [J]. Mayo Clinic Proceedings, 2010, 85 (3): S3-S14.

[4] MOULIN D E, BOULANGER A, CLARK A J, et al. Pharmacological management of chronic neuropathic pain: revised consensus statement from the Canadian Pain Society [J]. Pain Research and Management, 2014, 19 (6): 328-335.

[5] MELZACK R. The McGill Pain Questionnaire: major properties and scoring methods [J]. Pain, 1975, 1 (3): 277-299.

[6] COPLAN P M, SCHMADER K, NIKAS A, et al. Development of a measure of the burden of pain due to herpes zoster and postherpetic neuralgia for prevention trials: adaptation of the brief pain inventory [J]. The Journal of Pain, 2004, 5 (6): 344-356.

[7] WARE J E, SHERBOURNE C D. The MOS 36-ltem Short-Form Health Survey (SF-36)[J]. Medical Care, 1992, 30 (6): 473-483.

[8] RABIN R, CHARRO F D. EQ-SD: a measure of health status from the EuroQol Group [J]. Annals of Medicine, 2001, 33 (5): 337-343.

[9] HAMILTON M. A rating scale for depression [J]. Journal of Neurology, Neurosurgery & Psychiatry, 1960, 23 (1): 56-62.

[10] BUYSSE D J, REYNOLDS C F, MONK T H, et al. The Pittsburgh sleep quality index: a new instrument for psychiatric practice and research [J]. Psychiatry Research, 1989, 28 (2): 193-213.

[11] HIGGINS J, GREEN S R. Cochrane Handbook for Systematic Review of Interventions Version 5. 1. 0 [updated March 2011]. The Cochrane Collaboration, 2011.

[12] SCHUNEMANN H, BROZEK J, GUYATT G, et al. GRADE handbook for grading quality of evidence and strength of recommendations [updated October 2013]. The GRADE Working Group, 2013. Available from guidelinedevelopment. org/handbook.

第十四章　中药治疗带状疱疹后遗神经痛的临床研究证据

导语：本章是对目前中药治疗带状疱疹后遗神经痛的疗效和安全性的临床研究文献进行总结和分析，以及证据质量评价。通过全面检索9个中英文数据库，共命中36 621条题录，根据严格标准对题录进行筛选后，最终纳入23项中药治疗后遗神经痛的临床研究。一些证据提示中药作为后遗神经痛的辅助治疗可加速疼痛缓解。

一、现有系统评价证据

在英文数据库中未检索到中药治疗后遗神经痛的系统评价，在中文数据库中检索到了2项相关系统评价。1篇系统评价的对照组采用中药治疗，另1篇系统评价未具体说明治疗措施。由于这些系统评价未提供中药与空白对照组、安慰剂或指南推荐治疗的疗效比较，因此不纳入本节分析。

二、临床研究文献特征

9个中英文数据库共检出36 621篇文献，根据制订的纳入排除标准对5 693篇文献进行全文筛选，最终纳入23项中药治疗后遗神经痛的临床研究（图14-1）。其中，随机对照试验12项（S291~S302），非随机对照试验1项（S303），无对照研究10项（S304~S313）。我们对中医药治疗后遗神经痛的对照试验进行了Meta分析，而对无对照研究仅总结了基本特征，未对疗效结果

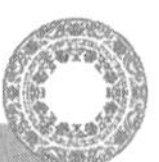

进行合并分析。

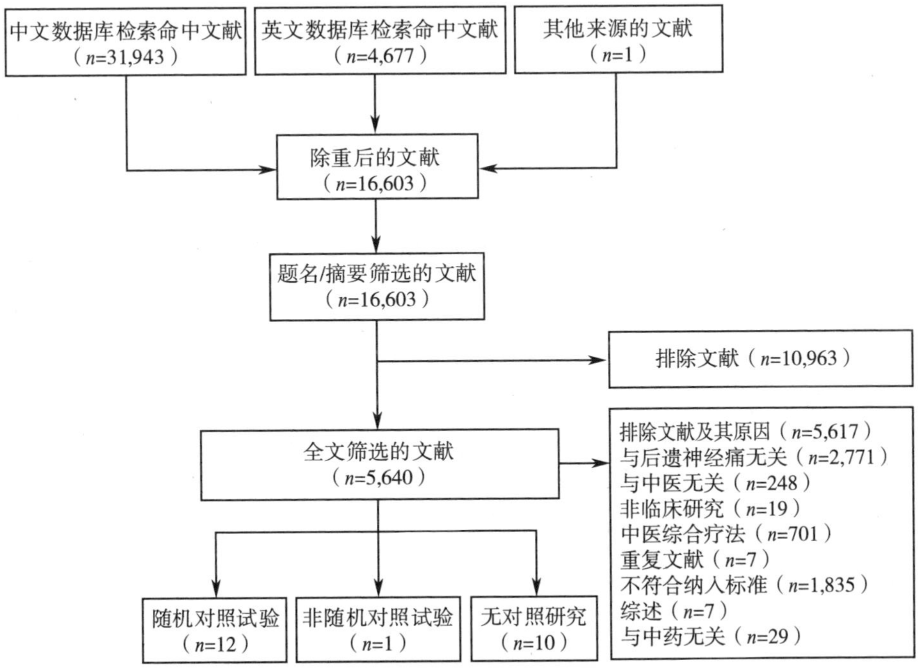

图 14-1 中药治疗后遗神经痛文献筛选流程图

23 项研究共纳入了 1 304 名受试者。除 1 项研究是在日本进行外(S313),其余研究均在中国进行。疗程从 10 天(S299,S301)到 30 天(S298)不等。仅少量研究将中医辨证分型作为患者的纳入标准或作为辨证论治的分型标准。研究涉及的中医证型有气滞血瘀证(S293,S306,S308)和气虚血瘀证(S310)。

部分研究使用了 2 个或以上方剂(S298,S301~S303,S307,S308)。其中,20 项研究采用中药口服(S291~S300,S302,S303,S305~S311,S313);3 项研究采用中药静脉注射(S301,S304,S307);2 项研究采用中药外用(S308,S312)。有 2 项研究使用了身痛逐瘀汤(S296,S306),其余研究之间没有重复使用的经典方剂(表 14-1)。所有研究共涉及 81 种不同的中药。其中,最常用的中药有:当归、红花、黄芪、桃仁和延胡索(表 14-2)。

表 14-1　常用方剂汇总表

最常用的方剂	研究数量	组成
身痛逐瘀汤	2	秦艽，川芎，桃仁，红花，甘草，羌活，没药，当归，五灵脂，香附，牛膝，地龙

注：方药组成参考《中医方剂大辞典》，如果方剂未包含在《中医方剂大辞典》中，则参考文献中提供的信息。

表 14-2　常用中药汇总表

中药名	基源	使用频次
当归	*Angelica sinensis*（Oliv.）Diels	15
红花	*Carthamus tinctorius* L.	12
黄芪	*Astragalus membranaceus spp.*	12
桃仁	*Prunus spp.*	11
延胡索	*Corydalis yanhusuo* W.T.Wang	11
川芎	*Ligusticum chuangxiong* Hort.	9
甘草	*Glycyrrhiza spp.*	9
香附	*Cyperus rotundus* L.	9
白芍	*Paeonia lactiflora* Pall.	8
郁金	*Curcuma spp.*	8
柴胡	*Bupleurum spp.*	7
赤芍	*Paeonia spp.*	7
丹参	*Salvia miltiorrhiza* Bge.	7
全蝎	*Buthus martensii* Karsch	7
没药	*Commiphora spp.*	6
地龙	*Pheretima spp.*	5
乳香	*Boswellia spp.*	5
熟地黄	*Rehmannia glutinosa* Libosch.	5

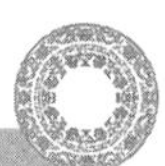

三、中药治疗带状疱疹后遗神经痛的临床证据——随机对照试验

根据严格纳入标准进行筛选后，最终纳入 12 项中药治疗后遗神经痛的随机对照试验(S291~S302)。其中，1 项研究包含 2 个中药治疗组(S294)，另 1 项研究包含 2 个中药组和 1 个中药联合针灸疗法组(S295)，中药联合针灸疗法组已纳入第十八章中医综合疗法治疗后遗神经痛的临床研究中。

2 项研究将后遗神经痛定义为皮损愈合后疼痛持续 3 个月以上(S294，S302)，8 项研究将后遗神经痛定义为皮损愈合后疼痛持续 1 个月以上(S291~S297，S299，S301)。剩余 2 项研究将后遗神经痛定义为皮损愈合后再次出现疼痛，但未具体说明疼痛持续时间(S298，S300)，由于这 2 项研究纳入患者的病程均在 1 个月以上，因此可理解为皮损愈合后疼痛超过 1 个月以上，故亦可纳入分析。

所有研究都在中国进行，共纳入 837 名受试者。大部分研究在医院门诊部进行(9 项研究)(S291~S293，S295~S299，S302)。受试者年龄范围在 33 岁(S297)到 86 岁(S301)之间；其中，在仅报告了平均年龄的研究中平均年龄中位数为 60.9 岁。在所有受试者中，男性有 429 人，女性有 408 人。病程最短为 1 个月(S292，S293，S296，S297，S299，S300)，最长为 2 年(S297)。疗程时间最短为 10 天(S298，S299，S301)，最长为 30 天(S298)。仅 2 项研究进行了随访，分别在治疗结束后 4 周(S293)和 3 个月(S292)。

仅 1 项研究将中医辨证分型作为患者的纳入标准和辨证论治的分型标准(S293)，其涉及的证型是气滞血瘀证。治疗组干预措施包括中药(口服、外用或静脉滴注等)单用或联合西药治疗。其中，11 项研究采用中药口服；8 项采用口服中药联合西药治疗(S292，S294~S299，S302)；2 项研究各有 1 个单用口服中药治疗组和 1 个口服中药联合西药治疗组，其结果将被单独分析；1 项研究采用中药静脉注射联合西药治疗(S301)。对照组治疗措施有：单用阿片类药物(S297)或联合其他治疗方法(S301)，单用三环类抗抑郁药(S293，S296)或联合其他治疗方法(S291)，阿片类药物联合三环类抗抑郁药治疗

(S299),单用抗惊厥药(S294,S302)或联合其他治疗方法(S295)。其他治疗通常包括维生素 B_1 或维生素 B_{12}(或其衍生物)。

研究中使用的大多数方剂均为自拟方,因此各项研究之间没有重复使用的经典方剂。12 项研究共涉及 58 种不同的中药。最常用的中药有:当归(10 项研究)、延胡索(8 项研究)和红花(7 项研究)(表 14-3)。

表 14-3　随机对照试验中常用中药汇总表

中药名	基源	使用频次
当归	*Angelica sinensis*(Oliv.) Diels	10
延胡索	*Corydalis yanhusuo* W.T.Wang	8
红花	*Carthamus tinctorius* L.	7
甘草	*Glycyrrhiza spp.*	6
川芎	*Ligusticum chuangxiong* Hort.	6
白芍	*Paeonia lactiflora* Pall.	6
黄芪	*Astragalus membranaceus spp.*	6
柴胡	*Bupleurum spp.*	6
丹参	*Salvia miltiorrhiza* Bge.	5
赤芍	*Paeonia spp.*	5
桃仁	*Prunus spp.*	5
香附	*Cyperus rotundus* L.	4
乳香	*Boswellia spp.*	4
郁金	*Curcuma spp.*	4
熟地黄	*Rehmannia glutinosa* Libosch.	4
地龙	*Pheretima spp.*	3
太子参	*Pseudostellaria heterophylla*(Miq.) Pax ex Pax et Hoffm.	3
没药	*Commiphora spp.*	3
全蝎	*Buthus martensii* Karsch	3

注:某些中药的使用在一些国家可能会受到限制,读者应遵守相关法规。

(一)偏倚风险

纳入研究的方法学质量主要是指对其潜在的偏倚风险进行评估。纳入研究总体方法学质量不高(表 14-4)。所有研究均提及随机,但仅 1 项研究

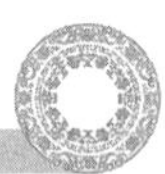

(8.3%)具体描述了随机方法即采用随机数表进行分组(S299),偏倚为低风险。所有研究均未提及分配隐藏,偏倚风险不清楚。所有研究均未提及对受试者或研究者实施盲法,偏倚为高风险。所有研究均未提及对结局评价者实施盲法,偏倚风险不清楚。所有研究均无数据缺失,其结果数据的不完整性为低偏倚风险。但所有研究均未发表相关研究方案或进行试验注册,其选择性结果报道偏倚风险不清楚。

表 14-4 中药随机对照试验研究偏倚风险评估结果[项(%)]

评价条目	低风险偏倚	偏倚风险不确定	高风险偏倚
随机序列产生	1(8.3)	11(91.7)	0(0)
分配方法隐藏	0(0)	12(100)	0(0)
受试者盲法	0(0)	0(0)	12(100)
研究人员盲法	0(0)	0(0)	12(100)
结果评估者盲法	0(0)	12(100)	0(0)
不完全结局报告	12(100)	0(0)	0(0)
选择性报告研究结果	0(0)	12(100)	0(0)

(二)口服中药

11 项研究评估了口服中药治疗后遗神经痛的疗效。其中有 5 个干预组单用口服中药(S291,S293~S295,S300),8 个治疗组采用口服中药联合西药治疗(S292,S294~S299,S302)。大多数研究报告了疼痛评分,故 Meta 分析针对疼痛评分结果进行。

1. 疼痛评分

(1)单用口服中药

2 项研究报告了疼痛评分(S293,S295)。Meta 分析结果显示,单用口服中药与西药治疗相比,治疗结束时的疼痛评分差异无统计学意义(MD-0.30cm [-1.12,0.52],I^2=0%)。

(2)口服中药联合西药(中西医结合治疗)

5 项研究采用中西医结合治疗,且对 VAS 评分的疗效进行了评估(S292,S295~S297,S302)。与西药治疗组相比,中西医结合治疗的患者 VAS 评分减少了 1.88cm（[-3.34，-0.42]，I^2=98%）（表 14-5）。I^2 值大于 50% 提示异质性显著，应进一步做敏感性分析以寻找异质性的潜在来源。但由于所有研究使用的对照组不同，因此不能进行亚组分析。Meta 分析结果发现治疗疗程的长短与疗效关系密切：中西医结合治疗 4 周的患者 VAS 评分比单用西药治疗降低了 1.09cm（[-1.37，-0.81]），且无统计学异质性（I^2=0%）。但疗程不足 4 周的研究 Meta 分析结果显示，中西医结合与单用西药治疗的患者 VAS 评分比较无统计学意义，且有较高的统计学异质性。使用相同后遗神经痛定义（即皮损愈合后疼痛持续 1 个月以上）的研究 Meta 分析结果显示，中西医结合治疗疗效更佳，且无统计学异质性（*MD*-1.01cm [-1.22，-0.80]，I^2=0%）。

表 14-5　口服中药联合西药 vs. 西药：VAS 评分

结局指标		研究数量	受试者人数	*MD* [95%*CI*]	I^2 (%)	纳入研究
疼痛评分（cm）		5	318	-1.88 [-3.34，-0.42]*	98	S292，S295，S296，S297，S302
亚组分析	①疗程 4 周	3	188	-1.09 [-1.37，-0.81]*	0	S292，S295，S297
	②疗程<4 周	2	130	-2.85 [-6.65，0.96]	99	S296，S302
	③后遗神经痛定义为皮损愈合后疼痛持续 1 个月以上	4	250	-1.01 [-1.22，-0.80]*	0	S292，S295，S296，S297

注：* 有统计学意义。

2. 汉密尔顿抑郁量表（HAMD）

（1）单用口服中药

1 项研究报告了汉密尔顿抑郁量表（HAMD）（S293）。结果显示口服中药组与阿米替林组治疗结束时的 HAMD 评分比较差异无统计学意义（*MD* 1.49 分[-3.23，0.25]）。

（2）口服中药联合西药（中西医结合治疗）

2 项研究报告了 HAMD-17 项的情绪健康（S292，S296）。与西药治疗组相比，口服中药联合西药治疗组的抑郁评分下降了 2.45 分（[-3.70，-1.20]，I^2=13%）。

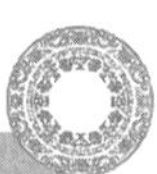

3. 口服中药治疗后遗神经痛的中药频次分析(仅限于具备阳性结果的Meta分析纳入的研究)

根据结局指标分类,对在具备阳性结果的Meta分析(不含亚组分析)中所纳入的研究里使用的中药进行频次分析。结局指标主要分为以下3类。

(1)疼痛:视觉模拟评分法(VAS)、语言分级评分法(VRS)。

(2)健康相关生活质量:健康调查简表(SF-36)、欧洲五维健康量表(EQ-5D)、带状疱疹简明疼痛量表(ZBPI)、带状疱疹影响程度问卷(ZIQ)。

(3)症状严重程度:汉密尔顿抑郁量表(HAMD)、匹兹堡睡眠质量指数(PSQI)。

对于报道2个或以上结局指标的研究,若结局指标属于同一类别(例如VAS评分和疼痛缓解时间),则在统计频次时,该类别的中药仅计数1次。频次分析结果只呈现出现在2项或以上研究的中药,按频次由高到低排列,并同时标注其Meta分析和纳入研究的数量。

当归、甘草和红花在疼痛和症状严重程度结局指标的阳性结果中使用频次最高(表14-6),因此临床辨证用药时可酌情考虑使用这些中药。

表14-6　单纯口服中药vs.西药治疗后遗神经痛的中草药频次总结表(仅限于具备阳性结果的Meta分析纳入的研究)

中药	基源	使用频次
疼痛指标:1个Meta分析,5个随机对照试验(表14-5)		
当归	*Angelica sinensis* (Oliv.) Diels	5
甘草	*Glycyrrhiza spp.*	5
红花	*Carthamus tinctorius* L.	4
柴胡	*Bupleurum spp.*	3
白芍	*Paeonia lactiflora* Pall.	3
川芎	*Ligusticum chuangxiong* Hort.	3
桃仁	*Prunus spp.*	3
症状严重程度:1个Meta分析,2个随机对照试验(详见本节"2. 汉密尔顿抑郁量表")		
当归	*Angelica sinensis* (Oliv.) Diels	2
红花	*Carthamus tinctorius* L.	2
甘草	*Glycyrrhiza spp.*	2

注:因为部分研究报道了2个或以上的方剂,所以部分中药的使用频次可能大于研究数量。

4. 口服中药治疗后遗神经痛的安全性

(1)单用口服中药

5 项研究(共包括干预组 143 名受试者,对照组 139 名受试者)报告了不良事件(S291,S293~S295,S300)。1 项研究报告在试验期间没有发生不良事件(S294)。其他研究的干预组共报告了 12 例不良事件,包括 5 例腹泻,3 例因中药味道感觉不适,2 例上腹部不适,1 例恶心和 1 例呕吐。对照组共报告了 68 例不良事件,包括 16 例嗜睡,15 例口干,便秘 9 例,9 例嗜睡伴视力模糊和出汗,9 例食欲不振伴眩晕,3 例恶心伴反酸,3 例排尿困难,2 例头晕,1 例出汗和 1 例体位性低血压。

(2)口服中药联合西药(中西医结合治疗)

7 项研究(共包括干预组 275 名受试者,比较组 261 名受试者)报告了不良事件(S292,S294~S296,S298,S299,S302)。3 项研究报告在试验期间没有发生不良事件(S294,S298,S302)。中西医结合组发生的不良事件比西药组稍多(前者 18 例,后者 16 例)。干预组发生的不良事件包括 8 例食欲不振,3 例恶心反酸,2 例胃肠道不适,2 例轻度恶心,1 例恶心呕吐,1 例轻度腹泻,1 例轻度头晕。对照组发生的不良事件包括 9 例食欲不振伴头晕,3 例轻度眩晕,3 例恶心伴反酸和 1 例轻度恶心。

(三)GRADE 评价

GRADE 评价根据组内专家对干预措施重要性的评价,共同选择出 3 个比较组合,中西医结合与加巴喷丁,中西医结合与普瑞巴林,中西医结合与三环类抗抑郁药。但由于没有纳入关于中西医结合与普瑞巴林比较的研究,故其临床证据质量尚不明确。其余 2 组的结果总结表如下。

1. 口服中药联合加巴喷丁 vs. 加巴喷丁

口服中药联合加巴喷丁与加巴喷丁比较,证据质量为“低”(表 14-7),中西医结合治疗能更好地降低疼痛严重程度。未有研究报道生活质量指标。

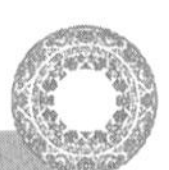

表 14-7　GRADE：结果总结表（口服中药联合加巴喷丁 vs. 加巴喷丁）

结局指标	患者数（研究数）	证据质量（GRADE）	相对效应（95%CI）	绝对效应	
				加巴喷丁	口服中药联合加巴喷丁
VAS 评分（cm） 疗程：14 天	68 （1 项随机对照试验）	⊕⊕○○ 低[1,2]	–	平均 6.68 cm	MD 减少 4.79cm [–5.27，–4.31]
不良事件	68 （1 项随机对照试验）	无不良事件			
对应研究 VAS 评分：S302 不良事件：S302					

注：干预组的危险度（95%*CI*）基于对照组假设的危险度以及干预组相对效应（95%*CI*）。
CI：置信区间；*MD*：均数差。[1] 盲法实施为高偏倚风险；[2] 样本量不足限制了结果精确性。

2. 口服中药联合三环类抗抑郁药 vs. 三环类抗抑郁药

口服中药联合三环类抗抑郁药与三环类抗抑郁药比较，证据质量为“低”（表 14-8），中西医结合可降低治疗结束时的疼痛评分。未有研究报道生活质量指标。

表 14-8　GRADE：结果总结表（口服中药联合三环类抗抑郁药 vs. 三环类抗抑郁药）

结局指标	患者数（研究数）	证据质量（GRADE）	相对效应（95%CI）	绝对效应	
				三环类抗抑郁药风险	口服中药联合三环类抗抑郁药风险差
VAS 评分（cm） 疗程：13 周	62 （1 项随机对照试验）	⊕⊕○○ 低[1,2]	–	平均 3.05cm	降低 0.91cm [–1.23，–0.59]
不良事件	62 （1 项随机对照试验）	干预组发生恶心呕吐 1 例。三环类抗抑郁药组无不良事件发生			

续表

结局指标	患者数（研究数）	证据质量（GRADE）	相对效应（95%CI）	绝对效应	
				三环类抗抑郁药风险	口服中药联合三环类抗抑郁药风险差
对应研究 VAS 评分：S296 不良事件：S296					

注：干预组的危险度（95%*CI*）基于对照组假定的危险度以及干预组相对效应（95%*CI*）。

CI：置信区间；*MD*：均数差。[1] 盲法实施为高偏倚风险，可能影响研究结果；[2] 样本量不足限制了结果精确性。

（四）中药静脉注射联合西药（中西医结合治疗）

1 项研究（共 68 名受试者）采用中药静脉注射联合西药治疗后遗神经痛（S301）。与西药（曲马多和脑蛋白水解物注射剂）相比，中西医结合治疗组患者的疼痛评分降低了 1.42cm（[–1.95，–0.89]）。两组均出现了口干、头晕、恶心等不良反应，但未报告具体病例数。

（五）临床常用方剂的随机对照试验证据

2 项研究使用了临床教科书和指南推荐的方剂（见第十二章）。其中，1 项研究（S302）单用血府逐瘀汤，但指南建议血府逐瘀汤与金铃子散合用。因此，该研究结果未被呈现。1 项三臂试验中含单用六神丸组和六神丸联合卡马西平组（S294），但研究没有报告疼痛评分，仅报道了药物的安全性，即试验期间没有发生不良事件。

四、中药治疗带状疱疹后遗神经痛的临床证据——非随机对照试验

本节仅 1 项非随机对照试验符合纳入标准（S303）。该研究在国内医院门诊部进行，共纳入 90 名后遗神经痛患者（定义为皮损愈合后再次出现疼痛），病程为 2~6 个月（平均 3.4 个月）。受试者平均年龄为 63.4 岁，女性多于男性（54 名女性，36 名男性）。疗程 30 天，治疗结束后无随访。该研究没有报告

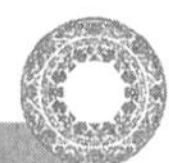

纳入受试者的中医证型。治疗组(口服中药联合多塞平、维生素 B_1 和维生素 B_{12})使用的中药方均为自拟方,中药组成包括板蓝根、赤芍、川芎、大青叶、当归、红花、全蝎、桃仁、蜈蚣、延胡索和郁金。该研究报告了 VAS 评分,但未提供任何数据。干预组和对照组(多塞平、维生素 B_1 和维生素 B_{12})均发生了不良事件。治疗组不良事件包括腹泻 2 例和恶心眩晕 1 例。对照组不良事件包括恶心 3 例、头晕 1 例和腹泻 1 例。

五、中药治疗带状疱疹后遗神经痛的临床证据——无对照研究

本节共纳入 10 项中药治疗后遗神经痛的无对照研究(S304~S313)。除 1 项研究在日本进行外(S313),其他所有研究都在中国进行。所有研究均为病例系列报道,共纳入 347 名受试者。样本量从 12(S313)至 90(S307)不等,样本量中位数为 30。

1 项研究纳入的后遗神经痛受试者是皮损愈合后持续疼痛 3 个月以上的患者(S311),4 项研究纳入的后遗神经痛受试者是皮损愈合后持续疼痛 1 个月以上的患者(S305,S306,S308,S312)。3 项研究将后遗神经痛定义为皮损愈合后再次出现疼痛,但未具体说明持续时间,由于研究有说明纳入的受试者后遗神经痛病程为 1 个月(S307),或 2 个月以上(S310,S313),因此均被纳入分析。同样,有 2 项研究未明确后遗神经痛的定义,但病程均在 3 个月以上,因此也被纳入分析(S304,S309)。

3 项研究将中医辨证分型作为患者的纳入标准和辨证论治的分型标准(S306,S308,S310)。2 项研究纳入的受试者证型为气滞血瘀(S306,S308),1 项研究纳入的受试者证型为气虚血瘀(S310)。5 项研究使用中西医结合治疗(S307,S308,S311~S313)。6 项研究为口服中药(S305,S306,S309~S311,S313),2 项研究为外用中药(S308,S312),2 项研究为中药静脉注射(S304,S307)。各项研究之间很少有重复使用的经典方剂。常用中药包括桃仁(5 项研究)、香附(5 项研究)、红花(4 项研究)和当归(4 项研究)(表 14-9)。

表 14-9 非随机对照试验中常用中药汇总表

中药名	基源	使用频次
桃仁	*Prunus spp.*	5
香附	*Cyperus rotundus* L.	5
当归	*Angelica sinensis* (Oliv.) Diels	4
红花	*Carthamus tinctorius* L.	4
甘草	*Glycyrrhiza spp.*	3
没药	*Commiphora spp.*	3
全蝎	*Buthus martensii* Karsch	3
郁金	*Curcuma spp.*	3
白芍	*Paeonia lactiflora* Pall.	2
川芎	*Ligusticum chuangxiong* Hort.	2
丹参	*Salvia miltiorrhiza* Bge.	2
地龙	*Pheretima spp.*	2
附子	*Aconitum carmichaelii* Debx.	2
黄芪	*Astragalus membranaceus spp.*	2
鸡血藤	*Spatholobus suberectus* Dunn	2
牡丹皮	*Paeonia suffruticosa* Andr.	2
延胡索	*Corydalis yanhusuo* W.T.Wang	2
枳壳	*Citrus aurantium* L.	2

注：某些中药的使用在一些国家可能会受到限制，读者应遵守相关法规。

9 项研究（309 名受试者）报告了不良事件（S304~S310，S312，S313）。其中，6 项研究报告无不良事件发生（S304，S306，S307，S309，S310，S312）。其余 3 项研究报告的不良事件包括轻度胃肠不适 5 例、潮热伴胃部不适 3 例和眩晕 1 例。

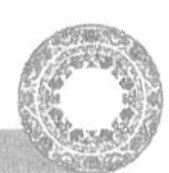

六、中药治疗带状疱疹后遗神经痛的临床研究证据汇总

与急性期带状疱疹的研究相比，中药治疗后遗神经痛的临床研究数量相对较少。虽然很少研究报道中医证型，但提及的证型与带状疱疹病程基本一致，主要是气滞血瘀证和气虚血瘀证。绝大多数研究是口服中药治疗，与临床教科书和指南推荐的中医内治法相一致，但大多数研究使用的是自拟方，研究之间很少有重复使用的经典方剂。只有身痛逐瘀汤在 1 项随机对照试验和 1 项无对照研究中有报道。基于以上研究证据总结，临床医生在使用中药治疗时应以辨证论治为原则，另外可考虑以下中药：当归、甘草、红花、柴胡、白芍、川芎和桃仁。

根据对纳入的随机对照试验研究的疗效进行评价，在改善 VAS 评分和 HAMD 评分方面，单用口服中药疗效一般。但中西医结合（口服中药联合西药治疗）可有效减少 VAS 评分和改善 HAMD 评分，且患者耐受性良好。在 Meta 分析中提示口服中药（单用或联合西药）治疗带状疱疹后遗神经痛疗效较好，也为指导临床实践和研究提供了方向。但由于这些研究之间很少有重复使用的经典方剂，因此尚无相关方剂的潜在疗效证据。

纳入研究的中药治疗疗程为 10~30 天，时间长短差异较大，对于难治性后遗神经痛患者疗程可以是数月甚至是数年[1]，这可能与研究本身所使用的后遗神经痛定义以及纳入受试者的病程长短有关。例如，后遗神经痛定义为皮疹愈合后持续疼痛 1 个月以上的研究，其纳入的受试者可能病程较短，因此临床治疗时间也可能相对较短。但大多数研究仅报告了纳入患者的病程范围（非平均值和标准差），因此对于后遗神经痛的标准疗程尚不能确定。

研究中使用较多的后遗神经痛定义是皮损愈合后疼痛持续 1 个月或以上。后遗神经痛目前尚未有一致公认的定义，“带状疱疹皮损愈合后 3 个月以上的持续性疼痛”是目前临床诊断及临床研究中被普遍认可的定义[2]。此外，很少研究报道了治疗结束后的随访。目前研究证据提示中西医结合治疗后遗神经痛的短期疗效较好，但对后遗神经痛的长期疗效仍缺乏明确的证据。

与急性期带状疱疹的研究类似，许多后遗神经痛的研究联合使用指南推荐和非指南推荐的药物，例如维生素 B_1 和维生素 B_{12} 及其衍生物。国内研究通常用于辅助神经修复。但这些疗法缺乏相关证据支持，尤其是当其与指南推荐的镇痛药合用时，是否会产生协同或拮抗作用都是未知数。因此，临床医生在临床实践中应谨慎地参考本章得出的结论。

参考文献

[1] DWORKIN R H, SCHMADER K E. Treatment and prevention of postherpetic neuralgia [J]. Clinical Infectious Diseases, 2003, 36 (7): 877-882.

[2] DUBINSKY R M, KABBANI H, EL-CHAMI Z, et al. Practice parameter: treatment of postherpetic neuralgia: an evidence-based report of the Quality Standards Subcommittee of the American Academy of Neurology [J]. Neurology, 2004, 63 (6): 959-965.

第十五章　带状疱疹后遗神经痛常用中药的药理研究

导语：第十四章总结了中药治疗后遗神经痛的随机对照试验中最常用的前10位中药。本章拟对这些中药治疗后遗神经痛的细胞和动物实验研究进行综述，并对其潜在药理学机制进行归纳。第十一章阐述了带状疱疹后遗神经痛的疼痛机制，包括外周神经系统的神经损伤[1,2]、中枢神经系统的敏感性[2,3]，以及持续的水痘-带状疱疹病毒复制引起慢性神经节炎[1]。另外，NO、TNF-α、IL-1β和IL-6均与后遗神经痛有关[4-6]。肠线或丝线4道轻结扎大鼠坐骨神经干，造成大鼠坐骨神经干慢性压迫性损伤，坐骨神经慢性挤压伤模型（the chronic constrictive injury，CCI）是最常用的神经病理性疼痛模型之一[7]，常用于von Frey试验和Hargreave试验中以评估动物的机械性痛觉过敏和热痛觉过敏。在von Frey试验中，将von Frey细丝置于足底中部，直至动物发生足部屈曲或缩足[8]。机械缩足阈值是通过连续5次测定中3次较低测量值计算。Hargreaves试验是用聚焦产热光源照射动物左右足底，直至动物发生缩足反射[9,10]。每次测定，对侧至少间隔5分钟。

一、当归

当归的主要化学成分有挥发油、氨基酸、甾醇和糖类及其衍生物[11]。经过现代药理学研究证明，当归及其化学成分有止痛和抗炎作用[12-16]。其中，香草醛，一种挥发油，在von Frey试验中能缓解机械性痛觉过敏，但不能缓解Hargreave试验中的热痛觉过敏[12]。

当归所含的其他成分也参与了炎症反应。1项研究表明当归中的4种水溶性成分可时间依赖地增加小鼠腹膜巨噬细胞中iNOS和NO的产生（两者均为炎性标志物）[13]。体内外试验研究显示在小鼠巨噬细胞中也观察到当归多糖可增加iNOS表达介导的NO的产生[16]。在同一研究中，当归多糖可刺激巨噬细胞产生TNF-α。

相反，丁烯基苯酞（一种当归多糖），在LPS刺激的小鼠DC2.4细胞中可减少促炎细胞因子TNF-α和IL-6的产生[14]。藁本内酯（一种挥发油）可抑制LPS刺激的小鼠RAW 264.7细胞中iNOS表达，并抑制NO、TNF-α和PGE_2（一种炎性介质）的产生[15]。

二、延胡索

延胡索的主要成分为生物碱。延胡索已被证实有止痛和抗炎作用[17-20]。1项研究使用坐骨神经慢性挤压伤模型（CCI）对延胡索的止痛作用进行了评估，结果显示在治疗和维持阶段使用高剂量的延胡索可降低von Frey试验中的机械性痛觉过敏[17]。在同一研究发现延胡索可减少神经损伤诱导的脊髓背角和原核后角固有核中N-甲基-D-天门冬氨酸受体亚基1（N-methyl-D-aspartate receptor subunit 1，NR1）的磷酸化（phosphorylation of NR1，pNR1），提示延胡索对pNR1的调节可能是其止痛作用的机制之一。

1项研究对延胡索提取物在热痛觉过敏方面的作用进行了评估[19]。大鼠在一只后爪注入弗氏完全佐剂（FCA）致炎24小时后，Hargreave试验显示延胡索提取物较生理盐水可明显降低缩足潜伏期。1项研究表明非镇静剂量的去氢紫堇鳞茎碱（延胡索中的一种碱生物碱）可减轻von Frey试验和Hargreave试验中的机械性痛觉过敏[20]。福尔马林试验显示去氢紫堇鳞茎碱在急性炎症性神经性疼痛模型中有止痛作用，且呈剂量依赖性，效果与高剂量吗啡相似。去氢紫堇鳞茎碱还可抑制LPS刺激的小鼠RAW 264.7巨噬细胞中促炎细胞因子IL-1β和IL-6的产生[18]。

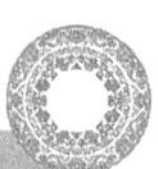

三、红花

红花含有多种化合物，包括酚类、挥发油、固定油和其他成分如阿拉伯糖、β-谷甾醇和甘露糖。一些研究已证实了红花及其化合物在神经性疼痛和炎症模型中有抗炎作用[21,22]。1项研究显示，与姜黄色素（阳性对照）相比，红花提取物可显著抑制LPS刺激RAW 264.7细胞中NO的产生[21]。

羟基红花黄色素A是一种可以改善炎性神经元损伤的酚类化合物。在缺血性脑卒中研究中发现羟基红花黄色素A可以减轻LPS刺激的小鼠神经小胶质细胞中Toll样受体4（toll-like receptor 4，TLR4）的表达[22]，从而减少LPS引起的神经元损伤。由于TLR4在诱导炎症反应中起关键作用，因此这种机制可能与包括后遗神经痛在内的神经性疼痛有关。

四、甘草

甘草的主要成分有三萜皂苷、类黄酮和香豆素衍生物[11]。甘草有调和诸药的作用，除此之外它还有许多其他治疗作用，如止痛作用[7,23,24]。在坐骨神经慢性挤压伤模型（CCI）中，甘草的止痛和抗热痛觉过敏作用呈剂量和时间依赖性[7]，且在高剂量或与白芍合用时，作用更强。该文献作者认为，甘草与白芍合用在坐骨神经慢性挤压伤模型（CCI）中的止痛作用，可能与甘草降低组蛋白去乙酰化酶Sirt1（一种与炎症调节有关的酶）的表达有关。

甘草次酸（GA）中化合物5［11，13（18）-齐墩果二烯-3β］能降低坐骨神经慢性挤压伤模型（CCI）大鼠的热痛觉过敏[23]。另一种化合物甘草素，可剂量依赖性地降低机械性痛觉过敏和热痛觉过敏，且对运动功能没有影响。

五、川芎

川芎的主要成分有苯酞类、二苯醚类、生物碱类、氨基酸衍生物类、胺类、有机酸类、酯类和内酯类[11]。然而，有关这些化合物在慢性或神经性疼痛中的研究甚少。川芎和当归中均含有藁本内酯,其抗炎作用如前述。柠檬烯是川芎和柴胡中常见的一种挥发油,也具有抗炎作用。

川芎中的α-蒎烯和芳樟醇可缓解福尔马林诱导的炎症模型小鼠后爪的热痛觉过敏[25]。香草酸——氧化形式的香草醛,可缓解FCA诱导的小鼠机械性痛觉过敏,并抑制角叉菜胶诱导的炎性疼痛模型中IL-1β、TNF-α和IL-33的产生[26]。

六、白芍、赤芍

芍药包括白芍,两者组成成分相似。以下是有关2种芍药的实验室研究,均简称为芍药。芍药的主要成分包括苷、单宁和挥发油[11]。大量实验研究表明芍药具有抗炎作用[7,27-30]。芍药醇是芍药的主要成分之一,可剂量依赖性地抑制LPS诱导的RAW 264.7 细胞中TNF-α、IL-1β、IL-6[27,28]、IL-10[27]、NO和PGE_2[28]的产生。

芍药苷可抑制小胶质细胞中NO和IL1-β的产生[29],并抑制LPS-诱导的RAW 264.7细胞中NO、PGE_2、TNF-α和IL-6的产生[30]。在同一研究中,白藜芦醇也有类似的作用,可抑制NO、PGE_2、TNF-α和IL-6的产生。在坐骨神经慢性挤压伤模型(CCI)中,总糖苷为芍药中的活性化合物,在较高剂量时可缓解机械性痛觉过敏和热痛觉过敏,但在较低剂量时无明显效果[7]。

七、黄芪

黄芪含有三萜皂苷、黄酮、多糖等成分,具有抗炎作用[31-34]。在LPS刺激的RAW 264.7细胞中,黄芪可降低iNOS、COX-2、IL-6、IL-1β和TNF-α的表达以及NO的产生[33]。

在LPS刺激RAW 264.7细胞中,黄芪中的活性成分通过抑制iNOS的表达和下调COX-2的表达,降低了PGE_2、IL-1β和IL-6的产生[31]。在LPS刺激的BMDC中,异甘草素和毛蕊异黄酮可抑制IL-6和IL-12的产生[32],异甘草素也可抑制TNF-α的产生[32]。相反,在LPS刺激的RAW 264.7细胞中,

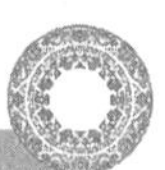

黄芪多糖增加了 TNF-α 的水平和 NO 的产生[34]，这可能表明黄芪中的不同成分产生的药理作用不同。

八、柴胡

柴胡的主要成分是三萜皂苷和挥发油[11]。在 RAW 264.7 巨噬细胞系中，柠檬烯（柴胡中的一种挥发油）显示出抗炎作用。D- 柠檬烯可剂量依赖性地抑制 LPS 诱导的 NO 和 PGE_2 表达，并且降低 iNOS 和 COX-2 蛋白的表达[35]。在同一个细胞系中，D- 柠檬烯还能降低 IL-1β、IL-6 和 TNF-α 的表达[35]。

在坐骨神经慢性挤压伤模型（CCI）造模 3 天后，较高剂量的柴胡皂苷可缓解大鼠机械性痛觉过敏和热痛觉过敏[36]。最高剂量（25.00mg/kg）时疼痛缓解作用最明显。柴胡皂苷可抑制脊髓中促炎细胞因子 TNF-α、IL-1β 和 IL-2 的表达，并抑制 p38 丝裂原活化蛋白激酶（p38 MAPK）和 NF-κB 的表达。

九、丹参

丹参的主要成分有醌类、二萜酮、内酯、酚类和其他成分如黄芩苷和β- 谷甾醇[11]。丹参及其组成成分有止痛和抗炎作用[37-39]。在大鼠脊神经结扎（SNL）疼痛模型中，醌类丹参酮ⅡA 可剂量依赖性地缓解脊神经结扎（SNL）诱导的机械性痛觉过敏[37]。丹参酮ⅡA 还能降低促炎细胞因子 TNF-α 和 IL-1β 的表达，增加超氧化物歧化酶（SOD，氧化应激的抗氧化标志物）的释放和降低丙二醛（MDA，氧化应激的促氧化标志物）的释放。

在大鼠脊神经结扎（SNL）疼痛模型中，黄芩苷可缓解机械性痛觉过敏和热痛觉过敏，并与吗啡有协同作用，可增强止痛作用[38]。在同侧脊髓背角中，黄芩苷还可抑制组蛋白 H3 乙酰化和组织蛋白脱乙酰酶 1（HDAC1）的表达。在大鼠坐骨神经慢性挤压伤模型（CCI）中，丹酚酸 B 可缓解机械性痛觉过敏[39]。

十、桃仁

桃仁主要有糖苷、固定和挥发油、类黄酮和三萜烯[11]。桃仁、川芎和柴胡中均含有柠檬烯,其止痛和抗炎作用如上述[40-44]。在大鼠坐骨神经慢性挤压伤模型(CCI)中,类黄酮柚皮素可缓解 Hargreave 试验中的热痛觉过敏,以及针刺和冰水刺激诱导的机械性痛觉过敏[40]。此外,柚皮素还可减少坐骨神经慢性挤压伤模型(CCI)大鼠中 NO 的产生。在另 1 项研究中,柚皮素缓解了福尔马林、辣椒素和 FCA 诱导的疼痛[42]。由于在福尔马林试验中的 2 个阶段均观察到了疼痛缓解,因此该文献作者推测柚皮素具有止痛和抗炎作用。

在坐骨神经慢性挤压伤模型(CCI)中,对没食子儿茶素 -3- 没食子酸酯(EGCG)及其衍生物 30 均可缓解热痛觉过敏,且衍生物 30 效果更为显著,但衍生物 23 无效[44]。在糖尿病性神经性疼痛大鼠模型中,与溶媒对照组相比,山柰酚缓解了热痛觉过敏和机械痛觉过敏[43]。在 LPS 和硝普钠刺激的 RAW 264.7 细胞和腹膜巨噬细胞中,山柰酚通过减弱 iNOS、TNF-α 和 COX-2 的表达,抑制 NO 和 PGE_2 的释放[41]。

十一、常用中药的药理作用总结

综上所述,许多实验研究已证实当归、延胡索、甘草、川芎、白芍 / 赤芍、柴胡、丹参和桃仁均有止痛和抗炎作用,这可能解释了中药在后遗神经痛治疗中的作用机制。随着对天然产物研究的与日俱增,今后将有更多研究进一步阐明中药在后遗神经痛治疗中的优势和内在机制。

参考文献

[1] GILDEN D H, COHRS R J, HAYWARD A R, et al. Chronic varicella-zoster virus ganglionitis—a possible cause of postherpetic neuralgia [J]. Journal of Neurovirology, 2003, 9 (3): 404-407.

[2] PETERSEN K L, FIELDS H L, BRENNUM J, et al. Capsaicin evoked pain and allodynia in post-herpetic neuralgia [J]. Pain, 2000, 88 (2): 125-133.

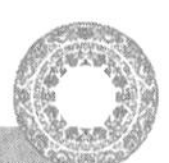

[3] WALL P D. Neuropathic pain and injured nerve: central mechanisms [J]. British Medical Bulletin, 1991, 47 (3): 631-643.

[4] LEUNG L, CAHILL C M. TNF-α and neuropathic pain—a review [J]. Journal of Neuro-inflammation, 2010, 7 (1): 27.

[5] LEVY D, ZOCHODNE D W. No pain: potential roles of nitric oxide in neuropathic pain [J]. Pain Practice, 2004, 4 (1): 11-18.

[6] SOMMER C, KRESS M. Recent findings on how proinflammatory cytokines cause pain: peripheral mechanisms in inflammatory and neuropathic hyperalgesia [J]. Neuroscience Letters, 2004, 361 (1-3): 184-187.

[7] ZHANG J, LV C, WANG H, et al. Synergistic interaction between total glucosides and total flavonoids on chronic constriction injury induced neuropathic pain in rats [J]. Pharmaceutical Biology, 2013, 51 (4): 455-462.

[8] VACHON P, MASSÉ R, GIBBS B F. Substance P and neurotensin are up-regulated in the lumbar spinal cord of animals with neuropathic pain [J]. Can J Vet Res, 2004, 68 (2): 86-92.

[9] GUÉNETTE S A, ROSS A, MARIER J, et al. Pharmacokinetics of eugenol and its effects on thermal hypersensitivity in rats [J]. European Journal of Pharmacology, 2007, 562 (1-2): 60-67.

[10] HARGREAVES K, DUBNER R, BROWN F, et al. A new and sensitive method for measuring thermal nociception in cutaneous hyperalgesia [J]. Pain, 1988, 32 (1): 77-88.

[11] BENSKY D, CLAVEY S, STÖGER E. Chinese herbal medicine: materia medica (Portable 3rd Ed)[M]. Seattle, US: Eastland Press, 2004.

[12] BEAUDRY F, ROSS A, LEMA P P, et al. Pharmacokinetics of vanillin and its effects on mechanical hypersensitivity in a rat model of neuropathic pain [J]. Phytotherapy Research, 2009, 24 (4): 525-530.

[13] CHEN Y, DUAN J, QIAN D, et al. Assessment and comparison of immunoregulatory activity of four hydrosoluble fractions of Angelica sinensis in vitro on the peritoneal macrophages in ICR mice [J]. International Immunopharmacology, 2010, 10 (4): 422-430.

[14] FU R, HRAN H, CHU C, et al. Lipopolysaccharide-stimulated activation of murine DC2. 4 cells is attenuated by n-butylidenephthalide through suppression of the NF-κB pathway [J]. Biotechnology Letters, 2011, 33 (5): 903-910.

[15] SU Y, CHIOU W, CHAO S, et al. Ligustilide prevents LPS-induced iNOS expression in RAW 264.7 macrophages by preventing ROS production and down-regulating the MAPK, NF-κB and AP-1 signaling pathways [J]. International Immunopharmacology, 2011, 11 (9): 1166-1172.

[16] YANG X, ZHAO Y, WANG H, et al. Macrophage activation by an acidic polysaccharide isolated from Angelica Sinensis (Oliv.) Diels [J]. BMB Reports, 2007, 40 (5): 636-643.

[17] CHOI J, KANG S, KIM J, et al. Antinociceptive effect of Cyperi rhizome and Corydalis tuber extracts on neuropathic pain in rats [J]. The Korean Journal of Physiology & Phar-

macology, 2012, 16 (6): 387-392.

[18] ISHIGURO K, ANDO T, MAEDA O, et al. Dehydrocorydaline inhibits elevated mitochondrial membrane potential in lipopolysaccharide-stimulated macrophages [J]. International Immunopharmacology, 2011, 11 (9): 1362-1367.

[19] WEI F, ZOU S, YOUNG A, et al. Effects of Four Herbal Extracts on adjuvant-induced inflammation and hyperalgesia in rats [J]. The Journal of Alternative and Complementary Medicine, 1999, 5 (5): 429-436.

[20] ZHANG Y, WANG C, WANG L, et al. A novel analgesic isolated from a traditional Chinese medicine [J]. Current Biology, 2014, 24 (2): 117-123.

[21] LIAO H, BANBURY L, LIANG H, et al. Effect of Honghua (Flos Carthami) on nitric oxide production in RAW 264.7 cells and α-glucosidase activity [J]. Journal of Traditional Chinese Medicine, 2014, 34 (3): 362-368.

[22] LV Y, QIAN Y, OU-YANG A, et al. Hydroxysafflor yellow A attenuates neuron damage by suppressing the lipopolysaccharide-induced TLR4 pathway in activated microglial cells [J]. Cellular and Molecular Neurobiology, 2016, 36 (8): 1241-1256.

[23] AKASAKA Y, SAKAI A, TAKASU K, et al. Suppressive effects of glycyrrhetinic acid derivatives on tachykinin receptor activation and hyperalgesia [J]. Journal of Pharmacological Sciences, 2011, 117 (3): 180-188.

[24] CHEN L, CHEN W, QIAN X, et al. Liquiritigenin alleviates mechanical and cold hyperalgesia in a rat neuropathic pain model [J]. Scientific Reports, 2014, 4 (1): 5676.

[25] LI X, YANG Y, LI Y, et al. α-Pinene, linalool, and 1-octanol contribute to the topical anti-inflammatory and analgesic activities of frankincense by inhibiting COX-2 [J]. Journal of Ethnopharmacology, 2016, 179: 22-26.

[26] CALIXTO-CAMPOS C, CARVALHO T T, HOHMANN M S N, et al. Vanillic acid inhibits inflammatory pain by inhibiting neutrophil recruitment, oxidative stress, cytokine production, and NFκB activation in mice [J]. Journal of Natural Products, 2015, 78 (8): 1799-1808.

[27] CHEN N, LIU D, SOROMOU L W, et al. Paeonol suppresses lipopolysaccharide-induced inflammatory cytokines in macrophage cells and protects mice from lethal endotoxin shock [J]. Fundamental & Clinical Pharmacology, 2014, 28 (3): 268-276.

[28] HIMAYA S W A, RYU B, QIAN Z, et al. Paeonol from Hippocampus kuda Bleeler suppressed the neuro-inflammatory responses in vitro via NF-κB and MAPK signaling pathways [J]. Toxicology in Vitro, 2012, 26 (6): 878-887.

[29] NAM K, YAE C G, HONG J, et al. Paeoniflorin, a monoterpene glycoside, attenuates lipopolysaccharide-induced neuronal injury and brain microglial inflammatory response [J]. Biotechnology Letters, 2013, 35 (8): 1183-1189.

[30] WANG Q, GAO T, CUI Y, et al. Comparative studies of paeoniflorin and albiflorin from Paeonia lactifloraon anti-inflammatory activities [J]. Pharmaceutical Biology, 2014, 52 (9): 1189-1195.

[31] LAI P K, CHAN J Y, WU S, et al. Anti-inflammatory activities of an active fraction

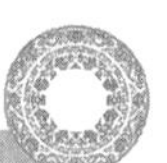

isolated from the root of Astragalus membranaceusin RAW 264.7 macrophages [J]. Phytotherapy Research, 2014, 28 (3): 395-404.

[32] LI W, SUN Y N, YAN X T, et al. Flavonoids from Astragalus membranaceus and their inhibitory effects on LPS-stimulated pro-inflammatory cytokine production in bone marrow-derived dendritic cells [J]. Archives of Pharmacal Research, 2014, 37 (2): 186-192.

[33] RYU M, KIM E H, CHUN M, et al. Astragali Radix elicits anti-inflammation via activation of MKP-1, concomitant with attenuation of p38 and Erk [J]. Journal of Ethnopharmacology, 2008, 115 (2): 184-193.

[34] ZHAO L, MA Z, ZHU J, et al. Characterization of polysaccharide from Astragalus radix as the macrophage stimulator [J]. Cellular Immunology, 2011, 271 (2): 329-334.

[35] YOON W, LEE N H, HYUN C. Limonene suppresses lipopolysaccharide-induced production of nitric oxide, prostaglandin E2, and pro-inflammatory cytokines in RAW 264. 7 macrophages [J]. Journal of Oleo Science, 2010, 59 (8): 415-421.

[36] ZHOU X, CHENG H, XU D, et al. Attenuation of neuropathic pain by saikosaponin a in a rat model of chronic constriction injury [J]. Neurochemical Research, 2014, 39 (11): 2136-2142.

[37] CAO F, XU M, WANG Y, et al. Tanshinone ⅡA attenuates neuropathic pain via inhibiting glial activation and immune response [J]. Pharmacology Biochemistry and Behavior, 2015, 128: 1-7.

[38] CHERNG C, LEE K, CHIEN C, et al. Baicalin ameliorates neuropathic pain by suppressing HDAC1 expression in the spinal cord of spinal nerve ligation rats [J]. Journal of the Formosan Medical Association, 2014, 113 (8): 513-520.

[39] ISACCHI B, FABBRI V, GALEOTTI N, et al. Salvianolic acid B and its liposomal formulations: anti-hyperalgesic activity in the treatment of neuropathic pain [J]. European Journal of Pharmaceutical Sciences, 2011, 44 (4): 552-558.

[40] KAULASKAR S. Effects of naringenin on allodynia and hyperalgesia in rats with chronic constriction injury-induced neuropathic pain [J]. Journal of Chinese Integrative Medicine, 2012, 10 (12): 1482-1489.

[41] KIM S H, PARK J G, LEE J, et al. The dietary flavonoid Kaempferol mediates anti-Inflammatory responses via the Src, Syk, IRAK1, and IRAK4 molecular targets [J]. Mediators of Inflammation, 2015, 2015: 1-15.

[42] PINHO-RIBEIRO F A, ZARPELON A C, FATTORI V, et al. Naringenin reduces inflammatory pain in mice [J]. Neuropharmacology, 2016, 105: 508-519.

[43] RAAFAT K, EL-LAKANY A. Acute and subchronic in-vivo effects of Ferula hermonis L. and Sambucus nigra L. and their potential active isolates in a diabetic mouse model of neuropathic pain [J]. BMC Complementary and Alternative Medicine, 2015, 15 (1): 257.

[44] XIFRO X, VIDAL-SANCHO L, BOADAS-VAELLO P, et al. Novel epigallocatechin-3-gallate (EGCG) derivative as a new therapeutic strategy for reducing neuropathic pain after chronic constriction nerve injury in mice [J]. PLOS ONE, 2015, 10 (4): e123122.

第十六章　针灸治疗带状疱疹后遗神经痛的临床研究证据

导语：本章主要对针灸及相关疗法治疗后遗神经痛的临床证据进行疗效和安全性，以及证据质量评价。通过全面检索 9 个中英文数据库，共命中超过 36 621 条题录，根据严格标准对题录进行筛选后，最终纳入 26 项针灸治疗带状疱疹后遗神经痛的临床研究。研究表明单纯针刺或联合穴位注射疗法可短期内缓解后遗神经痛患者的临床症状。

广义的针灸包括一系列通过刺激穴位，纠正能量失衡，从而恢复身体健康的疗法。刺激穴位的方法包括以下几种。

- 针刺：将针灸针刺入穴位，这包括普通针刺（传统针刺行针）、围刺（在病变部位周围进行包围式针刺）和电针（在传统针刺疗法中加入电刺激）。
- 艾灸：将燃烧的艾蒿靠近皮肤，以产生温热感。
- 火针：火针法是将特制的金属粗针，用火烧红后迅速刺入一定部位以治疗疾病的方法。
- 穴位注射疗法：将药物，包括西药、中药、维生素或生理盐水，注入穴位。
- 埋线：使用羊肠线或其他可吸收线体埋入相应穴位区域。
- 梅花针：梅花针为丛针浅刺法，是集合多支短针浅刺人体一定部位和穴位的一种针刺方法。

这些疗法大多根源久远，但也有几种是 20 世纪才出现的新技术，包括穴位注射疗法和耳针疗法。

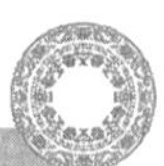

一、现有系统评价证据

在英文数据库中未检索到针灸疗法的系统评价。中文数据库检索到5篇不同针灸疗法的系统评价。其中,2项研究对照组使用了针灸疗法或其他中医疗法,因此被排除。其余3项系统评价的情况如下。

魏乙锋和高淑红[1]纳入了12项随机对照试验,干预措施包括:单纯针刺、刺络拔罐配合埋线和耳穴压豆、针刺配合刺络拔罐、穴位注射疗法和放血疗法。其中,3项研究使用卡马西平或多塞平做对照。其他对照组干预措施包括吲哚美辛、维生素、双嘧达莫和转移因子,但这些疗法在临床指南中均未被推荐用于后遗神经痛。Meta分析结果显示,与对照组相比,干预组的总有效率和治愈率较高,且对VAS评分、瘙痒评分和睡眠质量评分结果有较好的改善作用。该文献作者指出,纳入研究存在方法学缺陷且质量不高,包括随机序列产生和分配隐藏信息不足,未实施盲法,可能存在发表偏倚。因此应谨慎参考解释结果。

谢馥穗[2]对针灸治疗后遗神经痛的临床疗效进行了评价,共纳入了12项研究。干预组治疗措施包括单纯针灸,或针灸联合艾灸、中药或西药。1项研究治疗组使用刺络拔罐放血疗法,对照组使用药物治疗(包括加巴喷丁、普瑞巴林、利多卡因、吲哚美辛、布洛芬、维生素、甲钴胺、神经阻滞剂、阿昔洛韦或其他疗法)。Meta分析结果显示,与药物治疗相比,干预组的总有效率较高,且对VAS评分和睡眠质量评分结果也有较好的改善作用。11项研究报告了不良事件,但未详细说明具体情况。不良事件主要发生在对照组,推测可能与药物本身有关。所有纳入研究均实施了盲法,但大多数研究未具体描述分配隐藏,仅1项研究报告了随机序列产生的细节。该文献作者指出,今后仍需要高质量和大样本的随机对照试验研究来进一步证实针灸治疗后遗神经痛的疗效。

李汪[3]的系统评价纳入了11项针灸治疗后遗神经痛的临床研究。干预组治疗措施包括单纯针刺或联合刺络拔罐放血疗法或药物治疗。其中,2项研究干预组单独使用刺络拔罐疗法;对照组使用药物治疗,包括卡马西平、普瑞巴林、吲哚美辛、阿昔洛韦、维生素 B_1、维生素 B_{12}、甲钴胺或这些药物的组合。Meta 分析结果显示，与药物治疗相比，干预组的 VAS 评分结果和生活质量有较大改善。但纳入研究存在一些方法学缺陷，如未实施盲法、分配隐藏实施不详和样本量不足。

二、临床研究文献特征

通过全面检索 9 个中英文数据库，共命中 36 621 条题录，经过除重及标题摘要筛选后，进行全文筛选，最终纳入 26 项针灸治疗后遗神经痛的临床研究（文献筛选流程详见图 16-1）。其中 15 项为随机对照试验（S314~S328），11 项为无对照研究（S329~S339），未纳入非随机对照试验。作者对针灸治疗后遗神经痛的随机对照试验进行了 Meta 分析，而对无对照研究，仅总结了基本特征和进行描述性分析。

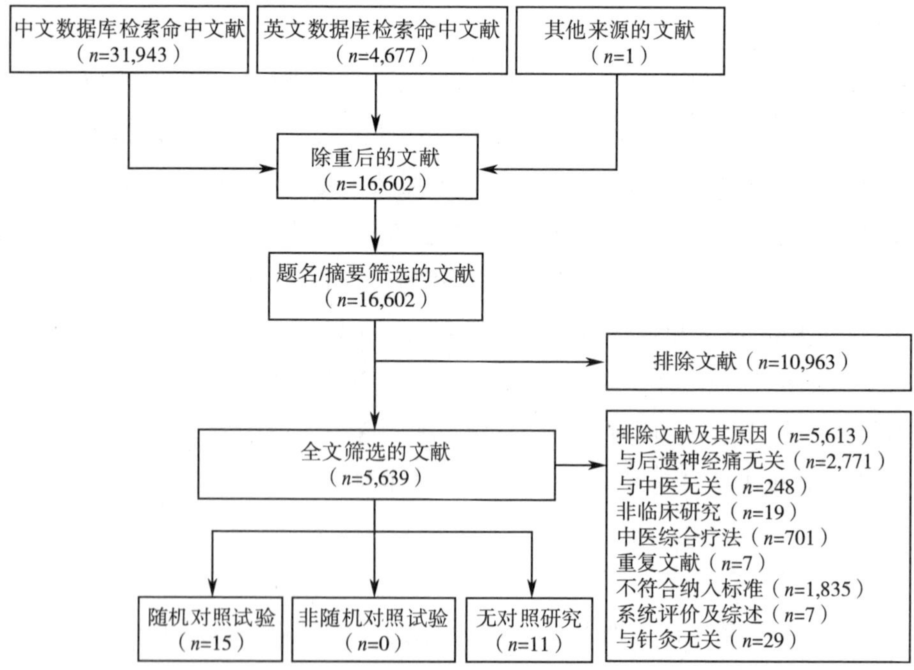

图 16-1　针灸治疗后遗神经痛文献筛选流程图

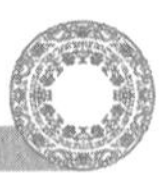

除 2 项研究（S338，S339）在美国进行外，其余均在中国进行。共纳入 1 521 名受试者。纳入研究使用的后遗神经痛定义不尽相同，最常见的是皮损愈合后 1 个月或以上的持续性疼痛。仅少数研究报告了中医证型，其中 1 项研究报告的证型是气滞或血瘀（S338）和另 1 项研究报告了痹证和痿证（S339）。

对照组干预措施包括单用抗惊厥药（S314，S320，S324，S328）或联合其他治疗（S317，S321，S327），单用三环类抗抑郁药（S316，S318）或联合其他治疗（S315），单用阿片类药物（S326）或联合其他治疗（S319，S322），曲马多联合其他治疗（S323），以及抗惊厥药联合阿片类药物（S325）。

最常见的干预措施是普通针刺（15 项研究，S316~S318，S320~S323，S328~S330，S332，S333，S336，S337，S339）。其他干预措施包括艾灸、火针、穴位注射疗法、埋线、梅花针和小针刀。

所有临床研究共使用了 45 个不同的针灸穴位，最常用的是华佗夹脊穴和阿是穴（疼痛部位）（各有 16 项研究）。其他常用穴位包括足三里、太冲和合谷（各有 5 项研究）；皮损区域、三阴交、曲池（各有 4 项研究）；支沟、委中和血海（各有 3 项研究）。

三、针灸治疗带状疱疹后遗神经痛的临床证据——随机对照试验

15 项随机对照试验对针刺在缓解后遗神经痛方面的疗效进行了评价（S314~S328），共纳入 1 091 人。其中，1 项研究（S323）是三臂试验，有 2 组使用了针灸疗法，分别是火针和围刺加电针。这 2 组受试者的基线情况均被纳入研究特征描述，但由于唯一相关的结局指标是不良事件，因此无数据可纳入 Meta 分析。

2 项研究的后遗神经痛定义为皮损愈合后 3 个月或以上的持续性疼痛（S315，S325），2 项研究将后遗神经痛定义为皮损愈合后 6 个月或以上的持续性疼痛（S316，S318），8 项研究将后遗神经痛定义为皮损愈合后 1 个月或以上的持续性疼痛（S314，S317，S319~S321，S324，S327，S328）。1 项研究将后遗

神经痛定义为皮损愈合后或皮疹出现后1个月出现疼痛，但未具体说明疼痛持续时间（S322），另1项研究将后遗神经痛定义为皮损愈合后再次出现疼痛，也未具体说明疼痛持续时间（S326）。这2项研究报告后遗神经痛患者的病程分别是2个月和4周，考虑到带状疱疹急性期是发病后28天，这2项研究纳入的受试者病程均在1个月以上，因此均被纳入分析。

受试者年龄在24岁（S321）到80岁（S314，S316，S319，S322，S323）之间。在报告平均年龄的研究中，其平均年龄中位数为59岁。在报告受试者性别的研究中，女性多于男性（568名女性，514名男性）。后遗神经痛病程最短为1个月（S320，S321，S324，S328），最长为8年（S316）。疗程在7天（S317）至8周（S327）之间，疗程中位数为15天。仅2项研究进行了随访，分别在治疗结束后1个月（S314）和3个月（S325）。

所有研究均未将中医辨证分型作为患者的纳入标准或采用辨证论治的分型标准。针刺联合穴位注射是最常用的干预措施（S316，S318，S321，S322）。其他干预措施包括单纯针刺（S317，S320，S323）或联合西药（S329），火针（S323），火针加艾灸（S314），火针加穴位注射疗法（S319），艾灸（S315），穴位注射疗法加西药（S325），和埋线（S327）。最常用的针灸穴位是华佗夹脊穴（12项研究）。其他常用穴位是阿是穴（疼痛部位，10项研究），皮损区域（3项研究），三阴交（2项研究），足三里（2项研究），太冲（2项研究）和合谷（2项研究）。

对照组治疗措施主要是指南推荐的药物，包括三环类抗抑郁药（S315，S316，S318），抗惊厥药（单用或与联合其他治疗）（S314，S317，S320，S321，S324，S325，S327，S328），阿片类药物（S319，S322，S326），和曲马多联合其他治疗（S323）。多项研究使用指南推荐的药物联合其他药物如非甾体抗炎药（S315，S317，S323），西咪替丁（S315）和维生素（S319，S321~S323，S325，S327）。此外，有1项研究对照使用了假针刺（S314）。

（一）偏倚风险

纳入研究的方法学质量主要是指对其潜在的偏倚风险进行评估（表16-1）。7项研究（46.7%）使用随机数字表产生随机序列，偏倚为低风险（S314，S317，S319，S321，S322，S323，S327）。2项研究（13.3%）根据患者就诊顺序进行分

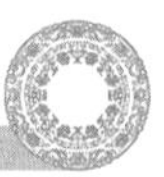

组，偏倚为高风险（S316，S328）。其余研究提供的随机序列产生相关信息不足，偏倚风险为不确定。1 项研究使用不透明的密封信封进行分配隐藏（S314），为低风险偏倚，其余研究提供的分配隐藏相关信息不足，偏倚风险为不确定。1 项研究中使用了假针刺对照（S314），然而该文献作者没有提及是否对研究对象实施盲法，因此该研究的研究对象盲法实施偏倚风险为不确定。其余研究未对受试者实施盲法，故偏倚均为高风险。所有研究未对研究人员实施盲法，偏倚均为高风险。所有研究均未提及对结局评价者实施盲法，偏倚风险为不确定。10 项研究报告无数据缺失，结果数据完整性的偏倚为低风险（S314，S318，S319，S321~S326，S328）。5 项研究报告有受试者退出试验（S315~S317，S320，S327），其中 2 项研究描述了原因（S316，S317）。但所有研究均未采取任何方法处理缺失数据，因此这 5 项研究结果数据完整性的偏倚风险不清楚。所有研究均未发表相关研究方案，其选择性报告研究结果偏倚风险不清楚。

表 16-1　针灸随机对照试验研究偏倚风险评估结果[项(%)]

评价条目	低风险偏倚	偏倚风险不确定	高风险偏倚
随机序列产生	7(46.7)	6(40.0)	2(13.3)
分配方案隐藏	1(6.7)	14(93.3)	0(0)
受试者盲法	0(0)	1(6.7)	14(93.3)
研究人员盲法	0(0)	0(0)	15(100)
结局评估者盲法	0(0)	15(100)	0(0)
不完全结局报告	10(66.7)	5(33.3)	0(0)
选择性报告研究结果	0(0)	15(100)	0(0)

(二) 针灸疗法

10 项研究对针灸治疗后遗神经痛的疗效进行了评价（S316~S318，S320~S324，S326，S328）。所有研究均在中国进行，共有 661 名受试者。疗程在 7 天（S317）和 30 天（S316，S318）之间。所有研究均未进行治疗结束后随访。

这些研究中均未提及中医辨证分型。干预措施包括单纯针刺（S317，S320，S323），针刺联合西药（S324，S326，S328）和针刺联合穴位注射疗法

(S316,S318,S321,S322)。对照组治疗措施包括三环类抗抑郁药(S316,S318),单用抗惊厥药(S320,S328)或联合其他治疗如非甾体抗炎药(S317)、维生素 B_1/ 维生素 B_{12}(S321),阿片类药物联合维生素 B_1(S322),曲马多联合非甾体抗炎药加维生素 B_1(S323)。最常用的针灸穴位是华佗夹脊穴(7 项研究)和阿是穴(疼痛部位)(6 项研究)。

1. 单纯针刺

3 项研究比较了单纯针刺与西药治疗后遗神经痛的疗效(S317,S320,S323),并将后遗神经痛定义为皮损愈合后 1 个月出现的疼痛。Meta 分析结果显示,单纯针刺较西药可降低 VAS 评分 2.55cm(2 项研究,140 名受试者,[−2.96,−2.13],I^2=72%)(S317,S320)。统计学异质性较高,但由于纳入研究数量不多,因此无法进行亚组分析,结果的可靠性有待进一步验证。

1 项研究结果显示,与卡马西平相比,针刺治疗可降低患者的瘙痒评分(4 点法,0~4,分数越高瘙痒越严重)(*MD* −0.39 [−0.74,−0.04])(S320)。1 项研究(包括 66 名受试者)报告试验期间未见不良事件发生(S323)。

2. 针刺联合西药(中西医结合)

3 项研究使用了针刺联合指南推荐的药物治疗后遗神经痛(S324,S326,S328)。其中,1 项研究使用针刺联合普瑞巴林,共纳入 77 名受试者(S328),研究的后遗神经痛定义是皮损愈合后 1 个月以上的持续性疼痛。与西药相比,针刺联合西药可降低 VAS 评分 1.50cm([−2.32,−0.68])。所有研究均报告了不良事件。干预组的不良事件包括头晕伴嗜睡 6 例,眩晕 2 例。对照组的不良事件包括头晕伴嗜睡 5 例、疲劳 2 例、头晕 1 例。两组均有外用芬太尼透皮贴剂后出现轻微嗜睡、便秘、腹胀、排尿困难等(例数不详),停用芬太尼后症状消失。

3. 针刺联合穴位注射疗法

4 项研究比较了针刺联合穴位注射疗法治疗后遗神经痛的疗效(S316,S318,S321,S322)。穴位注射用药方面,1 项研究使用注射用维生素 B_1 和维生素 B_{12}(S321),1 项研究使用注射用腺苷钴胺(S322),1 项研究使用丹参、利多卡因和维生素 B_{12} 复方注射液(S318),1 项研究使用复方香丹注射液、利多卡因和维生素 B_{12} 复方注射液(S316)。

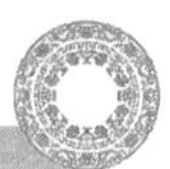

所有研究均报告了 VAS 评分。Meta 分析结果显示，针刺加穴位注射疗法较西药可减少 VAS 评分 1.33cm（[-1.46，-1.21]，I^2 =98%）（表 16-2）。I^2 值大于 50% 提示异质性显著，进一步行亚组分析。有 2 项研究的对照组采用阿米替林治疗，疗程 2 周以上，其后遗神经痛定义为在皮损愈合后 6 个月以上的持续性疼痛，对这 2 项研究进行亚组分析，结果显示：合并效应量增大，且无统计学异质性（*MD* -2.24cm，[-2.45，2.03]，I^2=0%）。同样，对随机分配方法正确（低风险偏倚）的研究进行 Meta 分析，结果显示：针刺加穴位注射疗法效果较好，但是统计学异质性仍较大（I^2=97%）。

表 16-2　针刺联合穴位注射疗法 vs. 西药：VAS 评分

结局指标		研究数量	受试者人数	*MD*［95% CI］	I^2（%）	纳入研究
疼痛评分（cm）		4	318	-1.33［-1.46，-1.21］*	98	S316，S318，S321，S322
亚组分析	①对照措施使用阿米替林	2	170	-2.24［-2.45，-2.03］*	0	S316，S318
	②后遗神经痛定义为皮损愈合后 6 个月以上的持续性疼痛	2	170	-2.24［-2.45，-2.03］*	0	S316，S318
	③疗程 > 2 周	2	170	-2.24［-2.45，-2.03］*	0	S316，S318
	④疗程 ≤ 2 周	2	148	-0.89［-1.04，-0.74］*	97	S321，S322
	⑤随机分配方法正确（低风险偏倚）	2	148	-0.89［-1.04，-0.74］*	97	S321，S322

注：* 有统计学意义。

1 项研究（干预组 40 例，对照组 30 例）报告了不良事件，干预组出现 1 例过敏（S316）。对照组（阿片类镇痛药、非甾体抗炎药和维生素 B_1）的不良事件包括嗜睡 18 例，直立性高血压伴随眩晕 9 例，口干便秘 6 例，心律失常 4 例，尿潴留 3 例。另外，对照组有 5 名受试者因不良事件退出试验。

4. 针刺疗法治疗后遗神经痛的穴位频次分析(仅限于具备阳性结果的Meta分析纳入的研究)

对在Meta分析中提示针刺治疗带状疱疹疗效较好的穴位进行频次分析(表16-3)。在VAS评分方面,针刺疗效优于西药。Meta分析结果提示,常用穴位阿是穴(疼痛部位)和华佗夹脊穴在疼痛严重程度结局指标的阳性结果中可能起主要作用。

表16-3 针刺疗法治疗后遗神经痛的穴位频次总结表

结局指标	Meta分析数量	研究数量	中药	穴位名称	研究数量
疼痛	针刺	1 (见本章针灸疗法中的普通针刺部分)	2	阿是穴(疼痛部位)	2
				华佗夹脊	2
	针刺+穴位注射疗法	1 (表16-2)	4	阿是穴(疼痛部位)	4
				华佗夹脊穴	3

(三)GRADE评价

根据专家共识建议,为了更好地反映临床实践,并结合纳入研究的结果,作者呈现了针刺联合普瑞巴林与普瑞巴林比较的结果总结表。

针刺联合普瑞巴林(中西医结合)与普瑞巴林对比

针刺联合普瑞巴林与普瑞巴林比较,证据质量为“低”(表16-4)。针刺联合普瑞巴林与普瑞巴林相比,患者疼痛缓解明显。所有研究均未报告带状疱疹简明疼痛量表(ZBPI)。

表16-4 GRADE:结果总结表(针刺联合普瑞巴林 vs. 普瑞巴林)

结局指标	患者数(研究数)	证据质量(GRADE)	相对效应(95% *CI*)	预期绝对效应	
				普瑞巴林	普瑞巴林加针刺
VAS评分 疗程:2周	77 (1项随机对照试验)	⊗⊗○○ 低[1,2]	–	平均3.9cm	较普瑞巴林组 *MD* –1.5cm [–2.32,–0.68]

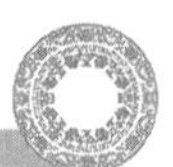

续表

结局指标	患者数（研究数）	证据质量（GRADE）	相对效应（95% *CI*）	预期绝对效应	
				普瑞巴林	普瑞巴林加针刺
不良事件	77（1 项随机对照试验）	干预组出现嗜睡伴眩晕 6 例；对照组出现嗜睡伴眩晕 5 例			
对应研究 VAS 评分：S328 不良事件：S328					

注：干预组的危险度（95%*CI*）基于对照组假设的危险度以及干预组相对效应（95%*CI*）。

CI：置信区间；*MD*：均差。[1] 未采用盲法导致高偏倚风险；[2] 样本量不足限制了结果精确性。

（四）艾灸

2 项研究评价了艾灸治疗后遗神经痛的疗效（S314，S315），其中 1 项研究比较了艾灸与多塞平、布洛芬和西咪替丁的疗效，后遗神经痛定义为皮损愈合后 3 个月或以上的持续性疼痛，疗程分别为 4 周，治疗部位为阿是穴和皮损区域（S315）；另 1 项比较了艾灸联合火针与加巴喷丁联合假针灸的疗效，后遗神经痛定义为皮损愈合后 1 个月或以上的持续性疼痛，疗程为 21 天，并报告了治疗结束 1 个月后的随访情况（S314）。2 项研究使用的针灸疗法和针灸穴位不同，共纳入 160 名门诊患者。

1. 单用艾灸

1 项研究纳入了 60 例后遗神经痛病程为 3 个月以上的受试者，治疗 4 周后，结果显示接受艾灸治疗的患者 VAS 评分低于接受多塞平、布洛芬和西咪替丁治疗的患者（*MD* 1.79cm，[−2.19，−1.39]）（S315）。该研究报道艾灸组出现 2 例灼伤患者。

2. 艾灸联合火针

1 项研究纳入了 100 例后遗神经痛病程为 1 个月以上的受试者，与加巴喷丁联合假针灸相比，艾灸加火针组的患者 VAS 评分降低了 1.76cm（[−2.38，−1.14]）（S314）。治疗结束后 1 个月随访报告疗效仍持续存在（*MD* −1.91cm [−2.51，−1.31]）。该研究报告加巴喷丁联合假针灸组 1 例患者出现血糖变化，药物减量后血糖恢复正常，未停止治疗。

（五）火针

3 项研究评价了单用火针（S323）或火针联合艾灸（S314）、穴位注射疗法（S319）治疗后遗神经痛的疗效，共纳入 246 名受试者。其中，1 项研究（火针加艾灸）的研究结果已在前文“艾灸联合火针”部分叙述（S314）。其余 2 项研究如下。

1. 单纯火针

1 项研究比较了火针与曲马多、布洛芬和复合维生素 B 的疗效(66 名受试者，S323)。该研究报告了在试验期间未有不良事件发生。

2. 火针联合穴位注射疗法

1 项研究纳入了 80 例后遗神经痛病程为 1 个月以上的受试者。研究结果显示，与洛芬待因片加甲钴胺相比，火针联合穴位注射疗法可减少 VAS 评分 0.70cm（[-0.83，-0.57]）（S319）。该研究报告无不良事件发生。

（六）穴位注射疗法

6 项研究评价了穴位注射疗法治疗后遗神经痛的疗效（S316，S318，S319，S321，S322，S325）。其中，4 项研究使用穴位注射疗法联合针刺疗法（S316，S318，S321，S322），1 项研究使用火针加穴位注射疗法（S319），这些研究的结果已在前文“针刺联合穴位注射疗法”部分和“火针联合穴位注射疗法”部分叙述。剩余 1 项研究（S325）对穴位注射疗法联合加巴喷丁、曲马多治疗后遗神经痛的疗效进行了评价，具体如下。

该研究纳入了 61 名受试者，后遗神经痛定义为皮损愈合后 3 个月或以上的持续性疼痛。疗程为 4 周，治疗结束后 3 个月进行随访评估。干预组治疗措施具体是在口服西药的基础上，取华佗夹脊穴注射丹参注射液，每 5~7 天治疗 1 次，4 次为一疗程。结果显示，与单纯西药治疗相比，穴位注射疗法联合西药可减少 VAS 评分 0.90cm（[-1.33，-0.47]），并且疗效优势可维持至治疗结束后 3 个月。干预组和对照组分别发生 2 例嗜睡伴眩晕。

（七）埋线

1 项研究对埋线治疗后遗神经痛的疗效进行了评价（63 名受试者，S327）。后遗神经痛病程为 2~28 个月。疗程为每周治疗 2 次，共治疗 8 周，针灸穴位取阿是穴（疼痛部位）和华佗夹脊穴。

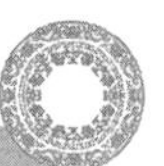

与卡马西平和维生素 B_6 相比，埋线组患者的 VAS 评分降低了 1.36cm（[-2.16，-0.56]）。该研究还报告了健康调查简表（SF-36）的 8 个领域，包括躯体功能（*MD* 9.34 分[0.07，18.61]），躯体角色（*MD* 15.00 分[4.06，25.94]），躯体疼痛（*MD* 9.93 分[1.93，17.93]），活力（*MD* 10.83 分[1.93，19.73]）和心理健康（*MD* 11.53 分[3.69，19.37]）。但两组患者在社会功能（*MD* 0.40 分[-8.86，9.66]）、总体健康状况（*MD* 6.16 分[-4.18，16.50]）和情绪角色（*MD* 11.14 分[-0.63，22.91]）方面的评分差异无统计学意义。研究报告接受埋线治疗的患者出现 8 例局部结节、3 例晕厥和 1 例发热，接受卡马西平和维生素 B_6 治疗的患者中出现 9 例眩晕、7 例恶心呕吐和 4 例嗜睡。

四、针灸治疗带状疱疹后遗神经痛的临床证据——非随机对照试验

尚未有符合纳入标准的非随机对照试验研究。

五、针灸治疗带状疱疹后遗神经痛的临床证据——无对照研究

11 项研究评价了一系列针灸疗法治疗后遗神经痛的疗效（S329~S339）。其中，2 项病例报告在美国发表（S338，S339），其余 7 项病例系列报告均在中国发表。这些研究共纳入 421 名受试者。样本量在 1 例（S338，S339）到 87 例（S333）不等，中位数是 40 例。

3 项研究使用的后遗神经痛定义为皮损愈合后 3 个月或以上的持续性疼痛（S331，S335，S337），6 项研究将后遗神经痛定义为皮损愈合后 1 个月或以上的持续性疼痛（S329，S330，S332~S334，S339）。其余 2 项研究将后遗神经痛定义为皮损愈合后出现持续性疼痛，研究纳入的受试者病程分别为 3 个月以上（S336）和 13 个月（S338）。

最常用的干预措施是针刺（7 项研究，S329，S330，S332，S333，S336，S337，S339）。其中，1 项研究使用针刺联合穴位注射疗法（S336）。其他干预措施包

括梅花针(S338)、穴位注射疗法(S335)、埋线(S334)和小针刀疗法(S331)。3项研究联合使用针刺与西药治疗(S329,S335,S337)。

有1项研究在治疗时提到中医证型为气滞或血瘀(S338)。最常用的针灸穴位是阿是穴(疼痛部位,6项研究)、华佗夹脊穴(4项研究)和足三里(4项研究)。其他针灸穴位包括合谷、太冲、血海、曲池(各3项研究),膈俞、肝俞、期门、三阴交、委中穴和支沟(各2项研究)。

6项研究均报告了不良事件(S329,S330,S333~S335,S338),3项研究报告无不良事件发生(S330,S334,S338)。接受穴位注射治疗的患者发生瘙痒伴灼烧感6例(S335),接受电针治疗的患者发生1例晕厥(S333),接受针刺治疗的患者发生了轻度眩晕、疲劳和嗜睡伴恶心,具体例数不详(S329)。

六、针灸治疗带状疱疹后遗神经痛的临床研究证据汇总

虽然针灸疗法存在多样性,但针刺仍是最常用的干预措施。仅少量纳入研究报道了中医证型,且仅有1项研究报道的中医证型与临床指南和教科书一致(气滞或血瘀证)。研究中使用的针灸穴位与临床指南和教科书推荐的穴位大致相同,也与带状疱疹急性期的针灸选穴类似。研究结果显示,阿是穴(疼痛部位)和华佗夹脊穴可能有助于缓解疼痛,可考虑应用于临床。总之,临床医师应根据具体情况选择相应的针灸疗法。

所有随机对照试验研究治疗疗程均不长,只有5项研究报告的疗程在4周以上,这可能与研究使用的后遗神经痛定义以及纳入受试者的病程长短有关。大多数研究使用的后遗神经痛定义为皮疹愈合后持续疼痛1个月以上,其纳入的受试者病程可能较短,因此临床治疗时间不长。

目前临床治疗后遗神经痛的针灸疗法常见有针刺、穴位注射、电针、火针、艾灸等。结合上述Meta分析结果可见,针刺联合穴位注射治疗组的VAS评分明显低于对照组,结果显示针刺联合穴位注射有助于疼痛缓解。另外,单项研究结果提示针刺、电针联合普瑞巴林、艾灸、毫火针配合温和灸、火针联合穴位注射、穴位注射联合加巴喷丁与曲马多均可降低VAS评分。由于目前针灸治疗后遗神经痛的临床研究较少考虑辨证、疗程较短,VAS评分改善

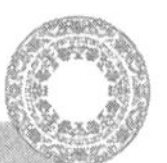

临床意义无公认的最小临床重要差异（minimal clinically important difference，MCID）参照标准（一般较西药组减少在 1~2cm 间），临床决策时需综合考虑。

参考文献

［1］魏乙锋，高淑红．针刺与西药治疗带状疱疹后遗神经痛疗效比较的系统评价 [J]. 河南中医，2011, 31 (11): 1324-1327.

［2］谢馥穗．针灸治疗带状疱疹后遗神经痛的系统评价 [D]. 广州：广州中医药大学，2015.

［3］李汪．针灸治疗带状疱疹后遗神经痛系统评价与 Meta 分析 [D]. 北京：北京中医药大学，2015.

第十七章 其他中医疗法治疗带状疱疹后遗神经痛的临床研究证据

导语：本章主要概括了除中药和针灸外的其他中医疗法包括刺络拔罐放血等治疗后遗神经痛的疗效和安全性，并对证据质量进行了评价。全面检索9个中英文电子数据库，根据严格的纳入标准进行筛选，最终纳入3项随机对照试验研究。

本章的其他中医疗法还包括刺络拔罐放血疗法和拔罐疗法等。刺络拔罐放血疗法是指使用"三棱针"刺破浅静脉后拔罐，放出一定量的血液，以治疗疾病的一种疗法。

一、现有系统评价证据

在中英文数据库中未检索到相关系统评价。

二、临床研究文献特征

全面检索9个中英文电子数据库，共命中36 621条题录，按照指定的纳入标准进行筛选后，最终纳入3项随机对照试验研究(图17-1)(S340~S342)。未发现符合纳入标准的非随机对照研究或无对照研究。我们对3项随机对照试验进行了Meta分析以评估其他中医疗法治疗后遗神经痛的疗效和安全性。

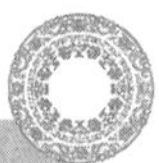

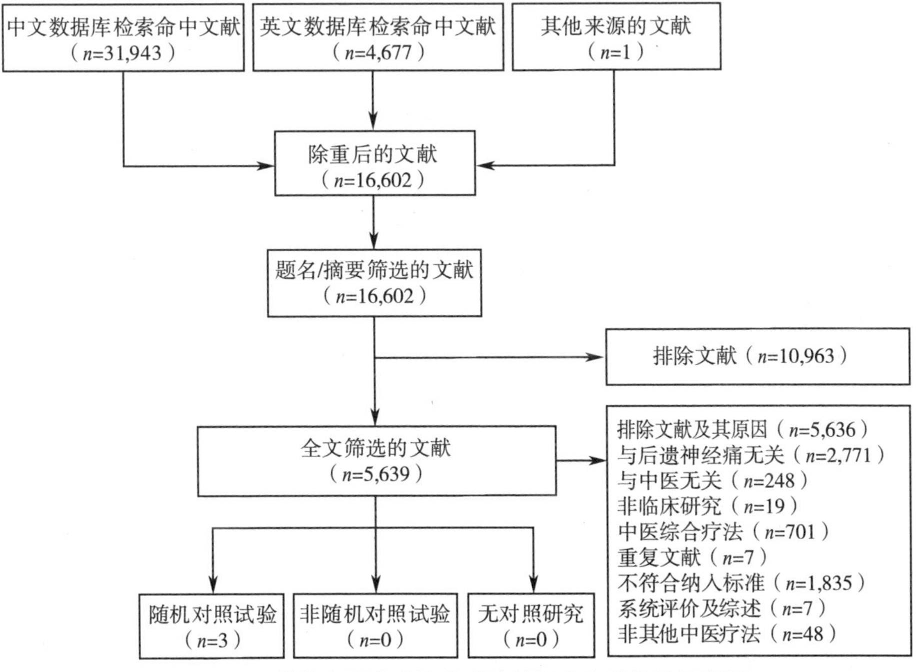

图 17-1　其他中医疗法治疗后遗神经痛文献筛选流程图

三、其他中医疗法治疗后遗神经痛的临床证据——随机对照试验

3 项随机对照试验共纳入 228 名受试者(S340~S342)。受试者的纳入标准是带状疱疹皮损愈合后 1 个月以上的持续性疼痛。所有研究均在中国进行,2 项研究在门诊进行(S340,S342),1 项研究未提及相关信息(S341)。2 项研究提及纳入患者有免疫功能缺陷,另 1 项研究未提及相关信息(S341)。样本量从 60 例(S342)到 100 例(S341)不等。

1 项研究(S340)纳入的受试者年龄从 43 岁到 69 岁不等,另 1 项研究(S341)纳入的受试者平均年龄为 69.1 岁。2 项研究纳入的男女受试者例数相同(S340,S342)。1 项研究后遗神经痛病程为超过 1 个月以上(S342),另 1 项研究病程在 2 个月到 1.5 年不等(S340),剩余 1 项研究病程平均时间为 14.9 个月(S341)。治疗疗程在 2 周(S342)到 4 周(S341)不等,所有研究均未报道是否进行随访。

所有研究干预措施均采用了刺络拔罐放血疗法，均未报告是否将中医辨证分型作为患者的纳入标准或辨证论治的分型标准。1 项研究单独使用刺络拔罐放血疗法（S340），其余 2 项研究均使用刺络拔罐放血疗法联合普瑞巴林、羟考酮、神经营养素、激光照射（S341）或卡马西平（S342）治疗。2 项研究在阿是穴治疗（S340，S342），1 项研究在皮损区域治疗（S341）。

（一）偏倚风险

纳入研究总体方法学质量不高（表 17-1）。2 项研究（66.7%）采用了适当的随机序列产生方法，偏倚为低风险（S340，S341），另外 1 项研究未提及随机方法，偏倚风险为不确定。所有研究均未报告是否实施或怎样实施分配隐藏，偏倚风险为不确定。1 项研究提及单盲（S342），但未说明盲法实施的具体对象，因此该研究对受试者、研究者的盲法实施偏倚风险为不确定。

其余 2 项研究未提及受试者和研究人员盲法，且由于干预措施本身的性质，对受试者和研究者的盲法实施难度较大，偏倚均为高风险。所有研究均未提及对结局评估者实施盲法，偏倚均为不确定。1 项研究报告由于受试者退出试验，因此发生数据缺失（S340），但未采取任何方法处理缺失数据，因此该研究不完全结局报告偏倚风险为不确定。其余 2 项研究报告了所有受试者的结果数据，偏倚均为低风险。所有研究均未发表相关研究方案或进行试验注册，其选择性报告研究结果偏倚风险为不确定。

表 17-1　其他中医疗法随机对照试验的偏倚风险评估［项（%）］

评价条目	低风险偏倚	偏倚风险不确定	高风险偏倚
随机序列产生	2（66.7）	1（33.3）	0（0）
分配方法隐藏	0（0）	3（100）	0（0）
受试者盲法 *	0（0）	1（33.3）	2（66.7）
研究人员盲法 *	0（0）	1（33.3）	2（66.7）
结局评估者盲法	0（0）	3（100）	0（0）
不完全结局报告	2（66.7）	1（33.3）	0（0）
选择性报告研究结果	0（0）	3（100）	0（0）

注：* 由于干预措施本身的性质，且研究者通常会接受干预措施的相关操作培训，因此受试者和研究者的盲法实施难度较大。

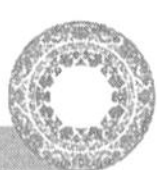

（二）刺络拔罐放血疗法

1. 单用刺络拔罐放血疗法

1 项研究（共 68 名受试者）对刺络拔罐放血疗法的疗效进行了评价（S340）。与普瑞巴林相比，刺络拔罐放血疗法组的 VAS 评分下降了 2.54cm（[−3.09，−1.99]）。该研究没有报告不良事件。

2. 刺络拔罐放血疗法联合西药（中西医结合）

2 项研究使用刺络拔罐放血疗法联合西药治疗（S341，S342），且都报告了 VAS 评分。Meta 分析结果显示：与西药组相比，刺络拔罐放血疗法联合西药组的 VAS 评分降低了 1.94cm（包括 160 名受试者，[−2.45，−1.44]，I^2=0%）。

1 项研究报告了生存质量指标（S341）。与接受普瑞巴林、羟考酮、营养神经药和激光照射治疗的患者相比，中西医结合组的健康调查简表（SF-36）中躯体健康指数改善较明显（分数较高）（*MD* 12.80 分[10.55，15.05]）。但两组的健康调查简表（SF-36）中心理健康维度评分比较差异无统计学意义（*MD* −0.60 分[−2.87，1.67]）。此外，中西医结合组的匹兹堡睡眠质量指数（PSQI）评分结果较西药组明显改善（*MD* −2.70 分[−3.56，−1.84]）。

1 项研究报告了不良事件（S342）。其中，干预组出现水疱 7 例。对照组出现头痛、头晕、恶心共 3 例，疲劳不适 2 例，共济失调 1 例。

四、其他中医疗法治疗带状疱疹后遗神经痛的临床证据——非随机对照试验

在中英文数据库中未检索到符合纳入标准的非随机对照试验。

五、其他中医疗法治疗带状疱疹后遗神经痛的临床证据——无对照研究

在中英文数据库中未检索到符合纳入标准的无对照研究。

六、其他中医疗法治疗带状疱疹后遗神经痛的临床研究证据汇总

本章符合纳入标准的其他中医疗法治疗后遗神经痛的文献数量较少，主要是刺络拔罐放血疗法，治疗以阿是穴和皮损区域为主，辨证指导意义非常有限。

现有证据表明：刺络拔罐放血疗法联合西医治疗可在短期内减轻疼痛、提高躯体健康方面的生活质量评分与睡眠质量。

纳入研究文献数量少、无治疗结束后的随访，有待进一步研究予以补充。

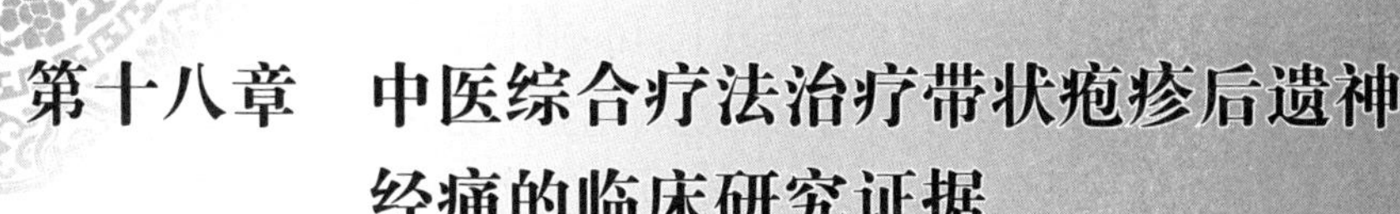

第十八章　中医综合疗法治疗带状疱疹后遗神经痛的临床研究证据

导语：在中医临床实践中常采用中医综合疗法（是指2种或2种以上不同类别的中医干预措施联合使用，如中药联合针灸）治疗带状疱疹后遗神经痛。通过对9个中英文数据库的全面检索，根据严格的纳入标准，最终纳入16项随机对照试验。最常用的中医综合疗法是中药联合针刺。Meta分析结果提示一些中医综合疗法在减轻疼痛和改善心理健康方面疗效显著，且受试者的耐受性良好，不良反应较少。

中医综合疗法是指2种或2种以上不同类别的中医干预措施联合使用（这里所指的类别是根据本书上篇第四章里划分的中草药、针灸及相关疗法、其他中医疗法），具体措施如中药联合针灸、中药联合气功等，这种疗法在临床实践中很常用。本章仅对中医综合疗法治疗后遗神经痛的随机对照试验临床证据进行了评价。

一、临床研究文献特征（中医综合疗法随机对照试验）

经过对5 693篇文献进行全文筛选，最后纳入16项随机对照试验，共1 246名受试者（S295，S343~S357）（图18-1）。所有研究均为中文。除1项研究外（S295），其余研究均采用双臂平行研究设计。4项研究在门诊进行（S295，S344，S354，S356），1项研究在住院部进行（S357），8项研究同时在住院和门诊部进行（S343，S346，S349~S353，S355），3项研究没有提及相关信息

(S345,S347,S348)。

各项研究使用的后遗神经痛定义不尽相同。4 项研究将后遗神经痛定义为皮损愈合后疼痛持续 3 个月以上,10 项研究将后遗神经痛定义为皮损愈合后疼痛持续 1 个月以上(S295,S344,S346,S348,S350,S353~S357)。2 项研究将后遗神经痛定义为皮损愈合后再次出现疼痛,但未具体说明持续时间(S343,S347),因其受试者病程均至少在 2 个月以上,故被纳入分析。

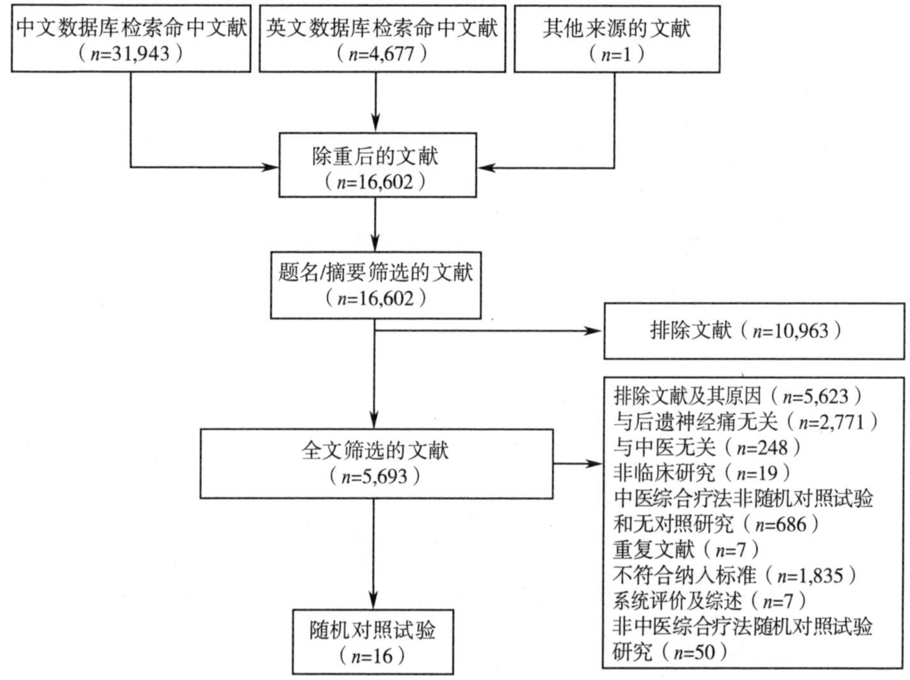

图 18-1　中医综合疗法治疗后遗神经痛文献筛选流程图

受试者年龄在 18 岁(S353)至 84 岁(S345)之间。在报告平均年龄的研究中,其平均年龄中位数为 60.9 岁。女性多于男性(女性 613 名,男性 573 名,有 3 篇纳入研究未报道性别具体例数)。后遗神经痛病程从 1 个月(S295,S349,S354,S355,S357)到 8 年(S346)不等。治疗疗程在 45 天(S348)到 14 个月(S344,S350,S352)之间。2 项研究分别在治疗结束后 1 个月(S344)和 3 个月进行了随访(S346)。

所有研究均未将中医辨证分型作为患者的纳入标准或辨证论治的分型

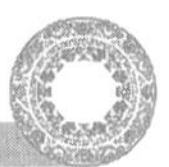

标准。纳入研究使用的中医疗法包括中药、针刺、艾灸、穴位注射疗法、梅花针、拔罐、火针、刺络放血疗法和刺络拔罐放血疗法（表 18-1）。最常见的中医综合疗法是中药联合针刺（8 项研究，S295，S343，S347，S349，S350，S352，S354，S357）。4 项研究使用了中医综合疗法联合西医疗法（中西医结合）（S295，S352，S354，S355）。

在所有使用中药的研究中，没有重复使用的方剂。所有研究共涉及 53 种不同中药，最常用的中药包括当归（9 项研究）、红花（7 项研究）、柴胡（6 项研究）、川芎（6 项研究）和桃仁（6 项研究）（表 18-2）。许多使用针灸和其他中医疗法的研究描述了相应的治疗穴位或部位。所有临床研究共涉及 47 个针灸穴位，最常见的穴位包括阿是穴（9 项研究）、夹脊穴（6 项研究）、合谷（5 项研究）、太冲（5 项研究）和疼痛部位（5 项研究）（表 18-3）。

对照组治疗措施包括抗惊厥药（S349，S352~S354）以及抗惊厥药联合其他治疗如维生素（S347，S351，S357），或维生素 B_1、维生素 B_{12}（或衍生物）联合非甾体抗炎药（S343，S346，S350），或维生素联合伐昔洛韦（S345），或维生素联合三环类抗抑郁药（S355），或非甾体抗炎药联合双嘧达莫（S295）。此外，还包括三环类抗抑郁药联合其他疗法（S344，S348），以及阿片类药物联合甲钴胺（S356）。

表 18-1　中医综合疗法干预措施汇总表

干预措施	纳入研究	参考文献
中药 + 针刺	8	S295，S343，S347，S349，S350，S352，S354，S357
中药 + 艾灸	1	S348
中药 + 穴位注射	1	S355
中药 + 梅花针 + 拔罐	1	S353
中药 + 梅花针 + 艾灸 + 拔罐	1	S351
针刺 + 火针 + 拔罐	1	S344
针刺 + 梅花针 + 拔罐	1	S345
针刺 + 刺络拔罐放血	1	S346
针刺 + 刺络放血	1	S356

表 18-2 中医综合疗法治疗后遗神经痛随机对照试验常用中药汇总表

中药名	基源	研究数量
当归	*Angelica sinensis*（*Oliv.*）Diels	9
红花	*Carthamus tinctorius* L.	7
柴胡	*Bupleurum spp.*	6
川芎	*Ligusticum chuangxiong* Hort.	6
桃仁	*Prunus spp.*	6
白芍	*Paeonia lactiflora* Pall.	5
甘草	*Glycyrrhiza spp.*	5
水蛭	*Whitmania spp.*；*Hirudo nipponica* Whitman	4
全蝎	*Buthus martensii* Karsch	4
蜈蚣	*Scolopendra subspinipes mutilans* L.Koch	4
赤芍	*Paeonia spp.*	3
枳壳	*Citrus aurantium* L.	3
乳香	*Boswellia spp.*	3
没药	*Commiphora spp.*	3
丝瓜络	*Luffa cylindrica*（L.）Roem.	3
黄芪	*Astragalus membranaceus spp.*	3
地龙	*Pheretima spp.*	3
延胡索	*Corydalis yanhusuo* W.T.Wang	3

表 18-3 中医综合疗法治疗后遗神经痛随机对照试验常用穴位汇总表

穴位名称	研究数量
阿是穴	9
夹脊穴	6
合谷	5
太冲	5
疼痛部位	5
曲池	4
三阴交	4

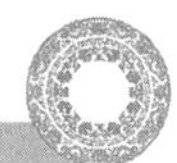

续表

穴位名称	研究数量
阳陵泉	4
足三里	4
下关	4
血海	4
肝俞	4

二、中医综合疗法治疗带状疱疹后遗神经痛的临床证据——随机对照试验

（一）偏倚风险

纳入研究总体方法学质量不高（表 18-4）。5 项研究（31.3%）采用了随机数字表对受试者进行分组，偏倚为低风险（S350，S351，S353，S355，S356）。其余研究仅提及“随机”，但没有对随机化过程进行描述，偏倚风险为不确定。所有研究均未提及分配隐藏方法，偏倚风险为不确定。所有研究均未对受试者和研究人员实施盲法，偏倚为高风险。所有研究均未提及对结局评估者实施盲法，偏倚风险为不确定。1 项研究报告随访时出现数据缺失，但是没有阐述其原因，且未对缺失数据进行分析处理，该研究的不完全结局报告偏倚风险为不确定（S346）。所有研究均未发表相关研究方案或进行试验注册，其选择性报告研究结果偏倚风险为不确定。

表 18-4　中医综合疗法随机对照试验研究偏倚风险评估结果［项（%）］

评价条目	低风险偏倚	偏倚风险不确定	高风险偏倚
随机序列产生	5（31.3）	11（73.3）	0（0）
分配方案隐藏	0（0）	16（100）	0（0）
受试者盲法	0（0）	0（0）	16（100）
研究人员盲法	0（0）	0（0）	16（100）
结局评估者盲法	0（0）	16（100）	0（0）

续表

评价条目	低风险偏倚	偏倚风险不确定	高风险偏倚
不完全结局报告	15(93.8)	1(6.3)	0(0)
选择性报告研究结果	0(0)	16(100)	0(0)

(二) 中医综合疗法随机对照试验临床证据

1. 疼痛评分

14 项研究报告了治疗结束时的疼痛评分(S295,S343~S346,S348~S351,S353~S357)。其中 1 项研究还报告了治疗结束后 3 个月随访时的疼痛评分(S346)。Meta 分析结果提示(表 18-5),与西药相比,中药联合针刺可减少 VAS 评分 1.64cm([−2.04,−1.24],I^2=49%);与单用西药相比,中药加针刺联合西药(中西医结合)可减少 VAS 评分 1.58cm([−1.58,−1.23],I^2=0%)。

表 18-5　中医综合疗法单用或联合西药 vs. 西药:VAS 评分

干预措施	研究数量	受试者人数	*MD* [95%CI]	I^2(%)	纳入研究
中药 + 针刺	4	271	−1.64 [−2.04,−1.24]*	49	S343,S349,S350,S357
中药 + 针刺 + 西药	2	217	−1.58 [−1.93,−1.23]*	0	S295,S354

注:* 有统计学意义。

以下单一研究结果显示:中医综合疗法单用或联合西药在降低 VAS 评分方面有益。

- 中药联合艾灸,与多塞平、维生素 B_1、腺苷钴胺对比,疼痛评分下降(*MD* −2.14cm [−2.82,−1.46])(S348)。
- 中药与穴位注射联合西药(加巴喷丁、甲钴胺和多塞平)与单用西药相比,疼痛评分下降(*MD* −1.53cm [−2.03,−1.03])(S355)。
- 中药与梅花针联合拔罐,与卡马西平对比,疼痛评分下降(*MD* −4.00cm [−4.87,−3.13])(S353)。
- 中药加梅花针加艾灸联合拔罐,与普瑞巴林、甲钴胺对比,疼痛评分下

降（*MD* −1.88cm［−2.35，−1.41］）（S351）。

- 针刺与火针联合拔罐，与阿米替林、神经营养素、维生素 B_1 及维生素 B_{12} 对比，疼痛评分下降（*MD* −2.72cm［−2.83，−2.61］）（S344）。
- 针刺与梅花针联合拔罐，与卡马西平、伐昔洛韦、维生素 B_{12} 对比，疼痛评分下降（*MD* −1.76cm［−1.83，−1.68］）（S345）。
- 针刺与艾灸联合刺络拔罐放血疗法，与卡马西平、布洛芬、甲钴胺对比，在治疗结束时（*MD* −3.01cm［−3.97，−2.05］）和治疗结束后 3 个月随访（*MD* −3.09cm［−3.70，−2.48］）的疼痛评分均有下降（S346）。

1 项研究采用了视觉模拟评分法（VAS），得分越高表明疼痛越明显（S356）。结果显示：在缓解疼痛方面，针刺联合刺络放血疗法疗效优于洛芬待因片加甲钴胺（*MD* −0.71［−0.90，−0.52］）。

2. 疼痛缓解时间

1 项研究报告了疼痛缓解时间（包括 160 名受试者，S354）。然而，由于没有报告结局指标测量的时间点，因此相关数据未被纳入分析。

3. 匹兹堡睡眠质量指数（PSQI）

2 项研究报告了后遗神经痛受试者的睡眠质量（S343，S346）。由于干预措施不同，因此不能合并进行 Meta 分析。1 项研究结果显示，与卡马西平、甲钴胺、布洛芬对比，中药联合针刺可降低 PSQI 评分 1.53 分（［−2.62，−0.44］）（S343）。另 1 项研究显示，针刺与艾灸联合拔罐与卡马西平、布洛芬、甲钴胺对比，在治疗结束时（*MD* −3.77 分［−5.25，−2.29］）和治疗结束后 3 个月随访时（*MD* −3.46 分［−4.68，−2.24］）的 PSQI 评分均有改善（S346）。

4. 汉密尔顿抑郁量表（Hamilton Depression Scale，HAMD）

1 项研究采用了汉密尔顿抑郁量表（HAMD）对受试者情绪健康进行了评估（S346）。结果显示，与卡马西平、布洛芬、甲钴胺对比，针刺与艾灸联合拔罐在治疗结束时和治疗结束后 3 个月时 HAMD 评分分别降低了 4.03 分（［−5.81，−2.25］）和 4.58 分（［−6.32，−2.84］）。

5. 中医综合疗法治疗后遗神经痛的中药和穴位频次分析（仅限于具备阳性结果的 Meta 分析纳入的研究）

我们对在 Meta 分析中提示中医综合疗法治疗后遗神经痛疗效较好的中

药和针灸穴位进行了频数分析(具体过程详见第十四章)。在纳入的单独使用中医综合疗法的研究中,常用的中药包括柴胡、川芎、当归、红花、水蛭、桃仁、枳壳,常用的穴位包括合谷、三阴交、下关、曲池和华佗夹脊穴。临床医生在临床实践时可参考使用上述常用的中药和穴位治疗后遗神经痛。

6. 中医综合疗法治疗后遗神经痛的安全性

9 项研究报告了安全性指标(干预组 342 人,比较组 348 人;S295,S346~S349,S351~S353,S356)。1 项研究报告试验期间无不良事件发生(S349)。在其余研究中干预组共报告了 13 例不良事件,2 例受试者接受针刺、艾灸和刺络拔罐放血后出现剧烈疼痛(S346),5 例发热及 3 例轻度腹泻(干预措施为中药联合艾灸)(S348),1 例肝功能异常(干预措施为中药加梅花针加艾灸联合拔罐)(S351)和 2 例腹泻(干预措施为中药加针刺联合卡马西平、吲哚美辛、双嘧达莫)(S295)。

对照组受试者的不良事件(47 例)多于中医综合疗法组(13 例)。这些不良事件包括:9 例食欲不振伴头晕,6 例胃肠道不适,5 例轻度眩晕,5 例头痛伴头晕,3 例因严重胃肠道不适退出试验,3 例肝功能异常,3 例恶心及反酸,3 例恶心伴食欲下降,2 例出现皮疹,2 例肌肉酸痛及疲倦,2 例便秘,1 例出现排尿异常(具体情况不详)、肾功能不全、轻度嗜睡以及抑郁。另外,还有研究报告对照组受试者出现轻度头晕、疲劳、嗜睡和恶心,但未注明具体例数。

三、中医综合疗法治疗带状疱疹后遗神经痛的临床研究证据汇总

本章纳入的研究已证实中医综合疗法可缓解后遗神经痛引起的疼痛,并改善精神情绪症状。可用的最佳证据来自运用中药联合针刺(单用或联合西药)治疗的多项研究。此外,部分单个研究结果表明,其他中医综合疗法在缓解疼痛和改善情绪健康方面也有效。同时,从安全性指标结果看中医综合疗法耐受性良好,不良事件发生例数较西药对照组少。

所有纳入的研究均未将中医辨证分型作为患者的纳入标准或辨证论治的分型标准,但它们的治疗法则与方药大致相同。同时,中医综合疗法中使用

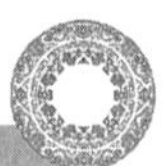

频次高的中药(14 味中药)和针灸穴位(8 个穴位),与前面中草药治疗(第十四章)及针灸疗法章节(第十六章)里的高频中药及穴位结果相同。从频次分析结果来看,临床医师在临床治疗后遗神经痛的实践过程中可参考上述研究证据并结合自身经验来选用以下高频次中药和针灸穴位:柴胡、川芎、当归、红花、水蛭、桃仁;合谷、华佗夹脊穴、曲池、三阴交和下关。

第十九章　中医治疗带状疱疹后遗神经痛的整体证据总结

导语：本章对中医药治疗带状疱疹后遗神经痛的“整体证据”进行了分析和总结，并根据现代教科书和临床指南对现有临床研究证据进行了总结和评价。部分中医干预措施缺乏充分的证据支持，这可能为今后中医药治疗后遗神经痛的临床研究指明了方向。

带状疱疹后遗神经痛引起的顽固性疼痛常给患者带来严重的精神和生活负担[1]。尽管目前临床使用的止痛类药物有一定疗效，但由于个体差异性[2]，患者对药物的反应不一，疗效存在较大差异，不少患者在用药过程中疼痛仍持续[3]。在西药无确切疗效或未能快速缓解后遗神经痛的情况下，中医药治疗可成为后遗神经痛患者一种替代的治疗方案。

本书下篇对中医药治疗后遗神经痛的“整体证据”进行了分析和总结，包括临床指南和教科书推荐的一系列中医疗法（详见第十二章）。由于古籍文献难以检索有关后遗神经痛的条文，故未呈现这部分内容，但中医古籍很可能记载了一些与后遗神经痛相关的文献资料，在日后的研究中有必要再详细挖掘。纳入的临床研究为中医药治疗后遗神经痛的疗效和安全性提供了证据支持（第十四、十六、十七、十八章）。这些证据提示，中药联合西药，针刺单用或针刺联合穴位注射疗法，以及刺络拔罐放血疗法联合西药在治疗后遗神经痛方面具有较好的疗效和优势。

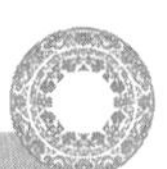

一、中药疗法的整体证据

本节总结了中药治疗后遗神经痛的临床证据(第十二、十四章)。其中,第十二章对临床指南和教科书推荐的中药方剂进行了总结。第十四章共纳入了23项中药治疗带状疱疹的临床研究,部分涉及的证型有气滞血瘀证和气虚血瘀证。

纳入研究使用的方药绝大多数与指南或教科书推荐的不同(表19-1),只有血府逐瘀汤和丹参注射液见于单个研究。其原因可能是目前临床指南纳入的方药大都不是基于循证医学证据,而是基于专家经验和共识,因此临床指南有必要结合临床研究证据做出修订。

在纳入的临床研究中常用中药有当归、红花、黄芪、桃仁和延胡索。其中,当归虽为补血类药物,但同时兼备活血功效,而红花、桃仁和延胡索均为活血化瘀类药物,提示临床研究与指南推荐的治法相一致,活血化瘀法为中医治疗后遗神经痛的最重要治法。

中西医结合组的不良事件发生例数比对照组更少。基于纳入的临床研究证据,可以考虑口服中药与后遗神经痛常规疗法联合使用。

常用方药的证据总结

我们对各类证据中使用到的方药进行了总结,这包括上篇第二章临床指南和教科书推荐的方药以及第十四、十八章纳入的临床研究中使用的方药(第十七章未使用中药)。表19-1总结了治疗后遗神经痛的常用方药(中药方剂或中成药)的证据。与急性期带状疱疹不同,后遗神经痛文献中暂未有临床研究证据去支持临床指南或教科书推荐方剂的使用。只有2项研究使用了中成药联合针灸或其他中医疗法。综上所述,目前仍需要高质量和严格设计的临床研究来评估指南或教科书推荐的治疗措施,或改进传统的基于专家共识和经验的指南为基于循证医学证据的循证指南,以便进一步指导临床实践。

表 19-1　常用方药的证据总结表

方剂	临床指南和教科书推荐(第十二章)	临床研究证据(第十四章)			中医综合疗法(第十八章)
		随机对照试验(篇)	非随机对照试验(篇)	NCS(篇)	
柴胡疏肝散加桃红四物汤(加减)	是	0	0	0	0
血府逐瘀汤加金铃子散(加减)	是	0	0	0	0
新癀片	是	0	0	0	0
血府逐瘀片 / 汤	是	0	0	0	1
大黄䗪虫丸	是	0	0	0	0
元胡止痛胶囊	是	0	0	0	0
丹参注射液	是	0	0	0	1
身痛逐瘀汤	否	2	0	0	0

二、针灸疗法的整体证据

本节总结了第十二章和第十六章针灸治疗后遗神经痛的临床证据,许多针灸疗法被指南或教科书推荐应用于治疗带状疱疹和后遗神经痛(详见第二章和第十二章)。古籍文献纳入的条文也描述了一些针灸疗法,但本书未对后遗神经痛相关的古籍文献进行检索,故后遗神经痛的古籍证据情况尚不清楚。针刺疗法是最常使用的干预措施,在纳入的 26 项临床研究中有 15 项研究使用了针刺疗法。

只有少数临床研究报道了中医证型,提及的证型为气滞血瘀证。可见气滞血瘀仍是带状疱疹和后遗神经痛的核心病机和证型之一。临床研究中治疗后遗神经痛的针灸疗法与急性期带状疱疹的疗法相类似,多数采用阿是穴(疼痛部位)配合华佗夹脊穴(16/26 项)。其他常用穴位包括足三里、太冲、合谷、皮损区域、三阴交、曲池、支沟、委中、血海。上述穴位与第十二章里推荐的针灸穴位大致相同。

由于临床研究中干预和对照措施的多样性,仅少数研究可进行 Meta 分

析。结果显示，单用针刺疗法、针刺联合穴位注射在降低 VAS 评分上均较西药更佳。其他干预措施的疗效证据主要来自单个研究，因此仍需开展更多的临床研究进一步探讨其对后遗神经痛的潜在疗效。所有纳入研究报告的不良事件数量不多，且针灸组的不良事件数少，这在一定程度上说明针灸治疗后遗神经痛的安全性较好。

常用针灸疗法的证据总结

与带状疱疹急性期类似，针刺和艾灸疗法为临床指南和教科书推荐的疗法，也是临床研究中最常用的干预措施（表 19-2）。耳针、头皮针、皮内针和穴位磁疗，该 4 种疗法均未在纳入的临床研究中被运用。

虽然临床指南、教科书以及临床研究使用的针灸疗法有很好的一致性，但由于未对后遗神经痛单独进行古籍文献检索和整理，所以只能从带状疱疹整体古籍文献证据中（详见上篇第三章）大概了解后遗神经痛的情况。针刺和艾灸疗法常用于缓解疼痛和改善其他相关症状。

表 19-2　常用针灸疗法的证据总结表

干预措施	临床指南和教科书推荐（第十二章）	临床研究证据（第十六章）			中医综合疗法（第十八章）
		随机对照试验 *（篇）	临床对照试验（篇）	非对照研究 *（篇）	
针刺（含电针）	是	8	0	7	12
耳针	是	0	0	0	0
头皮针	是	0	0	0	0
穴位注射疗法	是	6	0	1	1
艾灸	是	2	0	0	3
火针	是	3	0	0	1
皮内针	是	0	0	0	0
穴位磁疗法	是	0	0	0	0
埋线	是	1	0	1	0

注：* 部分研究运用了 2 个或以上的针灸疗法，这种情况下根据疗法单独统计频次。

三、其他中医疗法的整体证据及总结

本节总结了第十二章和第十七章其他中医疗法治疗后遗神经痛的临床证据。目前仅有少量使用刺络拔罐放血疗法为主的中医其他疗法临床研究(3项随机对照试验),结果显示阿是穴刺络拔罐放血治疗可有效改善后遗神经痛,且安全性较好。目前基于专家经验和共识的指南、教科书及专著还包括了耳穴放血、梅花针、刮痧等推荐,这些疗法仍有待进一步临床研究验证其疗效。

四、临床指导意义

目前尚未有独立关于带状疱疹后遗神经痛的中医临床诊疗指南,后遗神经痛多在带状疱疹整体治疗方案里作为继发症之一被提及。鉴于后遗神经痛的临床重要性,今后有必要形成后遗神经痛相关的中医辨证分型标准以及基于循证医学证据的循证临床实践指南。

目前获得的证据显示部分中医疗法治疗后遗神经痛有效,例如口服中药联合指南推荐的镇痛药物治疗可有效降低 VAS 评分。临床常用方剂有身痛逐瘀汤,常用中药有当归、甘草、红花、柴胡、白芍、川芎和桃仁等。针灸治疗方面,最常用的穴位为阿是穴(疼痛部位)和华佗夹脊穴。临床医生在治疗后遗神经痛过程中可参考本研究结果运用上述治疗措施。

临床上传统的镇痛药物对许多后遗神经痛患者的疗效并不佳[3],对于疗效差的病例可能需要运用多种干预措施的综合疗法[4]。然而多种西药联合使用可能会发生药物相互作用或存在用药禁忌[5]。鉴于目前西医治疗仍未能为所有后遗神经痛患者提供足够满意的缓解疼痛的疗效,中医药可作为整体治疗的一个重要部分为后遗神经痛提供有效的治疗方案。

五、研究指导意义

现有临床研究证据显示,中药联合镇痛药、单用针刺治疗、针刺联合穴位

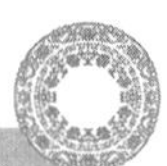

注射均可有效缓解后遗神经痛患者的疼痛，但仍有部分指南和教科书推荐的干预措施缺乏相关临床研究证据支持，建议临床医生在使用这些中医疗法的时候需结合个体患者的情况。

与第十章里对于带状疱疹科学研究提出的意见相似，对于后遗神经痛亦需提高临床研究的科学严谨性，这包括对详细描述干预措施的具体操作、规范研究结果的报告等。其次，在现代中医研究中很有必要将后遗神经痛独立作为一个病种或范畴进行研究，并需进一步形成后遗神经痛的临床实践指南。另外，实验研究结果提示，许多中药具有止痛和抗炎作用。今后仍需加强这方面的研究，以进一步阐明单味中药或中药复方在体内外对疼痛的调节机制。

在文献筛选过程中，符合纳入标准的临床研究不多，主要原因之一为临床研究对后遗神经痛的定义各异，且大多数不符合预先制订的定义即皮损愈合后 1 个月或 3 个月以上的持续性疼痛。若临床研究没有给出明确的定义，读者是很难判断研究纳入的受试者疼痛症状是带状疱疹急性期或缓解期的现象还是后遗神经痛。尽管目前国际上仍未对后遗神经痛的诊断标准达成一致的共识，临床研究者可考虑参照国内外常用的后遗神经痛标准，即在带状疱疹皮损愈合后 3 个月或以上出现的持续性疼痛[6]，可为中医药治疗后遗神经痛的优势提供更强的说服力。

参 考 文 献

[1] JOHNSON R W, WHITTON T L. Management of herpes zoster (shingles) and postherpetic neuralgia [J]. Expert Opinion on Pharmacotherapy, 2004, 5 (3): 551-559.

[2] ROWBOTHAM M C, PETERSEN K L. Zoster-associated pain and neural dysfunction [J]. Pain, 2001, 93 (1): 1-5.

[3] SERPELL M, GATER A, CARROLL S, et al. Burden of post-herpetic neuralgia in a sample of UK residents aged 50 years or older: findings from the zoster quality of life (ZQOL) study [J]. Health and Quality of Life Outcomes, 2014, 12 (1): 92.

[4] DWORKIN R H, O'CONNOR A B, AUDETTE J, et al. Recommendations for the pharmacological management of neuropathic pain: an overview and literature update [J]. Mayo Clinic Proceedings, 2010, 85 (3): S3-S14.

[5] GATER A, ABETZ-WEBB L, CARROLL S, et al. Burden of herpes zoster in the UK: findings from the zoster quality of life (ZQOL) study [J]. BMC Infectious Diseases, 2014, 14 (1): 402.

[6] DWORKIN R H, PORTENOY R K. Pain and its persistence in herpes zoster [J]. Pain, 1996, 67 (2): 241-251.

附录　纳入研究的参考文献

研究编号	参考文献
S1	管水萍．火丹粉治疗带状疱疹的疗效观察及护理[J]. 护理实践与研究，2008，5(7)：21.
S2	买建修．中西医结合治疗带状疱疹 34 例[J]. 中医研究，2009，22(7)：51-52.
S3	赵梁，赵季友，谭达全．五味消毒饮加减治疗带状疱疹 39 例总结[J]. 湖南中医杂志，2013，29(10)：53-54.
S4	王俊．中西医结合治疗带状疱疹疗效观察[J]. 健康必读(中旬刊)，2012，11(12)：233.
S5	肖云，汪黔蜀，李雁．中西医结合治疗带状疱疹疗效观察[J]. 现代中西医结合杂志，2007，(28)：4182-4183.
S6	史成和，王秀娟．凉血解毒通络中药治疗早期带状疱疹[J]. 中国实验方剂学杂志，2010，16(11)：197-199.
S7	周万伟．辨证治疗带状疱疹及对后遗神经痛发生率的影响的观察[D]. 武汉：湖北中医药大学，2011.
S8	刘成祥．中药联合火针治疗肝经郁热型带状疱疹的临床观察[D]. 哈尔滨：黑龙江中医药大学，2014.
S9	黄志萍，陈丽，孙丽红．中西医结合治疗带状疱疹 34 例疗效观察及临床护理[J]. 齐鲁护理杂志，2014，20(5)：91-92.
S10	马学伟，苗文丽，陈虎，等．缬草清郁汤治疗老年带状疱疹 40 例[J]. 中国老年学杂志，2012，32(8)：1612-1613.
S11	王素梅，吴玉敏，赵浩．带疱解毒汤联合泛昔洛韦和腺苷钴胺治疗老年带状疱疹临床观察[J]. 中华保健医学杂志，2012，14(5)：389-391.
S12	王万学．加味龙胆泻肝汤联合泛昔洛韦治疗肝胆湿热型带状疱疹的临床疗效观察[J]. 中医临床研究，2012，4(7)：32-34.

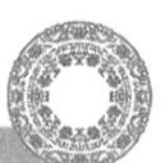

续表

研究编号	参考文献
S13	杨爱霞,冯永芳,谢岱.退热解毒灵颗粒辅助治疗带状疱疹30例[J].医药导报,2010,29(6):725-726.
S14	张振汉.西医常规治疗加中医辨证治疗带状疱疹疗效观察[J].广西中医药,2011,34(5):14.
S15	贺芳,蔡爱萍,刘永胜.中药治疗带状疱疹86例[J].中国中医急症,2005,(7):638.
S16	庄志刚,郭艳严,丁飒爽.神经阻滞加中药内服治疗带状疱疹神经痛疗效观察[J].中国实用神经疾病杂志,2010,13(2):58-59.
S17	周淑桂,高春秀.薏苡竹叶散加味治疗脾经湿盛型蛇串疮疗效观察[J].北京中医药,2008,(5):369-370.
S18	郭静,秦悦思,刘瑶.初探三焦辨证分部位治疗带状疱疹临床疗效[J].辽宁中医杂志,2011,38(7):1385-1386.
S19	傅刚玉.中西医结合治疗带状疱疹临床探讨[J].中国当代医药,2009,16(3):29-30.
S20	邝敏.中西医结合治疗带状疱疹32例[J].实用中医药杂志,2012,28(1):27.
S21	唐艺洪.柴胡疏肝散治疗带状疱疹60例[J].中国中医药现代远程教育,2010,8(9):47-48.
S22	严晓萍.中西医结合辨治带状疱疹120例临床疗效分析[J].新医学导刊,2008,7(3):24-24.
S23	陈建强.任绪东主任医师治疗带状疱疹的经验[J].广西中医药,2012,35(4):36-37.
S24	崔炎,代洪娜,张榜,等.崔公让治疗早期带状疱疹经验[J].辽宁中医杂志,2012,39(10):1921-1922.
S25	杨正华.中医辨证治疗带状疱疹2例报告[J].青岛医药卫生,1994,(3):40.
S26	郭家树.加味龙胆泻肝汤治疗带状疱疹28例[J].云南中医中药杂志,2009,30(9):81.
S27	林丽.银紫解毒汤治疗带状疱疹36例疗效观察[J].云南中医中药杂志,2004,25(3):14-15.
S28	武双智.龙胆泻肝汤加减治疗带状疱疹80例[J].中华临床医药杂志(广州),2003,(62):95-95.
S29	陈艺娟.带状疱疹临床诊治体会[J].云南中医中药杂志,2007,28(10):16-17.

续表

研究编号	参考文献
S30	于丽荣．青黛治疗带状疱疹[J]. 中医杂志，2005，46(12)：894-895.
S31	江应政．龙胆泻肝汤合川芎茶调散治疗带状疱疹 110 例[J]. 中国中医急症，2010，19(8)：1431-1432.
S32	施向红．龙胆泻肝汤治疗带状疱疹 60 例[J]. 实用中医药杂志，2001，(10)：18-19.
S33	周海啸，舒友廉，许慧荣．龙胆泻肝汤加味治疗带状疱疹临床疗效分析[J]. 中国中西医结合皮肤性病学杂志，2004，3(2)：99-100.
S34	卓堪培，吴兆怀．龙胆泻肝汤配合洗剂治疗老年性带状疱疹疗效观察[J]. 中国保健，2010，(10)：122-123.
S35	杜耀战．中西医结合治疗带状疱疹[J]. 光明中医，2008，(9)：1289.
S36	廖兴隆，张新强．龙胆泻肝丸联合抗病毒药治疗带状疱疹 30 例临床观察[J]. 医学临床研究，2014，31(4)：785-786，787.
S37	刘屹嵩，樊开斌，宋建强，等．中西医结合治疗带状疱疹的临床疗效观察[J]. 中国伤残医学，2014，22(3)：162-163.
S38	施桂泉，李银元．中西医结合治疗带状疱疹 48 例临床疗效观察[J]. 中国实用医药，2013，8(3)：177-178.
S39	吴丹．中老年带状疱疹 98 例临床分析[J]. 医学美学美容(中旬刊)，2013，22(4)：76.
S40	张传文．中医辨证治疗带状疱疹的疗效观察[J]. 中国中医药咨讯，2011，3(16)：431.
S41	蒋成章．中医药治疗老年带状疱疹疼痛 68 例疗效观察[J]. 湖南中医药导报，2002，8(9)：553-554.
S42	宋振霞，吕喜东．中医辨证治疗带状疱疹的临床疗效[J]. 中国医药指南，2011，9(24)：121-122.
S43	曹周军．中西医结合治疗带状疱疹 42 例[J]. 湖南中医杂志，2010，26(5)：83-84.
S44	孙毅刚．龙胆泻肝汤加减治疗肝经郁热型带状疱疹的临床心得[J]. 当代医学，2010，16(18)：146-147.
S45	荆玉强．清热利湿活血解毒法治疗带状疱疹临床疗效探讨[J]. 中医药信息，2001，18(3)：46.
S46	陈长江，汪雪晴，尚政琴．龙胆泻肝汤加减配金黄膏治疗带状疱疹 92 例[J]. 中国中医急症，2011，20(12)：2049.

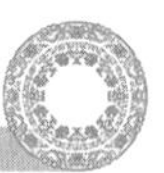

续表

研究编号	参考文献
S47	李春明．综合疗法治疗带状疱疹100例疗效观察[J]. 云南中医中药杂志，2013,34(1):86.
S48	李琴．龙胆泻肝汤合二味膏治疗带状疱疹34例疗效观察[J]. 青海医药杂志，1998,(6):49.
S49	秦宗碧．加味龙胆泻肝汤联合黄连膏外敷治疗带状疱疹38例临床观察[J]. 中国实用医药，2012,7(11):154.
S50	李继端．更昔洛韦联合龙胆泻肝汤治疗带状疱疹60例疗效观察[J]. 山西医药杂志(下半月刊),2012,41(4):401-402.
S51	杨长友．中西医结合治疗带状疱疹42例临床总结[J]. 现代中医药，2004,(5):38.
S52	张跃营，江韦宏，艾儒棣．中西医联合用药治疗带状疱疹35例[J]. 甘肃中医，2010,23(12):47-48.
S53	尹景霞，梁连秀．六神丸加阿昔洛韦治疗带状疱疹40例临床观察[J]. 吉林中医药，2006,26(8):44.
S54	黄丽敏．中西医结合治疗带状疱疹16例[J]. 现代诊断与治疗，2001,12(3):190.
S55	沈友权．中西医结合治疗带状疱疹20例[J]. 现代中西医结合杂志，2001,(7):668.
S56	张磊．中医药治疗带状疱疹临床观察[J]. 中华中西医学杂志，2009,7(7):42-43.
S57	王翠连．中西医结合治疗带状疱疹的疗效观察[J]. 内蒙古中医药，2008,(14):16-17.
S58	王书忠，王忠芬，尹逊国．更昔洛韦联合复方甘草酸苷治疗带状疱疹疗效观察[J]. 皮肤病与性病，2014,36(1):30,22.
S59	李国泉，陈明春．盐酸万乃洛韦联合复方甘草酸苷治疗带状疱疹46例疗效分析[J]. 中国煤炭工业医学杂志，2007,10(5):540-541.
S60	徐羹年，沈培红，林坚．中西药物联合治疗中老年带状疱疹的疗效观察[J]. 浙江医学，2008,30(3):280-282.
S61	朱军朝，褚奇星．复方甘草甜素治疗带状疱疹临床疗效观察[J]. 中国药房，2003,14(4):44.
S62	杜晓虹．季德胜蛇药外敷治疗老年人带状疱疹疼痛40例疗效分析[J]. 内蒙古中医药，2014,33(11):10.

续表

研究编号	参考文献
S63	王正杰,宁鸿珍.复方雄黄软膏剂治疗带状疱疹58例临床疗效观察[J].今日健康,2014,13(1):65-66.
S64	席建元,陈达灿.中西医结合治疗带状疱疹40例临床观察[J].中国中西医结合杂志,2007,(1):75.
S65	刘世贵,徐桂萍,侯茹.拔毒涂膜剂的制备及临床观察[J].陕西中医学院学报,2006,29(1):59-60.
S66	韩晓东,许静,吴范武.傅青主火丹神方治疗带状疱疹37例临床观察[J].四川中医,2007,25(4):91-92.
S67	高建刚.中西医结合治疗带状疱疹的疗效观察[J].齐齐哈尔医学院学报,2010,(1):56.
S68	任怀山.喜炎平联合阿昔洛韦治疗带状疱疹的疗效观察[J].中国校医,2013,27(4):279-280.
S69	要武.柴虎蚣蝎汤治疗带状疱疹80例[J].中国中西医结合杂志,2002,22(10):788.
S70	冯永芳.元通合剂联合伐昔洛韦治疗带状疱疹疗效观察[J].湖北中医杂志,2010,32(3):55.
S71	田瑛瑜,付索菊,赵海燕.消疹止痛汤加减治疗带状疱疹46例[J].河南中医,2006,26(4):46.
S72	张惠芬,丘秋香,钟燕香.草药七色花治疗带状疱疹的疗效观察与护理[J].护理实践与研究,2013,10(6):63-64.
S73	张利君,徐传华.行气祛瘀汤联合阿昔洛韦治疗老年带状疱疹46例[J].中国中医药科技,2013,2(4):430-431.
S74	高月平,赵永辰,罗金花.青冰散外敷治疗带状疱疹疗效观察[J].中国皮肤性病学杂志,2010,24(10):936.
S75	顾介礼,单宝春.中西医结合治疗带状疱疹42例.中华当代医学[J],2004,2(9):67-67.
S76	王玉兰,靳宝富,张秀桃,等.中西医结合治疗带状疱疹神经痛49例临床观察[J].临床医药实践,2009,18(31):876-877.
S77	朱运喜,王海涛,丁丽君.中药外敷治疗带状疱疹80例[J].中医杂志,2007,48(7):591.
S78	钟捷,余艳兰,涂丽,等.西南文殊兰联合龙血竭治疗与护理带状疱疹的疗效观察[J].中医药导报,2013,19(5):120-121.

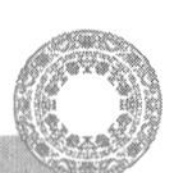

续表

研究编号	参考文献
S79	朱永辉．局部外用板蓝根液治疗带状疱疹 51 例疗效观察［J］. 现代中西医结合杂志，2004，13（6）：732-733.
S80	梁天山，吴艳华，李其林．中药熏蒸联合阿昔洛韦静脉滴注治疗带状疱疹 40 例疗效观察［J］. 皮肤性病诊疗学杂志，2014，21（4）：308-310.
S81	王明志，王淑安，赵莉等．中西医结合治疗带状疱疹的疗效分析［J］. 中国伤残医学，2014，22（11）：113-114.
S82	常玉山．中药外敷联合阿西洛韦治疗带状疱疹疗效观察［J］. 中国民族民间医药，2009，18（17）：72.
S83	胡冰．中药湿敷联合阿昔洛韦治疗带状疱疹临床观察［J］. 中国中医急症，2013，22（7）：1244-1245.
S84	杨建春，徐鸿雁，刘玉兰．中西医结合治疗带状疱疹临床疗效观察［J］. 亚太传统医药，2012，8（12）：71-72.
S85	庄洪建，渠鹏程，揣瑞梅，等．阿昔洛韦联合中频交流电透入中药治疗带状疱疹疗效分析［C］// 山东中医药学会皮肤病专业委员会．山东中医药学会皮肤病专业委员会成立暨第一次学术会议论文集．济南：山东中医药学会，2005：133-134.
S86	黄东平．中西医结合治疗带状疱疹 42 例临床分析［J］. 中医学报，2014，29（B7）：88.
S87	张学权．中药内外合治带状疱疹 62 例疗效观察［J］. 云南中医中药杂志，2010，31（7）：33.
S88	郎娜．毒瘀并解方治疗带状疱疹毒瘀互结证的临床研究［D］. 北京：中国中医科学院，2007.
S89	王红．龙血竭联合腺苷钴胺治疗中老年人带状疱疹疗效观察［J］. 中国基层医药，2014，21（19）：2963-2964.
S90	徐春凤，张艳．加味小柴胡汤治疗带状疱疹 36 例［J］. 国际中医中药杂志，2014，36（7）：662-663.
S91	徐翔，梁东辉，马红利．新癀片治疗带状疱疹早期神经痛的序贯试验［J］. 药物流行病学杂志，2011，20（8）：385-387.
S92	郑玉莲，赵善萍，陈光林，等．中西医结合治疗中老年患者带状疱疹急性期 29 例临床观察［J］. 江苏中医药，2014，46（5）：46-47.
S93	李应宏，赵明芳．伐昔洛韦联合中药治疗中老年带状疱疹 50 例［J］. 中医研究，2012，25（5）：24-26.

续表

研究编号	参考文献
S94	甄君．紫草消疹汤联合神经阻滞治疗带状疱疹的疗效观察[J]. 中国中西医结合杂志,2002,22(10):747.
S95	徐鸿雁．解毒活血汤配合芦黄散治疗带状疱疹疗效观察[J]. 新中医,2011,43(1):48-49.
S96	许德坚,刘春辉．中草药内外合用治疗蛇串疮的临床疗效观察[J]. 医药产业资讯,2006,(15):219.
S97	龚立军,张娟红,杜华,等．独一味胶囊对带状疱疹患者的镇痛作用[J]. 西南军医,2014,16(5):515-516.
S98	万桂芹．三仁汤加减治疗蛇串疮 45 例临床观察[J]. 中国医药导报,2010,7(16):109-110.
S99	毕春生,孔连委,马林．疱疹颗粒剂治疗肝经郁热型带状疱疹 60 例临床疗效观察[J]. 黑龙江中医药,2010,39(1):13.
S100	李启文．胆草解毒汤治疗带状疱疹 38 例[J]. 中国医药学报,2004,19(5):318.
S101	汤国华．用通络凉血解毒汤治疗带状疱疹的临床疗效分析[J]. 当代医药论丛,2014,12(2):154-155.
S102	钟萍．和解清热法治疗带状疱疹热毒互结证的理论与临床研究[D]. 南京：南京中医药大学,2009.
S103	郜家平,孙学东．丹参酮胶囊防治老年带状疱疹后遗神经痛 92 例[J]. 中国麻风皮肤病杂志,2007,23(6):547.
S104	李奇俊．疏风解毒胶囊治疗带状疱疹的临床观察[J]. 河南中医,2014,(B11):582-583.
S105	赵敏．清开灵分散片联合伐昔洛韦治疗带状疱疹 89 例疗效观察[J]. 数理医药学杂志,2013,26(1):78-79.
S106	王鑫玺．中西医结合治疗带状疱疹的疗效观察[J]. 大家健康(学术版),2014,8(21):39-40.
S107	张伊平,石娜．百癣夏塔热片联合半导体激光治疗带状疱疹疗效观察[J]. 中国社区医师(医学专业),2012,14(18):227.
S108	周克伟,宋顺鹏,吕成志,等．加味小柴胡汤治疗头面部带状疱疹 22 例临床观察[J]. 中国保健营养,2013,23(1):441.
S109	张晓军,钱龙江．中西医结合治疗带状疱疹疗效观察[J]. 中医学报,2013,28(B8):84.

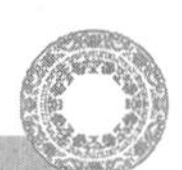

续表

研究编号	参考文献
S110	马文宇．润燥止痒胶囊在治疗老年性带状疱疹患者中的应用［J］．现代中医药，2010，30（5）：37.
S111	王恒明，孙浩．如意珍宝丸联合伐昔洛韦治疗带状疱疹疗效观察［J］．山西中医，2013，29（5）：28-29.
S112	买建修．胃苓汤合柴胡疏肝饮加减治疗带状疱疹临床观察［J］．辽宁中医药大学学报，2008，10（9）：86.
S113	张晓军，钱龙江．清解化瘀组方治疗带状疱疹 58 例［J］．河南中医，2014，34（11）：2227-2228.
S114	鲁飞．阿昔洛韦配合中药治疗带状疱疹的疗效分析［J］．中华现代临床医学杂志，2003，1（3）：244-245.
S115	王德霞．中药拔毒膏外敷治疗带状疱疹 32 例疗效观察与护理干预［J］．北方药学，2013，10（4）：188-189.
S116	程桂芝，姜建德．自拟方清疹止痛膏治疗带状疱疹 30 例临床疗效观察［J］．中国医药指南，2012，10（24）：575-576.
S117	宋欢，陈丽敏，赵金涛．中西医结合治疗带状疱疹急性期临床观察［J］．实用中医药杂志，2014，30（4）：297-298.
S118	宋泽恩．综合法治疗带状疱疹 39 例疗效观察［J］．当代医学，2012，18（9）：150-151.
S119	郑改琴，王迪．三粉擦剂治疗带状疱疹 40 例［J］．陕西中医，2011，32（6）：710-711.
S120	周书会．伤科灵喷雾剂联合泛昔洛韦治疗带状疱疹疗效观察［J］．当代医学，2012，18（31）：144-145.
S121	陆富永．中药外治联合阿昔洛韦治疗带状疱疹［J］．华夏医学，2004，17（3）：402-403.
S122	徐运安．中西药不同方案治疗带状疱疹的成本 - 效果分析［J］．中国药房，2005，16（1）：37-38.
S123	楼小慧．疱疹散联合止痛汤治疗带状疱疹 47 例临床观察［J］．甘肃中医学院学报，2014，31（2）：45-46.
S124	周光全，徐文君．伤科接骨片辅治中老年人带状疱疹神经痛 30 例疗效观察［J］．临床合理用药杂志，2012，5（22）：101-102.
S125	杜丹，郑德红，李丹丹，等．中西医结合治疗带状疱疹 56 例［J］．皮肤病与性病，2007，（2）：18-19.

续表

研究编号	参考文献
S126	叶田,张剑,邓永琼,等.喜炎平注射液治疗带状疱疹临床疗效观察[J].现代医药卫生,2011,27(19):2908-2909.
S127	曹素芬.刺五加注射液联合阿昔洛韦治疗带状疱疹68例[J].中国中西医结合皮肤性病学杂志,2008,7(1):45-46.
S128	龙剑文,王玉英.炎琥宁联合阿昔洛韦治疗老年带状疱疹40例临床观察[J].中国皮肤性病学杂志,2007,21(6):375-376.
S129	黎昌强,刘涛.天麻素注射液联合泛昔洛韦治疗带状疱疹疗效观察及安全性分析[J].北方药学,2011,8(3):27-28.
S130	李建平,聂曼丽.双黄连粉针合外敷中药治疗带状疱疹30例[J].实用中医药杂志,2001,17(6):14.
S131	李群康.扶正祛邪中药治疗带状疱疹72例临床观察[J].健康之路,2013,12(5):328-329.
S132	梁洁利.中西医结合治疗带状疱疹68例[J].医学理论与实践,2002,15(4):432.
S133	马国安,王宝娟,丁红炜.自拟灭痛消疱汤联合泛昔洛韦和氦氖激光治疗带状疱疹疗效观察[J].中国中医药信息杂志,2013,20(9):77-78.
S134	刘雪山.生脉注射液联合阿昔洛韦治疗带状疱疹的疗效观察[J].华西药学杂志,2005,20(4):370.
S135	孔文霞,雷胜琪,陈朝章.内外合治带状疱疹[J].新中医,2000,32(3):54.
S136	王文远,朱毓生.清上防风汤加减治疗头面部皮肤病[J].浙江中西医结合杂志,2009,19(11):703-704.
S137	龙雄初,龙枚飞,李晓玲,等.从"郁"论治——应用自拟方解郁清毒散治疗带状疱疹146例临床分析[J].临床和实验医学杂志,2012,11(15):1182-1183,1185.
S138	鲍正飞.自拟消疹饮治疗带状疱疹93例[J].四川中医,1998,16(7):41.
S139	陈文展.老年人带状疱疹治验[C]// 中华中医药学会,重庆市中西医结合学会.中华中医药学会皮肤科分会第七次学术年会、2010年重庆四川中西医结合皮肤性病学术年会、全国中西医结合诊疗皮肤性病新进展新技术学习班论文汇编.北京:中华中医药学会,2010:170.
S140	胡秀荣,田晓晔.应用雄黄油治疗带状疱疹116例[J].辽宁中医杂志,2006,33(6):720.
S141	霍玉军.虎甘散治疗带状疱疹46例[J].医学信息(上旬刊),2011,27(4):2050-2051.

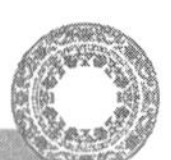

续表

研究编号	参考文献
S142	毛瑞源,范丽,王杰.冰雄散外敷治疗带状疱疹32例[J].中国中医药信息杂志,1999,6(11):19.
S143	牛鸿春.大黄五倍子膏治疗带状疱疹40例[J].中医外治杂志,2009,18(1):8.
S144	唐燕.芍药地黄汤加味治疗带状疱疹55例[J].实用中医药杂志,2014,30(3):198.
S145	王艳艳.三黄二香散治疗带状疱疹52例疗效观察与护理体会[J].中国保健营养,2012,22(18):4037-4038.
S146	伊合帕尔·木拉提,艾合买提·买买提,米热古丽·卡米力.维吾尔医治疗带状疱疹32例临床观察[C]//内蒙古自治区中蒙医研究所,全国中医药信息工作委员会.第四届全国民族医药学术交流暨《中国民族医药杂志》创刊10周年庆典大会论文集.呼和浩特:《中国民族医药杂志》编辑部,2005 :58.
S147	戴国树.龙芎汤治疗带状疱疹75例[J].河南中医学院学报,2005,20(5):67-68.
S148	付玉玲.中药内服加外敷治疗带状疱疹52例[J].中医外治杂志,2007,16(5):38.
S149	蒋薇,辛大永.黄连解毒汤加味治疗带状疱疹67例[J].实用中医内科杂志,2002,16(4):227.
S150	孔松明.清热解毒除湿汤治疗蛇串疮62例[J].内江科技,2000,(4):26.
S151	郝中萍.双黄连粉针剂治疗带状疱疹50例临床观察[J].山西医药杂志,2006,35(9):770.
S152	程立新,史佩珍.京万红治疗带状疱疹25例[J].解放军护理杂志,2006,23(2):18.
S153	金鑫.中西医结合治疗带状疱疹临床分析[J].中国医药指南,2010,8(9):101-102.
S154	刘武,廖红玲,孙艳.中西医结合治疗带状疱疹65例临床疗效观察[J].中华综合医学杂志(河北),2004,6(1):29.
S155	龙云群.连花清瘟胶囊治疗带状疱疹26例临床观察[J].浙江中医杂志,2013,48(9):663.
S156	赵国萍.中西医结合治疗带状疱疹48例疗效观察[J].当代医学,2010,16(32):144.
S157	郑直,郑自忠.带状疱疹28例疗效观察[J].医药与保健,2014,(10):43-43.
S158	祝德超.中西医结合治疗带状疱疹96例临床分析[J].现代中医药,2005,(1):39-40.

续表

研究编号	参考文献
S159	苗伟,李如华,缪新华,等.血府逐瘀汤联合云南白药热烘治疗带状疱疹临床研究[J].河北中医,2010,32(12):1819-1820.
S160	苗伟,李如华,缪新华,等.血府逐瘀汤热烘治疗带状疱疹126例临床观察[J].河北中医,2010,32(11):1661.
S161	张向荣,孟旭芳.中药熏蒸治疗带状疱疹12例分析[J].实用中医内科杂志,2004,18(5):468-469.
S162	赵明,卢静.云南白药治疗带状疱疹26例疗效分析[J].中华现代皮肤科学杂志,2005,2(4):364-364.
S163	陈扬敏,胡晶晶.中药热敷联合紫外线照射治疗中老年带状疱疹45例[J].浙江中医杂志,2013,48(3):217.
S164	王见良,求晓恩.艾炷灸治疗带状疱疹临床疗效观察[J].浙江中医药大学学报,2010,34(3):402,404.
S165	张爱珍,张强.电针配合药物治疗带状疱疹疗效观察[J].实用中医药杂志,2012,28(2):122-123.
S166	包峰峰.针灸治疗带状疱疹32例[J].山东中医杂志,2011,30(11):798-799.
S167	段晓诚,陈燕.穴位注射治疗肝经郁热型带状疱疹的疗效观察[J].当代护士(上旬刊),2014,(5):30-31,34.
S168	钱彦方,李普教.火针治疗带状疱疹60例[J].中医临床研究,2013,5(7):48-49.
S169	段天煜.针灸局部围刺治疗肝胆火盛型带状疱疹30例临床观察[J].实用中医内科杂志,2013,27(10):133-134.
S170	黄泳,陈静.欧阳群教授针灸医案选辑[J].时珍国医国药,2007,18(11):2850-2851.
S171	李雪薇.不同针灸方法治疗带状疱疹多中心随机对照的临床研究[D].成都:成都中医药大学,2011.
S172	张争艳,张申.针灸联合刺络拔罐治疗带状疱疹的临床疗效观察[J].浙江中医药大学学报,2014,38(12):1425-1427.
S173	周彩霞,张鹏.针刺结合半导体激光治疗仪治疗带状疱疹90例[J].陕西中医,2013,34(3):353-354.
S174	刘银妮.不同针灸方法治疗带状疱疹的临床研究[D].武汉:湖北中医药大学,2010.

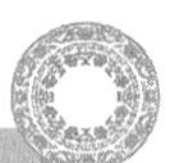

续表

研究编号	参考文献
S175	郑新金,李旅萍.围针结合神经阻滞治疗带状疱疹神经痛 40 例临床疗效观察[J].亚太传统医药,2010,6(9):43-44.
S176	李梦,苟春雁,唐国良,等.针刺加细灸条着肤灸治疗带状疱疹临床研究[J].中国中医急症,2014,23(1):98-100.
S177	董方.火针"火郁发之"法治疗急性期带状疱疹临床疗效研究[D].广州:广州中医药大学,2013.
S178	范玉江,刘清国,尹改珍.毫火针围点刺配合药物治疗带状疱疹疗效观察[J].上海针灸杂志,2013,32(2):118-120.
S179	岳增辉,何新群,姜京明.闪火灸法治疗带状疱疹的临床研究[J].湖南中医药大学学报,2009,29(5):70-71,74.
S180	蔺莉莉.带状疱疹的治疗研究[J].中国医药指南,2010,8(35):223-224.
S181	杨芳.针刺合穴位注射治疗老年人带状疱疹 40 例总结[J].湖南中医杂志,2012,28(3):87-88.
S182	卢爱文.针灸对带状疱疹的临床观察[C]// 广东省针灸学会.广东省针灸学会第九次学术交流会暨"针灸治疗痛症及特种针法"专题讲座论文汇编.广州:广东省针灸学会,2004 :3.
S183	孙鹏颖.针灸治疗带状疱疹的临床观察[J].中国社区医师,2015,31(2):84,86.
S184	杨国辉.毫针皮下扇形透刺配合艾灸治疗急性期带状疱疹 29 例[J].中国中医药现代远程教育,2014,12(20):76-77.
S185	杨军雄,向开维,张玉学.铺药棉灸法为主治疗带状疱疹:多中心随机对照研究[J].中国针灸,2012,32(5):417-421.
S186	赵永清.局部围刺结合穴位注射治疗带状疱疹[J].内蒙古中医药,2014,33(12):92.
S187	邹宏军.穴位注射配合针刺治疗带状疱疹疗效观察[J].山东中医杂志,2010,29(11):773-774.
S188	陈敏.毫针皮下扇形针刺法加艾条治疗带状疱疹[J].中国保健营养(中旬刊),2012,(12):106.
S189	王敏.针灸综合治疗带状疱疹的疗效观察[J].当代护士(专科版),2011,(9):135-136.
S190	林广华,赵斌斌.围刺为主配合悬灸治疗急性带状疱疹的疗效观察[J].针灸临床杂志,2012,28(6):41-43.

续表

研究编号	参考文献
S191	李红,潘婉婉,赖桂兰,等.针药并用治疗带状疱疹神经痛疗效观察[J].上海针灸杂志,2011,30(11):757-759.
S192	赵明,汪月强,漆军.针刺联合阿昔洛韦治疗带状疱疹疗效观察[J].人民军医,2010,53(12):934-935.
S193	杜琼.穴位注射加阿昔洛韦治疗带状疱疹33例临床观察[J].岭南皮肤性病科杂志,2004,11(2):155-156.
S194	李娟红,李桂英,程斌.夹脊穴直刺配合臭氧穴位注射治疗急性带状疱疹神经痛疗效观察[J].世界中西医结合杂志,2013,8(4):371-374.
S195	张晓妮,刘跃光.针灸治疗带状疱疹的临床观察[J].四川中医,2014,32(6):149-150.
S196	罗胜平,张进城.针灸配合阿昔洛韦治疗带状疱疹40例临床观察[J].云南中医中药杂志,2008,29(6):35.
S197	陈利远,徐昭.针刺疗法治疗带状疱疹46例疗效观察[J].航空航天医药,2010,21(8):1530.
S198	邓宏.泛昔洛韦联合梅花针治疗带状疱疹临床疗效评价[J].现代医药卫生,2008,24(23):3505-3506.
S199	雷成业,薛晓芳,叶禹,等.雷火灸治疗带状疱疹39例[J].中国中医药现代远程教育,2013,11(13):56-57.
S200	朱少可,赵文娟.穴位埋线治疗带状疱疹20例[J].中国民间疗法,2014,22(11):20-21.
S201	陈霞.高密度火针点刺法治疗带状疱疹44例疗效观察[J].新疆中医药,2014,32(4):49-50.
S202	杨润莲,王俊富,李春娥.皮肤针叩刺配合治疗带状疱疹的疗效观察[J].护理研究,2005,19(5):902.
S203	姜雪原,胡永红.艾灸治疗带状疱疹50例[J].陕西中医,2010,31(8):1050-1051.
S204	温萍,詹巧莲,陈敏,等.艾灸蜘蛛穴治疗带状疱疹的临床效果观察[J].社区医学杂志,2014,12(21):41,46.
S205	刘金利.口服伐昔洛韦加局部叩刺治疗带状疱疹66例疗效观察[J].海军医学杂志,2010,31(4):343-344.

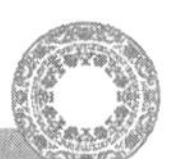

续表

研究编号	参考文献
S206	赵南,张玉洁,张桂珍,等.隔姜灸法治疗老年人带状疱疹36例[J].中国中医药科技,2011,18(3):257.
S207	李润芳,巨萍莉,全明.针刺配合灯草灸治疗带状疱疹60例[J].陕西中医,2004,25(12):1126-1127.
S208	聂斌,蔡少华.火针半刺法治疗带状疱疹临床疗效评价[J].江西中医学院学报,2006,18(3):38-39.
S209	史兴忠,许建峰.灯芯草灸治疗带状疱疹的临床观察[J].宁夏医学杂志,2013,35(8):754-755.
S210	郭良才.梅花针为主治疗带状疱疹100例[J].河南医药信息,1995,(8):35-36.
S211	毛湄,黄石玺,王映辉."毫火针"的临床观察及安全性探讨[J].针灸临床杂志,2008,24(7):32-33,67.
S212	周斌.臭氧水阿是穴、夹脊穴注射治疗腰背部带状疱疹的临床观察[J].实用中西医结合临床,2012,12(4):76-77.
S213	白伟,季奎,许广里.局部围刺治疗带状疱疹疗效观察[J].吉林中医药,2007,27(2):44.
S214	陈晓梅.针灸治疗带状疱疹53例疗效观察[J].云南中医中药杂志,2004,25(3):26-27.
S215	何睿,丁丽玲.围刺加艾熏治疗带状疱疹48例[J].云南中医中药杂志,2012,33(10):54.
S216	李瑾.艾灸治疗带状疱疹24例[J].长春中医药大学学报,2011,27(3):465.
S217	孙爱军,张虚之.围针浅刺法合夹脊穴治疗带状疱疹疗效观察[J].长春中医药大学学报,2012,28(4):706-707.
S218	张国勇.梅花针结合循经远刺治疗带状疱疹40例疗效观察[J].中外健康文摘,2013,(26):210-211.
S219	张继成.火针治疗带状疱疹62例疗效观察[J].实用医院临床杂志,2007,4(5):64.
S220	周仔贵.火针配合围刺治疗带状疱疹60例[J].湖北中医杂志,2009,31(12):68.
S221	刘洁石,宫照敏,叶昕.中西医结合疗法治疗带状疱疹40例疗效观察[J].吉林医学,2009,30(24):3323.
S222	姜占成.针刺与TDP照射治疗带状疱疹26例观察[J].青海医药杂志,2011,41(1):77.

续表

研究编号	参考文献
S223	李忠爽．针刺配合紫外线照射治疗带状疱疹80例[J]. 实用中医药杂志，2011，27(12):850.
S224	孙燕．华佗夹脊、局部围针加远红外照射治疗带状疱疹50例[J]. 陕西中医，2009，30(10):1373-1374.
S225	王晓辉，蒋云鹏．沿皮围针配合TDP照射治疗带状疱疹护理体会[J]. 辽宁中医药大学学报，2010，12(11):210-211.
S226	杨建花，杨润成，郑建平．铺灸、围刺配合微波治疗带状疱疹疼痛40例临床观察[J]. 中国中医药科技，2011，18(5):389.
S227	岳延荣．棉花灸结合超激光治疗带状疱疹27例[J]. 针灸临床杂志，2011，27(9):38-39.
S228	薛南玲．电针加穴位注射治疗带状疱疹38例[J]. 四川中医，2013，31(7):134.
S229	高建忠，朱桂玲．点刺放血配合拔火罐治疗带状疱疹的临床观察[J]. 中国民间疗法，2014，22(9):29.
S230	潘东．刺络放血拔罐疗法治疗急性期带状疱疹32例临床观察[J]. 医学信息，2013，(18):107-108.
S231	宋素艳，张晓玲．刺络放血拔罐治疗带状疱疹80例[J]. 陕西中医，2011，32(7):892-893.
S232	孙宏，流云星．刺络疗法辅助治疗肝经郁热型带状疱疹30例疗效观察[J]. 中国社区医师(医学专业)，2011，13(10):238-239.
S233	金树武，王苹．三针一罐法治疗带状疱疹的疗效观察[J]. 针灸临床杂志，2004，20(9):24-25.
S234	于眉，李玲．刺络放血拔罐治疗带状疱疹34例临床分析[J]. 中国现代医药杂志，2014，16(11):63-64.
S235	杨正明．蛇头穴刺络放血治疗带状疱疹65例[J]. 河南中医，2006，26(7):62.
S236	赵联伟，孙剑利，金涛．综合方法治疗带状疱疹43例疗效观察[J]. 中国疗养医学，2014，23(11):1001-1002.
S237	冯姝娜．刺络疗法治疗疼痛病症临床心得[J]. 中国医药指南，2012，10(5):227-228.
S238	肖淑君．刺络拔罐治疗带状疱疹[J]. 江西中医学院学报，1991，(2):26.
S239	王明明，杨颖．火针为主治疗急性期带状疱疹的临床疗效[J]. 内蒙古中医药，2014，33(30):53-54.

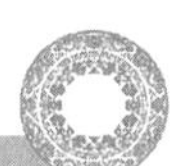

续表

研究编号	参考文献
S240	张钰．夹脊电针为主治疗带状疱疹神经痛的临床研究[D]. 武汉：湖北中医药大学，2014.
S241	魏巍，张红星，黄国付，等．电针夹脊穴配合刺络拔罐治疗带状疱疹的临床观察及其机制初探[J]. 湖北中医杂志，2010，32(3):27-29.
S242	金磊，刘雪芳，高志成，等．围刺法联合刺络拔罐治疗带状疱疹急性期 30 例[J]. 长春中医药大学学报，2014，30(2):322-324.
S243	卢泽强．针灸配合拔罐治疗带状疱疹疗效观察[J]. 上海针灸杂志，2010，29(9):601-602.
S244	杨加顺，孙远征，孟庆辉，等．电围针结合叩刺治疗带状疱疹的对照研究[J]. 辽宁中医药大学学报，2009，11(5):148-149.
S245	赵博华．梅花针刺络拔罐法治疗带状疱疹急性期临床观察[J]. 北京中医药，2013，32(5):371-372.
S246	杨晋冀．电针拔罐配合壮医药线点灸治疗急性期带状疱疹的临床研究[D]. 南宁：广西中医药大学，2014.
S247	谢倩，徐佳，杨榕青，等．泛昔洛韦联合针刺拔罐放血疗法治疗带状疱疹疗效观察[J]. 临床医药实践，2009，18(18):437-438.
S248	王智娟，邹勇，黄国琪．电针夹脊穴配合中药治疗带状疱疹疗效观察(英文)[J]. 针灸推拿医学(英文版)，2012，10(5):313-317.
S249	杜艳，徐崟，朱英．传统外治法治疗早期带状疱疹的临床疗效评价[J]. 四川中医，2007，25(11):84-85.
S250	李海燕，郑玉琴．火针、药罐配合毫针治疗带状疱疹临床观察[J]. 中国中医急症，2013，22(7):1237-1238.
S251	刘亚军，李若瑜．生大黄粉外敷配合刺络拔罐放血治疗带状疱疹的临床观察[J]. 中国医药导报，2013，10(14):110-111.
S252	任少杰，孙钰．齐刺配合放血拔罐治疗带状疱疹疗效观察[J]. 四川中医，2014，32(6):153-155.
S253	王慧敏，陈雅民．截刺拔毒法治疗带状疱疹的临床研究[J]. 河北医学，2008，14(4):404-405.
S254	李虎，葛荣生．刺络拔罐放血疗法配合药物治疗带状疱疹 46 例疗效观察[J]. 实用中西医结合临床，2014，14(8):10-11.

续表

研究编号	参考文献
S255	周定伟．皮下针、点灸及刺络拔罐治疗带状疱疹[J]. 中医临床研究,2011,3(3):55-56.
S256	唐素元．中西医结合治疗 38 例带状疱疹的效果[J]. 广西科学院学报,2013,29(2):119-120.
S257	曾丽．"毫火针"结合闪罐治疗带状疱疹的临床观察[J]. 实用医院临床杂志,2015,12(1):149-150.
S258	张桂波,王为龙,鲍春龄,等．火针为主治疗带状疱疹疗效观察[J]. 上海针灸杂志,2014,33(5):439-441.
S259	刘铭,邵欣,余曙光．针灸治疗带状疱疹 65 例疗效观察[J]. 针灸临床杂志,2006,22(5):16-17.
S260	霍焕民,杨学萍．针刺放血为主治疗带状疱疹疗效观察[J]. 中国针灸,2007,27(10):729-730.
S261	郭玉峰．火针赞刺法治疗带状疱疹的临床综合评价[D]. 北京:北京中医药大学,2005.
S262	黄政德,范华．火针配合青黛散治疗急性期带状疱疹 30 例疗效观察[J]. 云南中医中药杂志,2013,34(7):52-53.
S263	田华张,邓俊峰．火针联合中药治疗带状疱疹临床疗效观察[J]. 中医临床研究,2010,02(14):16-17.
S264	惠小平,姚峪岚,袁民．板蓝根合并针灸对照阿昔洛韦治疗带状疱疹分析[J]. 中华临床医药卫生杂志,2005,3(9):48-49.
S265	徐雪怡．针刺配合壮医药线点灸治疗带状疱疹的临床研究[D]. 南宁:广西中医学院,2012.
S266	喻元元,夏锴．药物配合梅花针叩刺拔罐治疗带状疱疹的临床观察及护理[J]. 中国保健营养(中旬刊),2014,(7):4468-4468.
S267	黄元芳,李丽琼,刘艳,等．刺络加穴位注射治疗带状疱疹疗效观察[J]. 实用中医内科杂志,2012,26(3):86-87.
S268	徐勇,程耀南,周长．针刺及刺血拔罐治疗中老年带状疱疹疗效观察[J]. 白求恩军医学院学报,2011,9(3):186-187.
S269	张玲．中西医治疗急性期带状疱疹疗效比较[J]. 光明中医,2013,28(2):337-338.

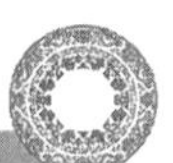

续表

研究编号	参考文献
S270	罗继红,钟江．龙胆泻肝汤联合壮医药线点灸治疗带状疱疹临床观察[J].广西中医药,2013,36(2):21-22.
S271	刘志国．带状疱疹的中西医治疗疗效对比[J].家庭心理医生,2014,10(5):94-94.
S272	赵海云．针刺、拔罐联合中药治疗带状疱疹39例临床观察[J].中国民族民间医药,2015,24(1):66-67.
S273	王小兰,余鹏．齐刺夹脊穴配合叩刺拔罐治疗带状疱疹60例临床观察[J].江苏中医药,2010,42(12):60-61.
S274	吴红新．齐刺夹脊穴配合叩刺拔罐治疗带状疱疹的临床效果观察[J].中国医药指南,2011,9(29):337-339.
S275	姬素梅．针灸加火罐治疗带状疱疹30例[J].中国社区医师(医学专业),2012,14(9):221.
S276	罗伟奇,肖天发．中医综合疗法联合西药治疗肝胆湿热带状疱疹随机平行对照研究[J].实用中医内科杂志,2013,27(14):100-102.
S277	张益辉．针刺拔罐为主治疗带状疱疹30例[J].上海针灸杂志,2007,26(9):36.
S278	岳全,谭艳梅,孙云芳,等．隔板蓝根注射液灸治疗带状疱疹的护理观察[J].光明中医,2011,26(6):1246-1247.
S279	牟淑兰．中西医结合治疗带状疱疹34例疗效观察[J].中国中医药信息杂志,2010,17(11):72.
S280	任克俭．拔罐配合火针治疗带状疱疹的疗效观察[J].世界最新医学信息文摘(连续型电子期刊),2014,14(27):214.
S281	陈玮,刘桂珍,姚秋红．刺络拔罐治疗急性期带状疱疹临床疗效观察[J].上海针灸杂志,2014,33(12):1132-1134.
S282	吴银,杜忠．梅花针叩刺拔罐结合云南白药外敷治疗带状疱疹35例[J].中国医学创新,2009,6(17):94-95.
S283	姜晓君．梅花针叩刺治疗带状疱疹70例疗效观察[J].中国医药导报,2010,7(16):108,112.
S284	朱炯,吴怡峰．刺络拔罐配合悬灸治疗带状疱疹疗效观察[J].上海针灸杂志,2007,26(11):22-24.
S285	杨励．通络解毒汤配合局部拔罐治疗带状疱疹240例疗效观察[J].中医临床研究,2012,4(18):21-22.

续表

研究编号	参考文献
S286	韩岩．针灸、刺络拔罐治疗带状疱疹疗效观察[J]. 中国社区医师(综合版)，2005，7(10)：56-57.
S287	戴攀桂，戴飞宇．中医药综合疗法治疗带状疱疹探析[J]. 中国医药指南，2011，9(17)：130-131.
S288	陈纯涛，陈明岭，唐定书，等．火针治疗带状疱疹50例临床观察[J]. 时珍国医国药，2007，18(8)：1842-1843.
S289	莫黎．刺络拔罐加中药外敷治疗带状疱疹30例[J]. 中医外治杂志，2010，19(1)：20-21.
S290	邹菲．电针围刺并耳尖放血法治疗带状疱疹32例[J]. 江西中医药，2006，(9)：52.
S291	龙雄初，龙枚飞，赵社海，等．自拟解郁清毒散治疗带状疱疹后遗神经痛42例临床疗效观察[J]. 世界中西医结合杂志，2013，8(11)：1142-1144.
S292	程靖．祛瘀镇痛汤加减治疗带状疱疹后遗神经痛临床疗效观察[D]. 武汉：湖北中医学院，2009.
S293	方玉甫，刘爱民．疏肝活血止痛方治疗带状疱疹后遗神经痛30例疗效观察[J]. 新中医，2009，41(11)：56-57.
S294	冯培民，陈蕾．六神丸治疗带状疱疹后遗神经痛的临床研究[J]. 中成药，2008，3(6)：799-801.
S295	梁俊梅．带状疱疹后遗神经痛治疗方案优选研究[D]. 济南：山东中医药大学，2011.
S296	查锦东．身痛逐瘀汤联合多虑平治疗带状疱疹后遗神经痛临床疗效观察[D]. 武汉：湖北中医药大学，2013.
S297	张庆华．益气活血化痰汤为主治疗带状疱疹后神经痛疗效观察[J]. 上海中医药杂志，2011，45(12)：61-62.
S298	赵继华．中西医结合治疗带状疱疹后遗神经痛临床观察[J]. 医学理论与实践，2013，26(5)：619-620.
S299	孙春秋，温为伟，陈圣丽，等．中西药结合治疗带状疱疹后遗神经痛疗效观察[J]. 中国中西医结合皮肤性病学杂志，2012，11(2)：98-99.
S300	徐舰，陈伟星．祛痛方治疗带状疱疹后遗神经痛20例——附西药治疗20例对照观察[J]. 浙江中医杂志，2000，35(5)：21.
S301	郭燕蓉，茆建国，郑媛．中西医结合治疗中老年带状疱疹后遗神经痛38例总结[J]. 湖南中医杂志，2010，26(2)：35-36.

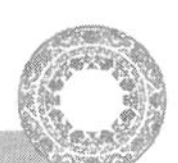

续表

研究编号	参考文献
S302	张媚霞，王海涛，孙树华．血府逐瘀汤联合加巴喷丁治疗带状疱疹后遗神经痛34例[J]．中国中医药现代远程教育，2014，12(4)：47-48.
S303	黄俊青，陈长丽，张丽珠．中药祛痛汤结合多虑平治疗带状疱疹后遗神经痛疗效观察[J]．检验医学与临床，2014，11(9)：1165-1166.
S304	冯亚凌．野木瓜注射液治疗带状疱疹后遗神经痛疗效观察[J]．现代中西医结合杂志，2007，16(32)：4782.
S305	崔鸿，张池金．疏肝解痛汤治疗带状疱疹后遗神经痛34例[J]．吉林中医药，2011，31(2)：153，172.
S306	蒋蓝．身痛逐瘀汤治疗带状疱疹后遗神经痛31例[J]．中外健康文摘，2013，(21)：201-201.
S307	裘宇光．复方甘草酸苷针合雷公藤多苷片治疗带状疱疹后遗神经痛90例[J]．浙江中医杂志，2010，45(12)：927.
S308	田红霞．中药蒸气浴联合治疗带状疱疹后遗神经痛30例[J]．中医外治杂志，2013，22(1)：49.
S309	王热闹，钱爱云．益气活血汤治疗带状疱疹后遗神经痛21例[J]．中国民间疗法，2003，11(2)：43-44.
S310	谢辉．复方丹参饮治疗带状疱疹后遗神经痛30例临床观察[J]．医学信息，2013，(14)：500-501.
S311	段小素．膈下逐瘀汤联合神经阻滞治疗老年人头面部带状疱疹后遗神经痛疗效观察[J]．中国中医药现代远程教育，2012，10(13)：76-77.
S312	王天舒，杜健儿，朱全刚，等．中药三七和利多卡因巴布贴剂用于带状疱疹后神经痛的治疗[J]．实用疼痛学杂志，2005，1(4)：225-227.
S313	NAKANISHI M，ARIMITSU J，KAGEYAMA M，et al. Efficacy of traditional Japanese herbal medicines-Keishikajutsubuto（TJ-18）and Bushi-matsu（TJ-3022）-against postherpetic neuralgia aggravated by self-reported cold stimulation：a case series [J]. Journal of Alternative and Complementary Medicine（New York，NY），2012，18(7)：686-92.
S314	黄石玺，毛湄，浦晶晶，等．毫火针配合温和灸治疗带状疱疹后神经痛临床研究[J]．中国针灸，2014，34(3)：225-229.
S315	林辰，杨建萍，陈攀．标准化壮医药线点灸治疗带状疱疹后遗神经痛的疗效及安全性研究[J]．河北中医，2011，33(8)：1189-1190，1251.

续表

研究编号	参考文献
S316	刘悦,杨海涛,陆彦青．浮针配合穴位注射治疗带状疱疹后遗神经痛疗效观察[J].上海针灸杂志,2011,30(8):551-553.
S317	冯启廷,何彬,陈小丽,等．冯氏排针法治疗带状疱疹后遗肋间神经痛疗效观察[J].实用中医药杂志,2015,31(1):51-52.
S318	贺青涛,刘悦,曾科学,等．浮针配合穴位注射治疗带状疱疹后神经痛的临床研究[J].中国中医药咨讯,2011,3(15):83.
S319	李泽林．火针加穴位注射治疗带状疱疹后遗神经痛的疗效观察[J].中医药导报,2013,19(6):63-64.
S320	张淑杰,邹艳红．针刺夹脊穴配合围刺治疗带状疱疹后遗神经痛[J].针灸临床杂志,2009,25(2):4-6.
S321	刘银妮,何权,康朝霞,等．电针夹脊穴配合穴位注射治疗带状疱疹后遗神经痛的疗效评价研究[J].中国中医急症,2014,23(10):1904-1906.
S322	林芳．火针配合穴位注射治疗带状疱疹后遗神经痛疗效观察[J].实用中医药杂志,2014,30(9):834-835.
S323	谭健忠．火针治疗带状疱疹后遗症随机平行对照研究[J].实用中医内科杂志,2013,27(3):139-140.
S324	胡春兰,陈训军,杜华平,等．针刺联合加巴喷丁治疗带状疱疹后遗神经痛疗效观察[J].中外健康文摘,2013,(29):172-173.
S325	李浪平,朱婵,丁晓燕,等．穴位注射治疗带状疱疹后遗神经痛疗效观察[J].上海针灸杂志,2013,32(11):903-905.
S326	张岱权,唐礴．电针联合芬太尼透皮贴剂治疗老年胸腰段带状疱疹后遗神经痛疗效观察[J].中国中医急症,2009,18(7):1080,1084.
S327	林诗雨．穴位埋线治疗带状疱疹后遗神经痛的疗效观察[D].广州:广州中医药大学,2014.
S328	王文娟,赵梓纲,李恒进．电针联合普瑞巴林治疗带状疱疹后神经痛的疗效观察[J].中华保健医学杂志,2013,15(2):146-148.
S329	陈晓英,杨强,李明波．浮针联合加巴喷丁治疗带状疱疹后遗神经痛36例疗效分析[J].中国医药科学,2012,2(18):88-89.
S330	李菊莲．阶梯针刺法治疗带状疱疹后遗神经痛临床观察[J].针灸临床杂志,2010,26(9):43-44.
S331	刘春元．针刀疗法治疗带状疱疹后遗神经痛的疗效[J].实用疼痛学杂志,2012,8(5):360-361.

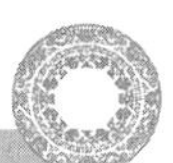

续表

研究编号	参考文献
S332	热孜完·亚生．围刺配合 TDP 照射治疗带状疱疹后遗神经痛 45 例疗效观察［J］. 中国保健营养，2013，23（8）：1796-1797.
S333	沙德花，买文菊，郑贵芝，等．电针治疗带状疱疹后遗神经痛 87 例临床分析［J］. 现代医药卫生，2014，30（2）：287.
S334	韦玲，李蕾，高山，等．埋线疗法治疗带状疱疹后遗神经痛 50 例［J］. 山西中医，2011，27（8）：34，39.
S335	钟静．微波加穴位注射治疗带状疱疹后神经痛［J］. 健康必读（下旬刊），2013，（4）：377.
S336	柳爱红．围针透刺法为主配合药物注射治疗疱疹后神经痛 40 例［J］. 针灸临床杂志，2010，26（2）：39-40.
S337	洪东方．电针结合 TDP 照射扶他林软膏外用治疗带状疱疹后遗神经痛 56 例［J］. 中国中医急症，2013，22（5）：780-781.
S338	VALASKATGIS P，MACKLIN E A，SCHACHTER S C，et al. Possible effects of acupuncture on atrial fibrillation and post-herpetic neuralgia—a case report［J］. Acupuncture in Medicine，2008，26（1）：51-56.
S339	LIU D D，CHILDS G V，RAJI M A. Possible role of acupuncture in the treatment of post-zoster limb pain and paresis：case report and literature review［J］. Journal of Neuropathic Pain and Symptom Palliation，2005，1（3）：45-49.
S340	田浩，田永静，王兵，等．刺血拔罐对带状疱疹后遗神经痛患者血清 P 物质的影响［J］. 中国针灸，2013，33（8）：678-681.
S341	郑拥军，叶乐，王祥瑞，等．刺血对带状疱疹后神经痛疗效的影响［J］. 国际麻醉学与复苏杂志，2014，35（10）：906-908.
S342	马晓娟，张维娜，李河山，等．卡马西平联合刺络闪火拔罐法治疗带状疱疹后遗神经痛临床疗效观察［J］. 医学研究与教育，2014，31（2）：41-44.
S343	卜召飞．针药合用治疗带状疱疹后遗神经痛 41 例［J］. 河南中医，2013，33（11）：1955-1956.
S344	马新平，李净草，姜燕．火针为主配合拔罐、毫针治疗带状疱疹后遗神经痛疗效观察［J］. 中国中医急症，2010，19（11）：1864-1866.
S345	李文娜，蔡国良，王玉珍．电针夹脊穴配合刺络拔罐治疗 30 例带状疱疹后遗神经痛的临床疗效观察［J］. 现代诊断与治疗，2014，25（7）：1506-1507.
S346	雷帮林．电针、刺血拔罐配合壮医药线点灸治疗气滞血瘀型带状疱疹后遗神经痛的临床研究［D］. 南宁：广西中医药大学，2014.

续表

研究编号	参考文献
S347	雷明君,冯兰珍,董耀．丹参川芎嗪联合围刺法治疗带状疱疹后遗神经痛40例[J]. 甘肃中医,2010,23(7):17-18.
S348	李清萍,马骏．益气养阴活血汤配合热敏灸治疗带状疱疹后遗神经痛的临床研究[J]. 光明中医,2014,29(7):1470-1472.
S349	张思为,邓世芳,苏峥,等．芪棱汤配合针刺治疗带状疱疹后遗神经痛30例临床研究[J]. 亚太传统医药,2011,7(7):112-114.
S350	张慧玲．中医综合治疗带状疱疹后遗神经痛临床研究[J]. 中国临床研究,2012,25(1):76-77.
S351	嘉士健,黄翠华,嘉雁苓,等．络病理论指导治疗顽固性带状疱疹后遗神经痛[J]. 长春中医药大学学报,2014,30(3):514-517.
S352	范永龙,蔡卉．加巴喷丁联合针灸、通络活血止痛汤治疗带状疱疹后遗神经痛疗效观察[J]. 江西医药,2011,46(6):561-562.
S353	嘉士健．刺血疗法配合丹栀逍遥散治疗PHN30例临床观察[J]. 中国医药导刊,2013,15(11):1839-1840.
S354	肖卫敏,李振民,范淑凤．中西医结合治疗带状疱疹后神经痛80例[J]. 四川中医,2014,32(3):102-104.
S355	李静,王玉蓉,范衡．中西医结合治疗带状疱疹后遗神经痛疗效观察[J]. 实用中医药杂志,2014,30(7):650.
S356	赵瑞勤．三棱针刺血疗法治疗带状疱疹后遗神经痛60例[J]. 陕西中医,2011,32(5):595-597.
S357	祁林,刘丽芳．丹参注射液配合体针治疗带状疱疹后遗神经痛30例临床观察[J]. 湖南中医药导报,2004,10(11):31-32.

75